U0223620

国家出版基金资助项目
"十三五"国家重点图书
材料研究与应用著作

壳聚糖生物材料

CHITOSAN BIOMATERIALS

李保强　著

哈爾濱工業大學出版社
HARBIN INSTITUTE OF TECHNOLOGY PRESS

内容简介

壳聚糖是源于海洋生物的含有氨基的弱碱性多糖。壳聚糖分子内含有氨基,赋予壳聚糖具有 pH 响应性、螯合金属离子能力和较强的化学反应活性。由于壳聚糖具有优异的生物相容性、生物可降解性、止血与抗菌能力等优点,因此在生物传感器、药物释放和组织工程等生物医学领域有广泛应用。本书叙述了壳聚糖生物材料的新进展,重点介绍壳聚糖及纳米材料、可控层状结构壳聚糖生物材料、壳聚糖中四氧化三铁的矿化、紫外光交联壳聚糖和壳聚糖/羟基磷灰石仿生骨材料等方面的研究进展与成果。

本书不仅可以作为高分子、材料科学、生物医药、生命科学和化工与化学等专业师生学习和研究的参考书,还可以作为从事壳聚糖相关产品的研究与开发人员的科技图书。

图书在版编目(CIP)数据

壳聚糖生物材料/李保强著. —哈尔滨:哈尔滨工业大学出版社,2017.6

ISBN 978 - 7 - 5603 - 6218 - 2

Ⅰ.①壳…　Ⅱ.①李…　Ⅲ.①甲壳质-生物材料

Ⅳ.①R318.08

中国版本图书馆 CIP 数据核字(2016)第 318261 号

材料科学与工程
图书工作室

策划编辑	杨　桦　许雅莹
责任编辑	郭　然　何波玲
封面设计	卞秉利

出版发行　哈尔滨工业大学出版社

社　　址　哈尔滨市南岗区复华四道街 10 号　邮编 150006

传　　真　0451 - 86414749

网　　址　http://hitpress.hit.edu.cn

印　　刷　黑龙江艺德印刷有限责任公司

开　　本　660mm×980mm　1/16　印张 21.5　字数 370 千字

版　　次　2017 年 6 月第 1 版　2017 年 6 月第 1 次印刷

书　　号　ISBN 978 - 7 - 5603 - 6218 - 2

定　　价　98.00 元

《材料研究与应用著作》

编 写 委 员 会

（按姓氏音序排列）

前　　言

因疾病(骨坏死、骨结核、骨肿瘤或骨质疏松)、运动或交通等意外事故和地震、火灾或建筑物倒塌等突发性公共事件导致的健康问题折磨着患者及其家属。随着人们对高品质生活的追求,老龄化人口和机动车保有量不断增加,社会对生物材料的需求也越来越大。为了满足人们日益增长的健康需求,"健康中国 2030"规划纲要指出要突出解决人口老龄化相关的重大疾病,同时生物材料是国家战略性新兴产业之一,未来生物材料产业产值年均增速要达到20%,因此生物材料是解决健康问题的金钥匙和促进创新经济发展的驱动力。*Science*,*Nature Materials* 和 *Advanced Materials* 等相继刊登了生物材料或组织工程的专辑。生物材料的期刊被相继推出,如 Wiley 数据库推出了 *Advanced Healthcare Materials*;ACS 数据库与 RSC 数据库分别推出了 *ACS Biomaterials Science and Engineering* 和 *Biomaterials Science*,这说明生物材料已经成为科学研究领域的热点。

壳聚糖是源于海洋生物的含有氨基的弱碱性多糖。壳聚糖分子内含有氨基,赋予壳聚糖具有 pH 响应性、螯合金属离子能力和较强的化学反应活性。由于壳聚糖具有优异的生物相容性、生物可降解性、可被体内的溶菌酶降解且降解产物可被吸收、止血与抗菌能力等优点,美国食品药监督管理局(FDA)和国家食品药品监督管理总局(CFDA)均批准壳聚糖属于公认安全的医用材料,因此在生物传感器、药物释放和组织工程等生物医学领域有广泛应用。在壳聚糖基础研究领域,壳聚糖作为研究对象在生物材料、智能材料和仿生材料领域吸引研究者的目光,如类洋葱有序结构的层状壳聚糖水凝胶(*Nature*,2008)、自修复功能壳聚糖/聚氨酯复合材料(*Science*,2009)、壳聚糖神经导管(*Science*,2012)、壳聚糖介导仿生矿化合成的人工贝壳(*Science*,2016)和荧光标记壳聚糖原位研究碱–尿素溶液凝胶过程(*Nature Communications*,2016)。在壳聚糖产品应用领域,快速止血材料、术后防粘连膜、神经导管、人工皮肤、医用敷料和抗菌凝胶均已经上市或正在进行临床试验,壳聚糖保健品和护肤品也逐步进入大众视野,因此壳聚糖生物材料在基础研究和产品应用化方面进展迅速。

为了反映国内外壳聚糖生物材料领域的科技成果与进展和推动壳聚糖生物材料研究,作者编著《壳聚糖生物材料》一书,重点介绍壳聚糖及其复合材料的制备(程序化反应扩散、仿生矿化、可控化学改性和原位杂化等),表征(定量表征仿生层状结构、壳聚糖/金属离子前驱体演化、UV 交联壳聚糖可注射性和壳聚糖仿骨材料力学及微结构)和潜在应用(药物控制释放和组织工程)。全书围绕壳聚糖及纳米材料、可控层状结构壳聚糖生物材料、壳聚糖中四氧化三铁的矿化、紫外光交联壳聚糖和壳聚糖/羟基磷灰石仿生骨材料展开,共分 5 章。第 1 章介绍壳聚糖及纳米材料在生物传感器、高强度水凝胶、仿生层状和光交联高分子等领域的研究进展。第 2 章为了模仿骨的多尺度结构,围绕壳聚糖多层水凝胶构建策略提出采用程序化反应扩散调控水凝胶同心层状结构的设计思想和方法,揭示了程序化反应扩散对仿骨结构的调控规律,突破了水凝胶有序微结构难以调控的问题,还利用可控层状结构实现了调控药物释放行为。第 3 章基于壳聚糖水凝胶螯合金属离子的能力,提出以壳聚糖/铁离子螯合物为前驱体,系统研究了纳米四氧化三铁在水凝胶诱导下的反应途径与转化机制。揭示了壳聚糖的螯合作用及其水凝胶中微环境(pH)对生物矿物的调控作用,研究矿化合成磁性纳米粒子与细胞的相互作用和磁性水凝胶的磁场调控药物释放行为。第 4 章为了获得可溶于水、可 UV 交联和可注射的壳聚糖,基于壳聚糖氨基酰化反应,一步合成了水溶、可 UV 交联且可注射的壳聚糖;采用 UV 光刻和透皮固化技术获得了可负载细胞的图案化壳聚糖微凝胶和局部药物释放皮下原位固化壳聚糖水凝胶,解决了化学交联壳聚糖水凝胶无法原位包裹细胞的难题。第 5 章为了模仿骨组成和结构,提出采用原位杂化方法合成壳聚糖/羟基磷灰石纳米复合材料,该方法不但实现了纳米生物矿物的原位合成与均匀分散,而且还可以适用于合成磁性壳聚糖(壳聚糖/四氧化三铁纳米复合材料)和磁性壳聚糖/羟基磷灰石(壳聚糖/羟基磷灰石/四氧化三铁纳米复合材料);揭示了原位沉析法合成壳聚糖水凝胶中的多级结构(同心层状结构和辐条结构),发现了壳聚糖凝胶反应中类无机沉淀反应的 Liesegang Ring 现象。

本书由李保强编著。在编著过程中,研究团队的博士生程银锋、厉世能和王磊(参与撰写第 1 章)、耿晓梅硕士(参与撰写第 2 章)、哈尔滨理工大学王永亮副教授(参与撰写第 3 章)和王磊(参与撰写第 4 章)参与了文献资料收集和部分章节的编写工作,在此深表感谢。此外,特别感谢哈尔滨工业大学周玉院士和贾德昌教授对壳聚糖生物材料的研究和本书撰写给予的指导和建议。感谢浙江大学胡巧玲教授和汪茫教授在壳聚糖/羟基磷灰石复合材料方面的指导与建议。本书所涉及研究工作受到国家自然科学基金(51372051, 51621091)、国家重大科学研究计划(2012CB339300)、城市水资源与水环境国家重点实验室资助课题(2016TS03)和哈尔滨工业大学环境生态创新专项基金(HSCJ201623)等项目的资助。

书中文献资料收集和写作过程中难免存在疏漏和不妥之处,敬请读者批评指正。

编 者

2017 年 1 月

目　　录

第1章 壳聚糖及纳米材料

1.1 基于壳聚糖纳米复合材料的生物传感器

生物传感器由换能器和生物活性分子组成,它能够将目标物的浓度信号转换为可检测的电信号或光信号,从而实现对特定目标物的定性和定量检测。与传统的检测方法(色谱分析法、原子吸收光谱法和酶联免分析法)相比,生物传感器具有高灵敏度、短响应时间和低成本的优点[1]。因此,生物传感器被广泛应用于临床诊断、工业控制、食品和药物分析、环境保护以及生物技术、生物芯片等诸多领域[2]。然而,在生物传感器的应用中仍然存在一些问题,例如生物活性材料的固定和生物传感器的再生[3]。纳米材料具有尺寸效应和表面效应等许多神奇的性质,能够有效地改善生物传感器的性能[4]。壳聚糖是一种具有生物相容性、生物可降解性和无毒性的天然多糖,其来源于丰富的可再生资源。基于壳聚糖的生物传感器成功地解决了上述传感器应用中存在的问题,从而受到了人们的极大关注[5-8]。由于具有 pH 响应的溶解性、反应活性和可化学交联的性质,用于生物传感器的壳聚糖纳米复合材料可通过直接混合、原位杂化和化学交联的方法制备。

壳聚糖与不同纳米材料复合构建壳聚糖纳米复合材料,其中纳米材料包括碳纳米材料、金属与金属氧化物纳米材料、量子点和离子液体。壳聚糖纳米复合材料能够提高壳聚糖的导电性,并有利于生物活性物质的有效固定,从而改善 DNA 传感器、酶传感器的适应性灵敏度和选择性。下面介绍基于壳聚糖纳米复合材料的新型生物传感器(生物可降解的植入型传感器、智能响应性传感器和无线及可穿戴传感器)。

1.1.1 壳聚糖纳米复合材料及其在生物传感器中的应用

在众多的天然聚合物高分子中,壳聚糖具有独特的优势[7]。壳聚糖是一种从甲壳类动物的外骨骼中得到的低成本的生物材料,其分子中含有大量的氨基和羟基。壳聚糖能溶于酸性溶液,分子中的氨基和羟基为螯合反应、化学修饰及生物分子和纳米粒子的连接提供了丰富的活性位点[9]。因此,壳聚糖及其衍生物被广泛应用于组织工程、药物释放和生物传感器中活性分子的固定和连接[10]。较差的导电性阻碍了生物活性分子和传感界面的直接电子传递,从而限制了壳聚糖在生物传感器中的应用[11]。纳米材料具有大的比表面积、良好的导电性和催化活性,将纳米材料与壳聚糖复合构建壳聚糖纳米复合材料能够有效提高壳聚糖的导电性[12-15]。通常用于构建壳聚糖纳米复合材料的纳米材料包括碳纳米材料(碳纳米管、石墨烯和碳量子点)[16-18]、氧化还原媒介[19]、金属纳米粒子[20]、量子点[21]和离子液体[22]等。壳聚糖纳米复合材料的制备方法包括直接混合法、原位杂化法和化学交联法3种。

生物传感器能够对目标分析物的浓度产生成比例的响应,并且将这种响应转换为可以检测的信号,例如光信号、电化学信号和热信号等[23]。因此,根据检测信号的类型可以将生物传感器分为光学生物传感器、电化学生物传感器和热敏生物传感器。本节中提到的生物传感器主要为电化学生物传感器。生物传感器被广泛应用于细胞培养分析、人类血液分析、食品分析和环境污染物分析等。电化学生物传感器主要由两部分组成,包括换能器(固定在电化学界面上的生物活性物质)和电子系统(图1.1)。生物活性物质通常包括核酸、细胞、抗体和酶等,而电化学界面包括生物芯片、电极和丝网印刷电极等。基于不同的生物活性物质,可以将生物传感器分为DNA传感器、全细胞传感器、免疫传感器和酶传感器[24]。电子系统包括用于产生信号的电化学工作站和用于加工与处理信号的计算机。与传统的分析方法相比,生物传感器具有许多优点,例如响应快、微型化、便携化和低成本等。

生物活性物质在电化学界面上的有效固定仍然是生物传感器研究领域存在的一个主要挑战[25]。生物传感器中生物活性物质的固定要求保持生物系统具有最大的活性[26]。因此,生物活性物质的固定方式是影响生物传感器的选择性、灵敏度和稳定性的主要因素[27]。壳聚糖纳米复合材料具有诸多优势,例如良好的生物相容性、导电性、大的比表面积和成膜性。此外,壳聚糖分子中的氨基和正电荷可通过共价连接和静电吸附实现化生物活性物质的固定。

在生物传感器的结构中,壳聚糖纳米复合材料主要包括碳纳米材料/壳聚糖纳米复合材料、金属和金属氧化物/壳聚糖纳米复合材料、量子点/壳聚糖纳米复合材料和离子液体/壳聚糖纳米复合材料。壳聚糖纳米复合材料在生物传感器中主要起到固定生物活性物质和生物标记物的作用。

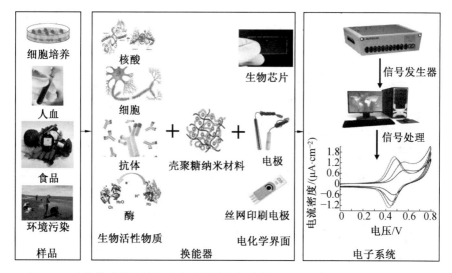

图 1.1　生物传感器的结构及壳聚糖纳米复合材料在生物传感器构建中的应用

1.1.2　基于碳纳米材料/壳聚糖纳米复合材料的生物传感器

碳纳米材料通常包括碳纳米管、石墨烯和碳量子点。与单一的碳纳米材料相比,碳纳米材料/壳聚糖纳米复合材料将壳聚糖分子中的官能团和电荷引入复合材料,更适合于生物传感器的构建。

通常碳纳米管表面只有很少的羧基基团,这些基团不足以用于生物活性物质的固定。碳纳米管/壳聚糖纳米复合材料的出现成功地解决了这一问题。Zhang 等[28]基于碳纳米管/壳聚糖纳米复合材料构建了用于前列腺蛋白抗原(PSA)检测的超灵敏电致化学发光生物传感器。如图 1.2 (a)所示,碳纳米管/壳聚糖纳米复合材料在传感器的构建中起到固定 PSA 抗体的作用,通过双重放大技术,传感器的分析性能有了很大的提高。碳纳米管/壳聚糖纳米复合材料与单一的碳纳米管相比,能吸附更多的 PSA 抗体。而 PSA 的二抗通过铂和金包裹的碳量子点(PtAg@ CDs)标记,与单一的碳量子点标记的二抗相比,极大地提高了电致化学发光的强度(超过6 倍)。传感器用于 PSA 的检测,检测的质量浓度范围为 1 pg/mL ~ 50 ng/mL,检出限低至 0.6 pg/mL,为肿瘤标志物的检测和诊断提供了一种高灵敏度的方法。

石墨烯层虽然具有良好的电子传输性能,但是由于其表面没有足够的官能团用于生物活性物质的固定,因此并不适用于传感器的构建。将壳聚糖分子中的官能团引入石墨烯构建石墨烯/壳聚糖纳米复合材料,能够将

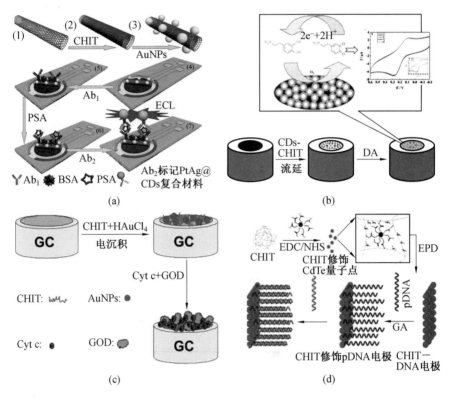

图 1.2 基于壳聚糖纳米复合材料构建的生物传感器

(a)基于碳纳米管/壳聚糖纳米复合材料构建的用于 PSA 检测的免疫传感器;(b)基于碳量子点/壳聚糖纳米复合材料构建的用于检测多巴胺的生物传感器;(c)基于纳米金/壳聚糖纳米复合材料构建的用于葡萄糖检测的生物传感器;(d)基于量子点/壳聚糖纳米复合材料构建的 DNA 生物传感器

两种材料的优势相结合成为可用于生物传感器构建的新型复合材料。Wen 等[29]基于石墨烯/壳聚糖纳米复合材料固定血红蛋白,构建了用于检测一氧化氮的气体传感器[29]。具有多空结构的石墨烯/壳聚糖纳米复合材料为血红蛋白的固定提供了一个良好的平台,血红蛋白被有效地固定在互相连通的三维多孔结构中。因此,传感器的灵敏度有了很大的提高。在传感器的构建中,血红蛋白通过化学交联固定在石墨烯/壳聚糖纳米复合材料上,为保持血红蛋白生物活性提供微环境。

作为一种零维的碳纳米材料,碳量子点具有良好的水溶性、生物相容性和光学稳定性,受到了研究者的广泛关注[30]。与其他的电极修饰材料相比,碳量子点应用于生物传感器能够提高生物传感器的选择性和灵敏度。Huang 等[31]基于碳量子点/壳聚糖纳米复合材料构建了可快速、简单和灵敏检测多巴胺的电化学生物传感器。传感器的构建过程如图 1.2(b)所示,碳量子点/壳聚糖纳米复合膜能够显著提高多巴胺电化学氧化还原响应信号。因此,与裸玻碳电极相比,制备的生物传感器对多巴胺的检测体现出更好的电化学响应,氧化峰的电流与多巴胺的浓度在很宽的范围内呈线性关系。

1.1.3 基于金属和金属氧化物/壳聚糖纳米复合材料的生物传感器

金属和金属氧化物纳米材料具有良好的导电性和催化活性,能够与生物活性物质通过物理吸附或者微弱的化学键结合[32]。由于这种结合作用的不稳定性,限制了金属和金属氧化物纳米材料在生物传感器中的应用,而金属和金属氧化物/壳聚糖纳米复合材料成功地解决了上述问题。

金纳米粒子是最稳定的金属纳米粒子,它对许多电化学反应具有良好的催化活性[33]。因此,金纳米粒子被广泛应用于生物传感器的构建。Song 等[34]基于纳米金/壳聚糖纳米复合材料构建了可同时用于葡萄糖检测的生物传感器。如图 1.2(c)所示,纳米金/壳聚糖纳米复合材料通过一步电沉积修饰在玻碳电极表面,为葡萄糖氧化酶的固定提供了一个相对粗糙的表面。环绕葡萄糖氧化酶的胞嘧啶为葡萄糖氧化酶提供了一个具有生物相容性的微环境,有助于保持葡萄糖氧化酶的生物活性。同时,纳米结构有利于葡萄糖氧化酶和电极表面的直接电子转移。基于以上优势,所构建的生物传感器在葡萄糖检测中,表现出超高的灵敏度、很低的检出限和非常宽的线性范围。

1.1.4 基于量子点/壳聚糖纳米复合材料的生物传感器

量子点具有良好的光学性质、很高的催化活性、强的吸附能力和高的表面活性,在很多领域得到了广泛应用[35]。壳聚糖作为一种天然的聚阴离子多糖,分子中丰富的氨基基团为量子点和生物活性物质的结合提供了大量的活性位点。因此,量子点/壳聚糖纳米复合材料被广泛应用于生物传感器。通过壳聚糖能够实现 DNA 探针和量子点的有效结合,Sharma 等[36]构建了基于壳聚糖包覆量子点的 DNA 传感器,用于白血病的诊断。如图 1.2(d)所示,壳聚糖与巯基乙酸修饰的 CdTe 量子点通过氨基、羧基之间的反应实现结合。然后,壳聚糖包覆的 CdTe 量子点纳米复合材料通过电泳沉积覆盖在氧化铟锡电极表面,再通过戊二醛交联将具有氨基终端的 DNA 探针共建键合在纳米复合材料的表面。所构建的纳米复合材料修饰的电极在白血病的诊断中,体现出宽的线形范围、高的灵敏度和良好的稳定性。

1.1.5　基于离子液体/壳聚糖纳米复合材料的生物传感器

离子液体是一种在 100 ℃下的液体电解质,由有机阴离子和各种阳离子组成,例如咪唑鎓盐和吡啶。离子液体具有高的离子电导率、电化学稳定性和宽的电化学窗口,非常适用于电化学传感器的构建。Ruan 等[37]设计了基于石墨烯/离子液体/壳聚糖纳米复合材料固定肌红蛋白,用于三氯乙酸检测的电化学传感器。壳聚糖纳米复合材料为肌红蛋白与电极之间的直接电子传递提供了一个适宜的微环境。因此,所构建的电化学传感器用于三氯乙酸的检测得到了非常令人满意的效果。

1.1.6　壳聚糖生物传感器的展望

传感化学、信号转换系统、传感器构建技术和数据管理技术的进步,将推动生物传感器向生物可降解、可植入、可穿戴和无线控制的方向发展。未来的生物传感器将是能够实现多组分同时检测的、整合不同功能单元的微型装置。首先,能够实现多组分同时检测的生物传感器将成为生物医学和环境检测领域的有力工具。基于大规模传感阵列构建的生物传感器,其不同的检测区域可检测不同的目标物,有助于揭示与不同组分相关的生物功能之间的关系,缩短检测时间,减少所需样品的体积。其次,分析系统的小型化,有利于实现所需样品体积和试剂消耗的减少,从而提高样品的检测效率。使用小型化的样品池和微型的传感器是实现上述目的的关键。此外,传感器的智能化和整合程度将持续提高。未来的生物传感器将集合生物纳米材料用于生物活性物质的固定,实现具有可控降解性的可植入型生物传感器、具有无线传输的便携式生物传感器及集合数据收集和处理的智能型生物传感器。微电子机械系统化和微流控芯片的出现使生物传感器能够植入具有样品收集、检测和数据处理单元的微系统中。基于低成本的壳聚糖纳米复合材料的生物传感器和自动控制技术将推动具有更加可靠性能的生物传感器在医疗保健、食品安全和环境保护领域的应用。

1.2　壳聚糖高强复合材料

壳聚糖由于良好的生物相容性和抗菌性等性能已经在水凝胶方面取

得进展[38]。利用化学改性和纳米复合技术制备高强壳聚糖复合材料成为生物材料领域的研究热点。为了提高聚合物材料的力学性能,通常采用物理和化学改性的方法来改善复合材料组分之间的相互作用。同样地,为了提高壳聚糖复合材料的综合性能,特别是机械性能,可以通过烷基化、季铵盐化、接枝和交联反应[39, 40]等方式来实现。

1.2.1 基于壳聚糖-纳米碳的高强复合材料

近些年,超强壳聚糖-纳米碳复合材料(包括碳纳米管[41]与石墨烯[42])受到越来越多的关注。特别是石墨烯,由于其具有导电性能好、比表面积大、化学稳定性高等特性,并且表面含有羟基、环氧基、羰基、羧基等多种官能团,能够很好地与壳聚糖作用,改善复合材料的综合性能。因此成为目前壳聚糖/纳米碳复合材料研究的热点。Pan 等[43]利用酰胺化反应和化学还原的方法成功地制备了接枝壳聚糖的水溶性石墨烯(CS-rGO)。该材料不仅具备出众的石墨特性,而且具有优异的水溶性,能充分地将多壁碳纳米管分散在酸性溶液中。值得注意的是,在添加了质量分数为 1%由 CS-rGO 分散的多壁纳米碳管 MWCNTs(CS-rGO-MWCNTs)后,壳聚糖纳米复合材料的拉伸模量、拉伸强度和韧性则分别提高了 49%,114% 和193%。而单一组分(MWCNTs,GO 和 CS-rGO)的增强效果均不及CS-rGO-MWCNTs。分析发现,石墨烯与纳米管之间的 π-π 共轭作用以及石墨烯接枝的壳聚糖与壳聚糖基体之间的氢键作用能够有效地将所承受的载荷在 CS-rGO-MWCNTs 与壳聚糖基体之间进行转移和分散,从而达到增强和增韧的效果。Han 等[44]在超分子壳聚糖水凝胶研究中发现,由于氧化石墨烯表面具有多种官能团,将其作为二维交联剂,通过非共价键作用制备得到具有特殊性能的超分子壳聚糖水凝胶。当氧化石墨烯含量较高(质量分数为 0.3%)时,水凝胶在室温下即可成型且具有自愈合性;当氧化石墨烯含量较低(质量分数为 0.2%)时,水凝胶需在 95 ℃条件下才能成型且拥有热可逆溶胶/凝胶转变性质。因此,该材料作为智能软材料在生物材料与环境科学领域有着潜在应用。

Pandele 等[45]在壳聚糖/聚乙烯醇(CS-PVA)复合材料的基础上引入氧化石墨烯(GO),制备得到不同 GO 含量的 CS-PVA/GO 复合材料。该复合材料不仅机械性能优异,而且其热稳定性也得到了增强。当 GO 质量分数为 6.0% 时,CS-PVA/GO 的弹性模量提高程度超过了 200%。Tang等[46]利用 π-π 共轭作用将光增白剂作为稳定剂对石墨烯进行修饰,所得石墨烯与壳聚糖采用溶液涂膜法制备石墨烯/壳聚糖复合材料。研究发现,改性石墨烯能够均匀地分散在壳聚糖基体内,且两者之间存在很强的界面结合力。这是由于改性石墨烯与壳聚糖之间的官能团存在强烈的静电作用和氢键作用,最终使复合材料的拉伸强度和韧性得到大幅度提高。Wan 等[47]的研究发现,利用氢键和共价键的协同作用制备得到具有类"贝壳"结构(图1.3)的石墨烯–壳聚糖导电纳米复合材料。由于该材料优异的力学性能(拉伸强度和韧性分别达到526.7 MPa 和17.7 MJ/m^3,是天然贝壳的400%和1 000%以上)和高导电性(155.3 S/cm),使得它在航空航天、仿生肌肉、组织工程特别是弹性超级电容器领域具有巨大的应用前景。而类似的协同作用也出现在 Yang 等[48]的研究中。

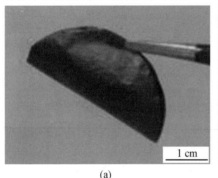
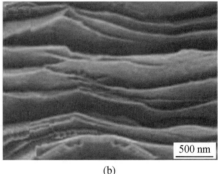

1 cm

500 nm

(a)　　　　　　　　　　　　(b)

图1.3　石墨烯/壳聚糖复合材料的数码照片和类"贝壳"结构 SEM 图

1.2.2　基于化学改性壳聚糖衍生物的高强复合材料

为了赋予壳聚糖材料具有自修复能力,Ghosh 等[49]通过化学改性将氧杂环丁烷接枝到壳聚糖侧链上,然后与双组分的聚氨酯体系复合形成具有自修复性的壳聚糖/聚氨酯网络结构的复合材料(CHI-PUR)。研究发现,当网络结构发生力学损伤时,氧杂环丁烷会开环形成两个活性末端。经紫外光辐射后,壳聚糖链在发生断裂的同时能够与活性末端进行交联,从而达到修复网络结构的目的(图1.4)。Kithva 等[50]利用甲醛对壳聚糖/羟基磷灰石纳米复合材料进行化学改性,研究甲醛对壳聚糖和羟基磷灰石之间相互作用以及应力转移的影响。研究结果表明,与壳聚糖/羟基磷灰石复合材料相比,甲醛改性的复合材料拥有更高的弹性模量和极限拉伸强度。当羟基磷灰石的质量分数达到66%时,弹性模量和极限拉伸强度分别达到17.3 GPa 和222 MPa。

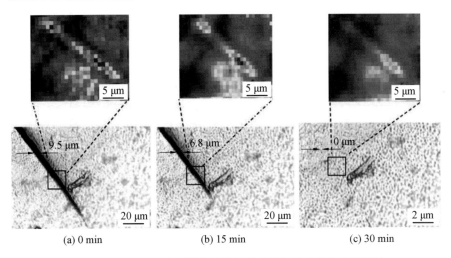

(a) 0 min　　　　　　　　(b) 15 min　　　　　　　　(c) 30 min

图 1.4　CHI-PUR 在不同紫外线辐射后的红外成像和光学照片

Lejardi 等[51]将经乙醇酸接枝的聚乙烯醇(PVAGL)以不同的含量与壳聚糖(CS)进行共混,成功合成了 CS/PVAGL 水凝胶。与 CS/PVA 水凝胶相比,该水凝胶拥有更高的弹性模量;触变性测试显示,相对 CS/PVA 水凝胶,CS/PVAGL 水凝胶几乎能够完全恢复到最初值。因此,CS/PVAGL 水凝胶具有更加优异的抗蠕变性能。You 等[52]发现以丙烯酸作为单体,在一定浓度的季铵化壳聚糖溶液中可以原位合成聚电解质复合水凝胶。该材料具有超强的力学性能且可以通过调节聚丙烯酸的含量实现从硬而强到软而韧的转变。其调节机制主要是季铵化壳聚糖与聚丙烯酸分子链段运动能力之间存在巨大的差异。值得注意的是,由于可逆离子键的存在,该水凝胶还具有出色的溶剂诱导形状记忆功能。诸多优异的性能使季铵化壳聚糖/聚丙烯酸聚电解质复合水凝胶在仿生软组织领域存在巨大的应用潜力。Zhang 等[53]将琥珀酸引入聚乙烯醇(PVA)侧链上得到羧基修饰的聚乙烯醇(PVA-COOH),通过调节聚乙烯醇(PVA-COOH)与壳聚糖的配比得到聚乙烯醇/壳聚糖水凝胶膜(PVA-COOH/CS)。试验结果表明,在高膨胀率下水凝胶薄膜的力学性能无论是在干态还是湿态均大幅度提高。同时该材料还具有良好的生物相容性、抑菌性和药物可持续释放等优异性能,有望在止血材料领域得到进一步的应用。

1.2.3　基于壳聚糖/无机纳米高强复合材料

有机/无机溶胶/凝胶杂化材料由于其有机相与无机相之间存在纳米尺度的交联网络,赋予了此类材料独特的力学可控性以及可控的生物降解性。因此在壳聚糖基生物材料的制备中得到了广泛应用,特别是硅烷偶联剂[54-57]。Wang 等[58]运用溶胶-凝胶法和定向冻干铸造工艺制备具有取向结构的二氧化硅/壳聚糖杂化支架。该支架的机械性能和杂化化学耦合程度可以通过冷却速度、三甲氧基硅烷和无机相的含量来进行调控。值得注意的是,该支架在平行于冷冻方向上具有定向层状结构(图 1.5),而在垂直于冷冻方向上则表现为类细胞形态结构。正是由于其特殊的内部结构,压缩测试显示,该支架在受到垂直于冷冻方向上负载时表现为柔软且富有弹性,而受到平行于冷冻方向上负载时表现为弹脆性;并且不同组分含量的样品在垂直于冷冻方向的压缩强度均高于 160 kPa。除了硅烷偶联剂,最近笼型聚倍半硅氧烷(POSS)在增强壳聚糖基复合材料方面同样引起了各国研究者们的广泛兴趣。Han 等[59]在软骨组织修复的相关研究中发现,通过紫外光固化技术引入带有乙烯基的 POSS(OV-POSS)并结合其他单体制备得到梯度层状明胶-壳聚糖水凝胶。相对于其他聚合物层的(165±54) kPa 和(565±50) kPa,OV-POSS 的聚合物层压缩强度为(993±108) kPa,机械性能得到了大幅度提高。

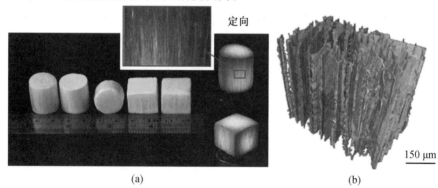

定向

(a)   (b)

150 µm

图 1.5 冷冻铸造工艺制备的二氧化硅/壳聚糖杂化支架外观及
平行于冷冻方向的 Micro-CT 图

为了改善壳聚糖/羟基磷灰石复合材料的湿态机械性能,Pradal 等[60]用一系列不同链长的烷基酸对壳聚糖/羟基磷灰石复合材料进行疏水化改性。研究发现,改性后的材料疏水性和力学性能均得到了显著提高,而这与烷基酸的链段长短无关。同时改性材料的模量和极限拉伸强度分别为(393±68) MPa 和(18.7±1.2) MPa,提高了 235% 和 187%。通过在壳聚糖/β-甘油磷酸二钠(CS/GP)水凝胶体系内引入凹凸棒石(ATP),Wang 等[61]发现,复合水凝胶的拉伸强度和断裂伸长率均随着 ATP 的含量增加而得到大幅度提高。力学性能测试显示,后者为壳聚糖/β-甘油磷酸二钠体系的 5 倍以上。通过扫描电镜(SEM)和红外光谱(FT-IR)分析,发现引入了 ATP 后,水凝胶体系的孔洞更加紧密且在壁上均匀分散着更小的孔洞。同时进一步强化了壳聚糖和 β-甘油磷酸二钠之间的相互作用,加速了体系凝胶形成。Shahzadi 等[62]采用纳米银线改性壳聚糖薄膜,其拉伸强度和弹性模量分别提高了 62% 和 55%,同时还具有良好的导电性和抗菌性。Archana 等[63]以共混方式将壳聚糖(chitosan)、聚乙烯吡咯烷酮(PVP)和二氧化钛(TiO$_2$)进行复合,得到三元复合材料 chitosan-PVP-TiO$_2$。该材料拥有出色的抗菌性和生物相容性,研究其力学性能发现,二氧化钛的加入可以提高复合材料的拉伸强度(从(34.6±1.0)MPa 提高到(36.3±1.0)MPa)。通过类似的层层自组装方法制备了以层片状的双羟基氢氧化物(LDHs)[64]纳米黏土[65]为无机相与壳聚糖有机物交替成层的复合杂化膜(图1.6)。其具体工艺是将氨基改性的层片状 LDHs 置于玻璃基板上,然后通过旋涂的方式将壳聚糖置于其表面,有机物与无机物之间形成强烈的氢键,多次交替沉积后形成了层状的复合杂化膜,膜厚可达到几十微米,其拉伸强度为 160 MPa,是相同方式得到的壳聚糖薄膜的 8 倍。后来他们改进了工艺,制备了与贝壳珍珠层结构类似的壳聚糖/蒙脱土纳米复合膜[66]。其制备工艺是将壳聚糖溶液与剥脱的蒙脱土纳米片溶液充分搅拌,通过氢键和静电作用使壳聚糖很好地涂覆到蒙脱土的表面,进而通过水分蒸发和真空抽滤的方式将纳米片进行自组装成层状复合膜,两种方法

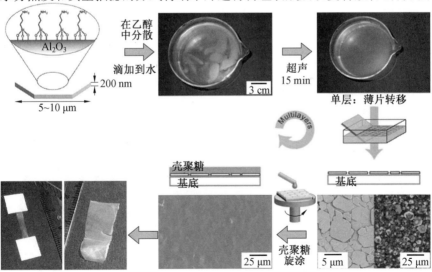

图 1.6 多层杂化膜的组装流程图

得到的层状复合膜的弹性模量和极限强度分别为 10.7 GPa/76 MPa 和
6.8 GPa/99 MPa,表现出了很好的力学性能,此外该材料还具有良好的透
光和耐火性能。层层自组装方法操作简单,并且可以精确控制各层的成分
和厚度;但是其缺点是这种重复的浸渍和沉积得到一定厚度的复合材料非
常耗时,很难做成块体材料,因此目前该方法成功应用于制备集强度和韧性于
一体的复合膜材料。

1.2.4　基于壳聚糖–聚合物高强复合材料

Costa 等[67]结合 UV 辐照和离子交联技术制备得到一种双交联网络的
超强壳聚糖水凝胶(CHI DN)。该研究第一次在水凝胶体系内形成不同结
构的同类聚合物交联网络,交联聚合物组分为同一高分子。该水凝胶制备
过程分为两个阶段:首先利用 UV 辐照技术将混合溶液中(两种壳聚糖衍
射物混合溶液)带有甲基丙烯酸基团的壳聚糖(L_{MW}-Chitosan)进行 UV 交
联;再将上述水凝胶浸润在三聚磷酸钠溶液中,利用壳聚糖(M_{MW}-Chitosan)上
带正电荷的氨基和带负电荷的三聚磷酸钠之间的正负电荷作用达到离子
交联壳聚糖(M_{MW}-Chitosan)的目的(图1.7)。力学测试结果显示,相对于
L_{MW}-MACHI(0.094 MPa)和 M_{MW}-CHI(0.100 MPa),CHI DN 水凝胶具有
19.481 MPa 的压缩强度(图1.8)。此外,该材料还具有出色的细胞相容
性,使其能作为细胞负载软组织替代品。

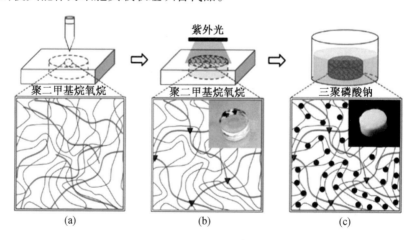

图 1.7　双交联网络的超强壳聚糖水凝胶制备流程及 L_{MW}-MACHI,M_{MW}-CHI 交联过程

Chen 等[68]在直流电场内通过自由基聚合将壳聚糖接枝到聚丙烯酸分
子链上制备得到聚有互穿交联网络结构的壳聚糖/聚丙烯酸弹性体。该弹

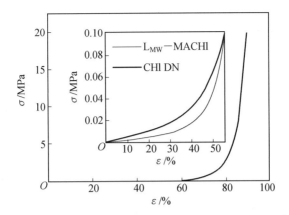

图 1.8 CHI DN 的压缩应力-应变曲线

性体材料拥有有序的内部结构以及在电场作用下具有显著的电场响应效应。这是由于在电场作用下弹性体—COO⁻阴离子以及主链的—COOH发生极化,使得电偶极矩得到增加;从而使得分子间作用力更趋于电荷交联作用,促进了材料弹性储存模量的增加。此外,—COO⁻阴离子和—COOH在电场作用下会使主链向正极方向偏移,使得化学交联结构更加有序。而电场强度越高,产生的二极极化和分子间作用也就越强。Miles 等[69]将乙酰半胱氨酸接枝到壳聚糖主链上进行改性制备得到不同接枝率的壳聚糖衍生物(NAC-Ct)。改性壳聚糖带有硫键,当反应介质中的 pH 达到 11 时,便能形成双硫键。这使得壳聚糖薄膜的力学性能得到大幅度提高,拉伸强度(10 MPa)提高了 400% ,断裂伸长率(365%)提高了 6 倍。Moreira 等[70]利用胶原修饰壳聚糖,然后用纳米生物活性玻璃作为增强体复合得到温敏复合水凝胶。当凝胶温度接近于 37 ℃时,复合材料呈现出热敏性。胶原和生物活性玻璃的引入不仅能够控制复合材料的平均孔径,而且还能大幅度提高其韧性。当胶原和生物活性玻璃质量分数分别为 2% 和 30% 时,复合材料的韧性提高了 95% 。通过分子间的氢键作用,Chakraborty 等[71]制备得到壳聚糖/叶酸杂化凝胶。由于壳聚糖的引入使得叶酸凝胶内纳米纤维状网络结构更加密实,因此不但拥有与叶酸凝胶相似的高分子黏弹性行为,而且该凝胶的剪切黏度是前者的 10^3 倍。此外,杂化后的凝胶储存模量提高了近 500 倍,复合模量则随着壳聚糖含量的变化呈现先增加后降低的趋势。当壳聚糖含量为 0.96 mg 时达到峰值。值得注意的是,蠕变测试显示,相对于叶酸凝胶,杂化凝胶还具备应变恢复性能。

1.2.5　智能壳聚糖水凝胶

智能水凝胶是一类内部结构含有特殊"传感器"的水凝胶。该类水凝胶可以通过"传感器"调节凝胶结构从而对环境条件的变化做出响应。Jankaew 等[72]通过自由基聚合的方法,在羧甲基壳聚糖上接枝上温敏响应性链段聚异丙基丙烯酰胺(poly(NIPAAm))和 pH 响应性链段聚丙烯酸(PAA)制备得到同时具有温敏性和 pH 响应性的智能水凝胶。该水凝胶还表现出良好的抗菌性和无毒性,可以很好地用于药物可控释放领域。Fang 等[73]合成了一种由交联纳米纤维网络组成的特殊修复片层,由于含有氧化还原剂,因此能够加速水凝胶的自修复过程(图 1.9)。当修复片层嵌入凝胶裂缝或缺口时,凝胶自修复速度大大提高且修复率可达到 80%。此外,研究结果显示,修复片层不仅能够进一步促进在裂缝或缺口领域的交联,而且能促使水凝胶内分子的运动和迁移。

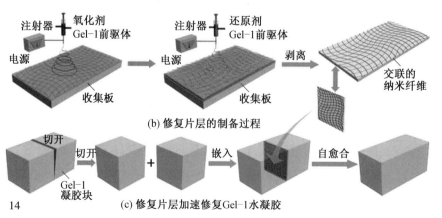

(a) 前驱体 Gel-1 的合成方案

(b) 修复片层的制备过程

(c) 修复片层加速修复 Gel-1 水凝胶

1.3 层状壳聚糖水凝胶

基于天然多糖的水凝胶在组织工程和药物释放领域有广泛的应用。将聚电解质溶液转变为水凝胶是一个包含系列分子间作用的复杂过程,通过平衡多糖分子中的疏水作用和亲水作用可以形成物理交联水凝胶,其中溶剂置换使聚合物分子链重排就是一种简单的水凝胶组装方法。然而,目前许多关于水凝胶微结构均为无规结构,这阻碍了设计与构建结构更为复杂和贴近目标生物组织的水凝胶研究。具有层状结构的水凝胶突破实现了水凝胶的微结构的有序化,并可调控水凝胶结构特征(包括层状结构的层厚、层数、层间隙、孔径或通道的尺寸和取向)、水凝胶形状(柱状、管状、星状、球状等)或生物性能(层状结构和间隙可以用来存储细胞或药物),因此层状壳聚糖水凝胶在组织工程、药物传输以及催化分离等方面有非常好的应用前景。层状壳聚糖水凝胶的构建方法主要有多步中断凝胶、层层自组装、定向冷冻和交替浸泡凝胶等。

1.3.1 多步中断凝胶法

Domard 等[74]采用一种多步中断凝胶法来控制凝胶反应的物理与化学条件,最终形成了一种具有类洋葱状层状水凝胶结构的壳聚糖水凝胶。该方法简化了具有复杂外形和层状水凝胶组装的凝胶的形成过程。层状壳聚糖水凝胶的膜间空隙适宜细胞或药物的引入。这种特制的管状或球状三维层状水凝胶结构具有潜在的医用价值。基于含有极性高分子而无须外加交联剂的物理交联水凝胶可构建具有层状水凝胶结构壳聚糖或海藻酸盐水凝胶(图 1.10)。壳聚糖是一种天然的两性共聚物,它具有良好的生物可降解性、生物活性和生物相容性。壳聚糖可应用于止血敷料、抗菌和抑菌材料,并且具有促进细胞增殖和组织再生的能力。壳聚糖分子中的乙酰基和氨基的比例在调控壳聚糖的亲水和疏水作用中起重要作用。

壳聚糖物理水凝胶成分只含有壳聚糖和水。凝胶化过程中涉及物理化学反应和多层次分子组装。壳聚糖层状水凝胶结构构建方法为:从模具中收集到凝胶后,将其置于 1 mol/L 的 NaOH 中 5 min,然后从该介质中取出 3 min,用滤纸小心地擦去表面的 NaOH。这一步形成了第一层和第一个膜间空隙,重复该步骤产生了更多的膜和膜间空隙。类洋葱状的凝胶在水中清洗以除去醇和 NaOH。

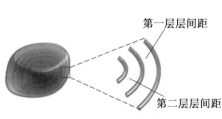
第一层层间距
第二层层间距

(a) 多层膜类洋葱状物理交联水凝胶的结构

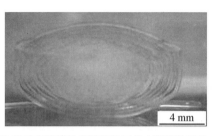
4 mm

(b) 基于壳聚糖的类洋葱状层状水凝胶的照片

图 1.10 层状水凝胶的示意图及照片

壳聚糖醇凝胶通过以下方法制得:将壳聚糖溶液与水/丙二醇(质量比为 50/50)溶液混合,在 55 ℃ 蒸发水分。这种方法并不局限于丙二醇,其他醇同样可以。壳聚糖溶液的初始浓度高于其分子链能够相互缠结的浓度是凝胶化关键参数。虽然水蒸发会导致聚合物分子链上电荷密度的减少,但是当凝胶完全形成时,仍然有质量分数为 40% 的 NH^{3+} 基团存在,因此若要形成稳定的水凝胶,必须在 NaOH 溶液进行中和反应,它有利于重构分子链间作用。中和反应和去离子清洗以后,可获得一种只含有水(质量分数超过 95%)和以自由氨基存在的壳聚糖的物理水凝胶。事实上,当醇凝胶在中和反应前遇到水后会马上转变成水醇溶液。因此,通过改变 NaOH 溶液的浓度来研究中和反应。壳聚糖水凝胶在中和过程中出现体积收缩现象,高 NaOH 浓度有利于醇凝胶消耗。对初始醇凝胶中壳聚糖的质量分数约为 4.5% 的凝胶在中和反应后,中和反应使 NH^+ 转变为 NH_2,导致在两条分子链之间的离子排斥力消失,因而更有利于形成物理交联,包括氢键、疏水作用和结晶区。凝胶体积的改变也可以通过分子链间的作用和合成聚电解质凝胶时 pH 的改变来解释。中和反应过程中静电势的改变诱导物理交联的形成和离子强度效应。中和剂的浓度(C_{NaOH})影响了中和反应的速度。当 NaOH 的浓度较高时,聚合物的分子链快速且完全达到中和,并且此时聚合物的凝聚程度最大,故形成的凝胶有很高的物理交联度。相反,当 NaOH 的浓度较低时,必须考虑水在醇凝胶中的扩散,因为它影响了分子链的疏水作用,即影响了凝胶的物理交联度,最终影响了壳聚糖在中性水凝胶中的质量分数。此外,在中性的聚电解质水凝胶中,盐的存在对分子链之间的静电排斥力产生屏蔽作用,这有利于在凝胶中形成物理交联点。另外,还应该考虑两性聚合物分子中的盐析效应,这种效应对应于水从凝胶中的消失所形成的水合离子(溶液中很小的电解质),它促进了聚合物分子链的脱水,增加了分子链内的疏水作用,进而增加了中性水凝胶中的交联度。然而,在同样条件下,与不含 NaCl 的溶液中得到的中性醇凝胶相比,在含有 1 mol/L NaOH 和 5 mol/L NaCl 的溶液中得到的壳聚糖醇凝胶其质量分数增加了 0.91%。壳聚糖的中和反应中存在盐效应。但是,相比于纯中和反应,盐效应对凝胶的体积收缩影响很小。中和反应过程十分复杂,利用该中和反应的机理讨论形成类洋葱层状水凝胶结构的机制。疏水和亲水作用平衡的改变,导致中性凝胶的收缩。但是,为了形成独立的凝胶膜,在已经中和的凝胶和未中和的醇凝胶之间必须有一个含有较低聚合物浓度的中间相产生,控制该中间相中聚合物分子链的缠结程度是控制最终结构中独立层形成的关键。这反过来决定于在中和反应的前端不同试验现象出现的速度,如水在醇凝胶中的扩散。溶胶-凝胶的转变发生在壳聚糖水醇溶液中水完全蒸发后,但是,当醇凝胶再水化后,这种转变是可逆的。因此,在中和反应过程中,相比于中和反应的速度,当水的扩散速度足够快时,一种有很厚界面的溶液将形成,在该溶液中,聚合物可以很好地水化和移动,使得聚合物分子链进行解缠结,然后向中性凝胶上凝聚。相反,当中和反应的速度更快时,一种连续缠结的分子链网络存在于醇凝胶和中性凝胶之间,不可能形成膜,更不可能形成层状水凝胶结构。通过将凝胶从中和反应的体系中取出来或者放在水中清洗可以减缓中和反应的速度,进而可以促使膜间空隙的形成。通过以上讨论,可以得出 3 点结论:①在中性凝胶和醇凝胶之间有水醇溶液形成;②在中间相中,分子链可以进行解缠结;③未中和的醇凝胶向中性凝胶中凝聚和收缩。

对于几立方厘米的宏观凝胶,可以将中和反应以及其中断步骤重复进行多次(如 20 次)来获得类洋葱结构的互不依附的完全独立的多层凝胶膜。这些膜从最初醇凝胶的边缘逐渐向里形成,所以可以在凝胶中构建一些连续的膜,或者组合一种在中心不间断而在边缘为层状水凝胶的凝胶。这种方法很容易成型依赖于初始外形的醇凝胶,可以构建不同几何外形的层状水凝胶结构,如球形、卵形、立方形和管状外形(图 1.11 (a)(b))。我们尝试通过改变醇凝胶中初始聚合物的浓度和中和反应剂的浓度及类型来改变膜形成的条件。特定条件下,壳聚糖膜可以在 NaOH ($pK_a = 14$),乙醇胺 ($pK_a = 9.51$)和乙胺 ($pK_a = 10.81$)中形成,但是对聚合物质量分数为 2% ~ 6% 的醇凝胶,在浓度为 1 ~ 7 mol/L 的氨水($pK_a = 9.25$)中并不会形成膜。中和反应所得的壳聚糖水凝胶中壳聚糖的质量分数为 4.7% ~ 12.8%,而初始的质量分数均为 4.5%。相反,碱、水和醇的混合溶液的黏度对膜的形成有很密切的关系。碱在水和丙二醇混合溶液中的黏度明显

大于在水中的黏度,氨水溶液除外,其黏度的增长很小。对 NaOH 和
NH₄OH而言,其黏度的增长是碱在 50/50(按质量)水醇溶液中浓度的函
数,此外,当碱的浓度固定时,黏度的增长也是丙二醇的质量分数的函数。
因此,碱在水醇溶液中的黏度越高,其在醇凝胶中的扩散速度越小,进而降
低了中和反应的速度,促进了醇凝胶的水合作用和膜的形成。在微观角度
上,NaOH 水醇溶液的高黏度与丙二醇和离子之间的特殊作用有关(结构
效应)。聚合物和离子之间的类桥结作用已经在以前讨论过。最后,醇的
黏度的作用可以通过以下方法证实,当用更黏的溶剂丙三醇取代丙二醇
后,层状水凝胶的形成过程可以在氨水溶液中进行。

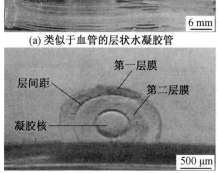

(a) 类似于血管的层状水凝胶管

(b) 微囊形状的层状水凝胶

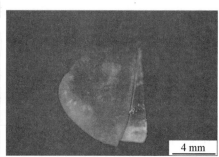

(c) 层状海藻酸盐水凝胶

图 1.11　多种形状的层状水凝胶照片

　　只有当聚合物在醇凝胶的初始浓度(C_{pi})和 NaOH 的浓度都较低时才
能形成壳聚糖膜。当中和剂的浓度较高时,进入醇凝胶中的中和剂的流量
很高,导致中和反应的速度很快。当聚合物在醇凝胶的初始浓度(C_{pi})较
高时,在醇凝胶中分子链缠结的网络很稠密,并且分子链解缠结的速度相
比于中和反应的速度很慢。我们发现,聚合物在醇凝胶的初始浓度(C_{pi})
好像对膜的厚度的影响很微弱,而膜的厚度随着 NaOH 的浓度和中和反应
时间增长而增长。这给出了一种控制膜宽度的方法,并且又一次表明扩散
机制对膜形成的重要影响。结果表明,聚合物在醇凝胶的初始浓度(C_{pi})
的增加只影响聚合物分子链的可动性和解缠结过程,并不影响 NaOH 在凝
胶中的扩散,它主要受中和溶液的浓度和黏度的影响。

　　这种多步组装的方法可以应用到其他天然的聚阴离子型聚合物,如海
藻酸钠。与壳聚糖醇凝胶类似,海藻酸盐醇凝胶可以通过蒸发水/丙二醇
的混合溶液形成,层状结构水凝胶可以通过中断水凝胶在 CaCl₂ 液中的复
杂组装过程(图1.11(c))。同样,水凝胶的组装速度对层状水凝胶结构的

形成起着决定性作用,因为膜结构只能在低浓度的 $CaCl_2$ 溶液中形成。在类洋葱状壳聚糖水凝胶中引入软骨细胞,可以在层状水凝胶的层间空隙中观测到细胞聚集物,说明细胞可以在这种多层壳聚糖水凝胶中培养和增殖中引入和培养。

通过固-液界面的快速接触法也可以制得高强度、尺寸可控的多层膜纤维素水凝胶。多层膜结构是通过多步凝胶反应形成的,将 NaOH 和尿素溶液在-12.8 ℃下进行低温冷却,加入一定量的纤维素,在搅拌的作用下进行溶解(5 min)获得透明的纤维素溶液,将纤维素溶液与负载乙酸的琼脂糖凝胶棒相接触一定时间,由于纤维素络合物被乙酸破坏,使得纤维素发生自组装,从而在棒的表面形成一层膜,然后将形成膜的棒材浸泡到乙酸溶液中相同时间,使形成的第一层膜进行固化,由于进一步的聚集使第一层膜收缩,然后将棒材再次浸泡在纤维素溶液中相同时间,依次重复制得多层膜水凝胶(图 1.12)。用壳聚糖和聚乙烯亚胺混合制备了一种新型的壳聚糖水凝胶。PEI 是一种用作基因染色的聚阳离子。将其与壳聚糖混合,在 5 min 内形成了三维水凝胶,不管两聚合物的含量多少,都会形成水凝胶,只是凝胶的形态不同。随着温度升高,水凝胶有明显的体积变化,但并没有完全收缩。在 pH>9 或者 pH<3 时,水凝胶迅速收缩。水凝胶在生理酸碱的条件下可以稳定存在几个星期,未来可用于细胞的生长和体内药物释放。

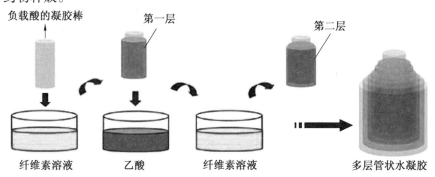

图 1.12　多步凝胶反应构建多层膜水凝胶

1.3.2　层层自组装

层层自组装(Layer-by-Layer, LBL)是制备多层膜水凝胶的一种可行方法。它是以带有相反电荷的聚电解质为构筑单元,在液/固界面交替沉积组装层状结构的新方法。该方法的一般过程是:将离子化的基片交替沉积侵入带有相反电荷的聚电解质中,浸泡一段时间,取出冲洗干净,重复上述过程,即得到多层膜。该方法具有其他方法不可比拟的优点,如制备工艺简单,不受基底大小、尺寸和形状的限制,具有好的化学稳定性及机械稳定性,可按人为设计来组装多元杂化结构。静电层状组装技术的成膜推动力主要是聚电解质间的静电相互作用,是基于带电物质在液–固界面上的吸附–脱附平衡。这种平衡可受到多种条件的影响,如溶液的浓度、离子强度、所用溶剂种类、pH 等。一旦这些条件被改变,就会打破带电物质的吸附–脱附平衡,膜的组装体稳定性就会受到影响。成膜的推动力是聚阴离子和双阳离子之间的静电作用。

多层膜水凝胶经常包含层层凝胶模板。通过带有凝胶剂的胶核,带相反电荷的聚电解质交替沉积。以层层自组装为基础,壳聚糖多层膜水凝胶广泛应用在组织工程中。Duan 等[75]采用层层自组装法以琼脂糖胶(直径约为 2 mm)为模板在交联剂溶液(戊二醛、对苯二甲醛或环氧氯丙烷)及壳聚糖醋酸水溶液中反复浸渍,利用交联剂与壳聚糖的交联反应生成具有4 层膜的类似洋葱结构的壳聚糖多层水凝胶(图 1.13(a)(b))。用不同形状的模具铸入热的琼脂糖/壳聚糖混合溶液,冷却后便可获得各种形状的模板,进而可以获得任意形状的多层膜水凝胶,也可获得柱状、球状和星状的壳聚糖水凝胶(图 1.13(c)(d))。然后,将模板放在戊二醛溶液/壳聚糖乙酸溶液中交替浸渍获得多层水凝胶。戊二醛浓度越高,浸渍时间越长,水凝胶的层越厚。层厚为 $100 \sim 600\ \mu m$。虽然该体系可以调控层厚,但由于戊二醛交联剂对细胞有毒性,因此限制其在生物材料中的应用。以钙离子做交联剂与海藻酸钠反应,通过层层自组装制备了层数分别 5,10,25 的洋葱状多层膜水凝胶,交联完全时没有层间隙,交联不完全时具有层间隙。膜厚为 $0.2 \sim 0.45\ mm$。此外,利用棒状水凝胶做模板构建了管状多层膜水凝胶,可用来模仿血管。

1.3.3　定向冷冻

定向冷冻干燥是将溶液预先降温冻结成固体,然后在低温低压条件下,从冻结状态不经过液态而直接升华除去水分的一种干燥方法,冷冻干燥过程分为冷冻凝固、升华干燥两个阶段。利用定向冷冻干燥可以制得多孔材料,使其内部含有大量与外界相连通的取向通道,从而有利于细胞的增殖分化、组织的生长以及药物的释放。用液氮冷冻 PVA 水溶液体系,使体系中的水定向结晶,而 PVA 在冷冻状态下凝胶化,冷冻干燥抽去水分,保留下被固定了的 PVA,得到结构规整的水凝胶。定向冷冻的方法在合成

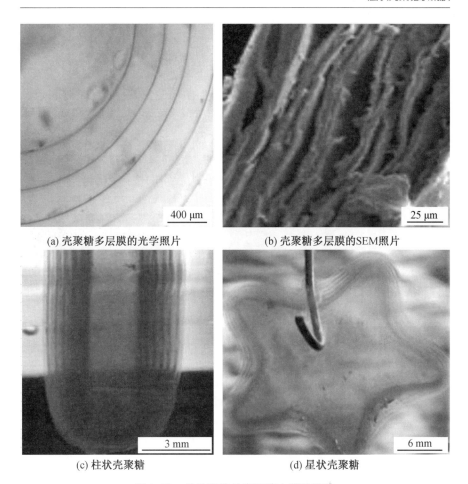

(a) 壳聚糖多层膜的光学照片　　　(b) 壳聚糖多层膜的SEM照片

(c) 柱状壳聚糖　　　　　　　　(d) 星状壳聚糖

图 1.13　多种形状的壳聚糖水凝胶照片

独特结构的材料上有很广泛的用途,如 3D 双轴排列的网络结构等。这样制备得到的一些水凝胶具有与由无机材料组成的珍珠相近的机械强度。利用定向冷冻干燥的方法,制备出了具有取向通道结构的三维壳聚糖支架结构。

1.3.4　交替浸泡法

受自然骨的骨单位的同心层状结构的启发,Li[76, 77] 提出采用交替浸泡法制备了同心层状壳聚糖水凝胶。利用壳聚糖凝胶膜控制质子化壳聚糖与氢氧根离子之间的沉淀反应,构建了周期性同心层状壳聚糖水凝胶(图 1.14)。该水凝胶内只含有壳聚糖和水,避免了采用具有潜在的细胞毒性的化学交联剂(如戊二醛)。研究了周期性同心层状水凝胶的层数与反应时间间隔之间的关系,并建立了反应时间间隔与层数之间的关系。通过反应时间间隔可控制周期性同心层状壳聚糖水凝胶的层数(5～120 层)和层厚(50～200 μm)。且阐明了同心层状结构的层厚随着反应时间延长而减小。分析壳聚糖层的位置 X_n 与 X_{n+1} 为线性关系($X_{n+1} = 0.982X_n + 0.154$,其中线性相关系数 $R^2 = 0.997$),这符合 Liesegang Ring 现象的空间定律(Space Law)。结果表明,同心层状结构的壳聚糖水凝胶的结构特征与经典 Liesegang Ring 现象层状结构是一致的。周期性同心层状凝胶可作为矿化磷灰石或负载功能性药物(抗感染、抗肿瘤等)的支架。

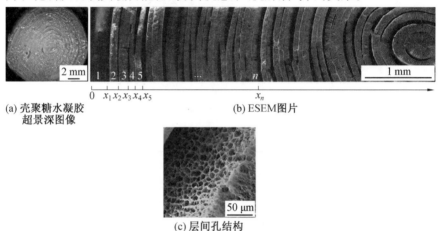

(a) 壳聚糖水凝胶　　　　　　　(b) ESEM图片
　　超景深图像

(c) 层间孔结构

图 1.14　壳聚糖层状水凝胶的形貌

采用模拟体液矿化法在高分子膜上获得羟基磷灰石或磷酸钙涂层以提高骨植入材料的生物活性已经取得成功,但也存在矿化羟基磷灰石结晶性能差问题。利用聚阳离子高分子和聚阴离子高分子之间的静电相互作用,采用层层自组装技术在模板上设计结构可控的多层聚电解质复合膜已经获得成功。采用仿生矿化的方法制备了层状壳聚糖/磷灰石复合支架用作药物释放[78]。壳聚糖分子内含有丰富的氨基,且氨基可与金属离子(钙离子、铁离子、锌离子铜离子等)形成络合物。基于壳聚糖中氨基与钙离子的络合作用而无须任何预先对壳聚糖表面改性的措施,采用壳聚糖水凝胶诱导离子组装的方法在数小时内和温和条件下获得磷灰石涂层。壳聚糖水凝胶下诱导的钙磷离子组装机理为:壳聚糖与钙离子络合物为磷灰石矿物生成提供形核位点,以促使磷灰石异相成核。壳聚糖水凝胶浸泡在钙或磷离子溶液时,在浓度梯度驱动下钙离子和磷酸根离子扩散到凝胶内,并

1.3 层状壳聚糖水凝胶

基于天然多糖的水凝胶在组织工程和药物释放领域有广泛的应用。将聚电解质溶液转变为水凝胶是一个包含系列分子间作用的复杂过程,通过平衡多糖分子中的疏水作用和亲水作用可以形成物理交联水凝胶,其中溶剂置换使聚合物分子链重排就是一种简单的水凝胶组装方法。然而,目前许多关于水凝胶微结构均为无规结构,这阻碍了设计与构建结构更为复杂和贴近目标生物组织的水凝胶研究。具有层状结构的水凝胶突破实现了水凝胶的微结构的有序化,并可调控水凝胶结构特征(包括层状结构的层厚、层数、层间隙、孔径或通道的尺寸和取向)、水凝胶形状(柱状、管状、星状、球状等)或生物性能(层状结构和间隙可以用来存储细胞或药物),因此层状壳聚糖水凝胶在组织工程、药物传输以及催化分离等方面有非常好的应用前景。层状壳聚糖水凝胶的构建方法主要有多步中断凝胶、层层自组装、定向冷冻和交替浸泡凝胶等。

1.3.1 多步中断凝胶法

Domard 等[74]采用一种多步中断凝胶法来控制凝胶反应的物理与化学条件,最终形成了一种具有类洋葱状层状水凝胶结构的壳聚糖水凝胶。该方法简化了具有复杂外形和层状水凝胶组装的凝胶的形成过程。层状壳聚糖水凝胶的膜间空隙适宜细胞或药物的引入。这种特制的管状或球状三维层状水凝胶结构具有潜在医用价值。基于含有极性高分子而无须外加交联剂的物理交联水凝胶可构建具有层状水凝胶结构壳聚糖或海藻酸盐水凝胶(图 1.10)。壳聚糖是一种天然的两性共聚物,它具有良好的生物可降解性、生物活性和生物相容性。壳聚糖可应用于止血敷料、抗菌和抑菌材料,并且具有促进细胞增殖和组织再生的能力。壳聚糖分子中的乙酰基和氨基的比例在调控壳聚糖的亲水和疏水作用中起重要作用。

壳聚糖物理水凝胶成分只含有壳聚糖和水。凝胶化过程中涉及物理化学反应和多层次分子组装。壳聚糖层状水凝胶结构构建方法为:从模具中收集到凝胶后,将其置于 1 mol/L 的 NaOH 中 5 min,然后从该介质中取出 3 min,用滤纸小心地擦去表面的 NaOH。这一步形成了第一层和第一个膜间空隙,重复该步骤产生了更多的膜和膜间空隙。类洋葱状的凝胶在水中清洗以除去醇和 NaOH。

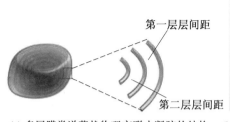
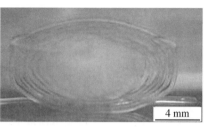

(a) 多层膜类洋葱状物理交联水凝胶的结构　(b) 基于壳聚糖的类洋葱状层状水凝胶的照片

图 1.10　层状水凝胶的示意图及照片

　　壳聚糖醇凝胶通过以下方法制得:将壳聚糖溶液与水/丙二醇(质量比为 50/50)溶液混合,在 55 ℃蒸发水分。这种方法并不局限于丙二醇,其他醇同样可以。壳聚糖溶液的初始浓度高于其分子链能够相互缠结的浓度是凝胶化关键参数。虽然水蒸发会导致聚合物分子链上电荷密度的减少,但是当凝胶完全形成时,仍然有质量分数为 40% 的 NH^{3+} 基团存在,因此若要形成稳定的水凝胶,必须在 NaOH 溶液进行中和反应,它有利于重构分子链间作用。中和反应和去离子清洗以后,可获得一种只含有水(质量分数超过 95%)和以自由氨基存在的壳聚糖的物理水凝胶。事实上,当醇凝胶在中和反应前遇到水后会马上转变成水醇溶液。因此,通过改变 NaOH 溶液的浓度来研究中和反应。壳聚糖水凝胶在中和过程中出现体积收缩现象,高 NaOH 浓度有利于醇凝胶消耗。对初始醇凝胶中壳聚糖的质量分数约为 4.5% 的凝胶在中和反应后,中和反应使 NH^+ 转变为 NH_2,导致在两条分子链之间的离子排斥力消失,因而更有利于形成物理交联,包括氢键、疏水作用和结晶区。凝胶体积的改变也可以通过分子链间的作用和合成聚电解质凝胶时 pH 的改变来解释。中和反应过程中静电势的改变诱导物理交联的形成和离子强度效应。中和剂的浓度(C_{NaOH})影响了中和反应的速度。当 NaOH 的浓度较高时,聚合物的分子链快速且完全达到中和,并且此时聚合物的凝聚程度最大,故形成的凝胶有很高的物理交联度。相反,当 NaOH 的浓度较低时,必须考虑水在醇凝胶中的扩散,因为它影响了分子链的疏水作用,即影响了凝胶的物理交联度,最终影响了壳聚糖在中性水凝胶中的质量分数。此外,在中性的聚电解质水凝胶中,盐的存在对分子链之间的静电排斥力产生屏蔽作用,这有利于在凝胶中形成物理交联点。另外,还应该考虑两性聚合物分子中的盐析效应,这种效应对应于水从凝胶中的消失所形成的水合离子(溶液中很小的电解质),它促进了聚合物分子链的脱水,增加了分子链内的疏水作用,进而增加了中性水凝胶中的交联度。然而,在同样条件下,与不含 NaCl 的溶液中得到的中性醇凝胶相比,在含有 1 mol/L NaOH 和 5 mol/L NaCl 的溶液中得到的壳聚糖醇凝胶其质量分数增加了 0.91%。壳聚糖的中和反应中存在盐效应。但是,相比于纯中和反应,盐效应对凝胶的体积收缩影响很小。中和反应过程十分复杂,利用该中和反应的机理讨论形成类洋葱层状水凝胶结构的机制。疏水和亲水作用平衡的改变,导致中性凝胶的收缩。但是,为了形成独立的凝胶膜,在已经中和的凝胶和未中和的醇凝胶之间必须有一个含有较低聚合物浓度的中间相产生,控制该中间相中聚合物分子链的缠结程度是控制最终结构中独立层形成的关键。这反过来决定于在中和反应的前端不同试验现象出现的速度,如水在醇凝胶中的扩散。溶胶-凝胶的转变发生在壳聚糖水醇溶液中水完全蒸发后,但是,当醇凝胶再水化后,这种转变是可逆的。因此,在中和反应过程中,相比于中和反应的速度,当水的扩散速度足够快时,一种有很厚界面的溶液将形成,在该溶液中,聚合物可以很好地水化和移动,使得聚合物分子链进行解缠结,然后向中性凝胶上凝聚。相反,当中和反应的速度更快时,一种连续缠结的分子链网络存在于醇凝胶和中性凝胶之间,不可能形成膜,更不可能形成层状水凝胶结构。通过将凝胶从中和反应的体系中取出来或者放在水中清洗可以减缓中和反应的速度,进而可以促使膜间空隙的形成。通过以上讨论,可以得出 3 点结论:①在中性凝胶和醇凝胶之间有水醇溶液形成;②在中间相中,分子链可以进行解缠结;③未中和的醇凝胶向中性凝胶中凝聚和收缩。

对于几立方厘米的宏观凝胶,可以将中和反应以及其中断步骤重复进行多次(如 20 次)来获得类洋葱结构的互不依附的完全独立的多层凝胶膜。这些膜从最初醇凝胶的边缘逐渐向里形成,所以可以在凝胶中构建一些连续的膜,或者组合一种在中心不间断而在边缘为层状水凝胶的凝胶。这种方法很容易成型依赖于初始外形的醇凝胶,可以构建不同几何外形的层状水凝胶结构,如球形、卵形、立方形和管状外形(图 1.11(a)(b))。我们尝试通过改变醇凝胶中初始聚合物的浓度和中和反应剂的浓度及类型来改变膜形成的条件。特定条件下,壳聚糖膜可以在 NaOH($pK_a = 14$),乙醇胺($pK_a = 9.51$)和乙胺($pK_a = 10.81$)中形成,但是对聚合物质量分数为 2%~6% 的醇凝胶,在浓度为 1~7 mol/L 的氨水($pK_a = 9.25$)中并不会形成膜。中和反应所得的壳聚糖水凝胶中壳聚糖的质量分数为 4.7%~12.8%,而初始的质量分数均为 4.5%。相反,碱、水和醇的混合溶液的黏度对膜的形成有很密切的关系。碱在水和丙二醇混合溶液中的黏度明显大于在水中的黏度,氨水溶液除外,其黏度的增长很小。对 NaOH 和 NH₄OH而言,其黏度的增长是碱在 50/50(按质量)水醇溶液中浓度的函数,此外,当碱的浓度固定时,黏度的增长也是丙二醇的质量分数的函数。因此,碱在水醇溶液中的黏度越高,其在醇凝胶中的扩散速度越小,进而降低了中和反应的速度,促进了醇凝胶的水合作用和膜的形成。在微观角度上,NaOH 水醇溶液的高黏度与丙二醇和离子之间的特殊作用有关(结构效应)。聚合物和离子之间的类桥结作用已经在以前讨论过。最后,醇的黏度的作用可以通过以下方法证实,当用更黏的溶剂丙三醇取代丙二醇后,层状水凝胶的形成过程可以在氨水溶液中进行。

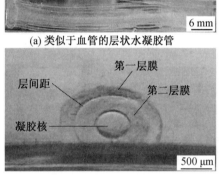

(a) 类似于血管的层状水凝胶管

6 mm

第一层膜

层间距　　　　第二层膜

凝胶核

500 μm

(b) 微囊形状的层状水凝胶

4 mm

(c) 层状海藻酸盐水凝胶

图 1.11　多种形状的层状水凝胶照片

　　只有当聚合物在醇凝胶的初始浓度(C_{pi})和 NaOH 的浓度都较低时才能形成壳聚糖膜。当中和剂的浓度较高时,进入醇凝胶中的中和剂的流量很高,导致中和反应的速度很快。当聚合物在醇凝胶的初始浓度(C_{pi})较高时,在醇凝胶中分子链缠结的网络很稠密,并且分子链解缠结的速度相比于中和反应的速度很慢。我们发现,聚合物在醇凝胶的初始浓度(C_{pi})好像对膜的厚度的影响很微弱,而膜的厚度随着 NaOH 的浓度和中和反应时间增长而增长。这给出了一种控制膜宽度的方法,并且又一次表明扩散机制对膜形成的重要影响。结果表明,聚合物在醇凝胶的初始浓度(C_{pi})的增加只影响聚合物分子链的可动性和解缠结过程,并不影响 NaOH 在凝胶中的扩散,它主要受中和溶液的浓度和黏度的影响。

　　这种多步组装的方法可以应用到其他天然的聚阴离子型聚合物,如海藻酸钠。与壳聚糖醇凝胶类似,海藻酸盐醇凝胶可以通过蒸发水/丙二醇的混合溶液形成,层状结构水凝胶可以通过中断水凝胶在 CaCl₂ 液中的复杂组装过程(图 1.11(c))。同样,水凝胶的组装速度对层状水凝胶结构的形成起着决定性作用,因为膜结构只能在低浓度的 $CaCl_2$ 溶液中形成。在类洋葱状壳聚糖水凝胶中引入软骨细胞,可以在层状水凝胶的层间空隙中观测到细胞聚集物,说明细胞可以在这种多层壳聚糖水凝胶中培养和增殖中引入和培养。

通过固-液界面的快速接触法也可以制得高强度、尺寸可控的多层膜纤维素水凝胶。多层膜结构是通过多步凝胶反应形成的,将 NaOH 和尿素溶液在-12.8 ℃下进行低温冷却,加入一定量的纤维素,在搅拌的作用下进行溶解(5 min)获得透明的纤维素溶液,将纤维素溶液与负载乙酸的琼脂糖凝胶棒相接触一定时间,由于纤维素络合物被乙酸破坏,使得纤维素发生自组装,从而在棒的表面形成一层膜,然后将形成膜的棒材浸泡到乙酸溶液中相同时间,使形成的第一层膜进行固化,由于进一步的聚集使第一层膜收缩,然后将棒材再次浸泡在纤维素溶液中相同时间,依次重复制得多层膜水凝胶(图 1.12)。用壳聚糖和聚乙烯亚胺混合制备了一种新型的壳聚糖水凝胶。PEI 是一种用作基因染色的聚阳离子。将其与壳聚糖混合,在 5 min 内形成了三维水凝胶,不管两聚合物的含量多少,都会形成水凝胶,只是凝胶的形态不同。随着温度升高,水凝胶有明显的体积变化,但并没有完全收缩。在 pH>9 或者 pH<3 时,水凝胶迅速收缩。水凝胶在生理酸碱的条件下可以稳定存在几个星期,未来可用于细胞的生长和体内药物释放。

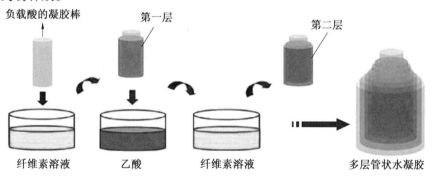

负载酸的凝胶棒　　第一层　　第二层

纤维素溶液　　乙酸　　纤维素溶液　　多层管状水凝胶

图 1.12　多步凝胶反应构建多层膜水凝胶

1.3.2　层层自组装

层层自组装(Layer-by-Layer, LBL)是制备多层膜水凝胶的一种可行方法。它是以带有相反电荷的聚电解质为构筑单元,在液/固界面交替沉积组装层状结构的新方法。该方法的一般过程是:将离子化的基片交替沉积侵入带有相反电荷的聚电解质中,浸泡一段时间,取出冲洗干净,重复上述过程,即得到多层膜。该方法具有其他方法不可比拟的优点,如制备工艺简单,不受基底大小、尺寸和形状的限制,具有好的化学稳定性及机械稳定性,可按人为设计来组装多元杂化结构。静电层状组装技术的成膜推动力主要是聚电解质间的静电相互作用,是基于带电物质在液-固界面上的吸附-脱附平衡。这种平衡可受到多种条件的影响,如溶液的浓度、离子强度、所用溶剂种类、pH 等。一旦这些条件被改变,就会打破带电物质的吸附-脱附平衡,膜的组装体稳定性就会受到影响。成膜的推动力是聚阴离子和双阳离子之间的静电作用。

多层膜水凝胶经常包含层层凝胶模板。通过带有凝胶剂的胶核,带相反电荷的聚电解质交替沉积。以层层自组装为基础,壳聚糖多层膜水凝胶广泛应用在组织工程中。Duan 等[75]采用层层自组装法以琼脂糖胶(直径约为 2 mm)为模板在交联剂溶液(戊二醛、对苯二甲醛或环氧氯丙烷)及壳聚糖醋酸水溶液中反复浸渍,利用交联剂与壳聚糖的交联反应生成具有 4 层膜的类似洋葱结构的壳聚糖多层水凝胶(图 1.13(a)(b))。用不同形状的模具铸入热的琼脂糖/壳聚糖混合溶液,冷却后便可获得各种形状的模板,进而可以获得任意形状的多层膜水凝胶,也可获得柱状、球状和星状的壳聚糖水凝胶(图 1.13(c)(d))。然后,将模板放在戊二醛溶液/壳聚糖乙酸溶液中交替浸渍获得多层水凝胶。戊二醛浓度越高,浸渍时间越长,水凝胶的层越厚。层厚为 100 ~ 600 μm。虽然该体系可以调控层厚,但由于戊二醛交联剂对细胞有毒性,因此限制其在生物材料中的应用。以钙离子做交联剂与海藻酸钠反应,通过层层自组装制备了层数分别 5,10,25 的洋葱状多层膜水凝胶,交联完全时没有层间隙,交联不完全时具有层间隙。膜厚为 0.2 ~ 0.45 mm。此外,利用棒状水凝胶做模板构建了管状多层膜水凝胶,可用来模仿血管。

1.3.3　定向冷冻

定向冷冻干燥是将溶液预先降温冻结成固体,然后在低温低压条件下,从冻结状态不经过液态而直接升华除去水分的一种干燥方法,冷冻干燥过程分为冷冻凝固、升华干燥两个阶段。利用定向冷冻干燥可以制得多孔材料,使其内部含有大量与外界相连通的取向通道,从而有利于细胞的增殖分化、组织的生长以及药物的释放。用液氮冷冻 PVA 水溶液体系,使体系中的水定向结晶,而 PVA 在冷冻状态下凝胶化,冷冻干燥抽去水分,保留下被固定了的 PVA,得到结构规整的水凝胶。定向冷冻的方法在合成

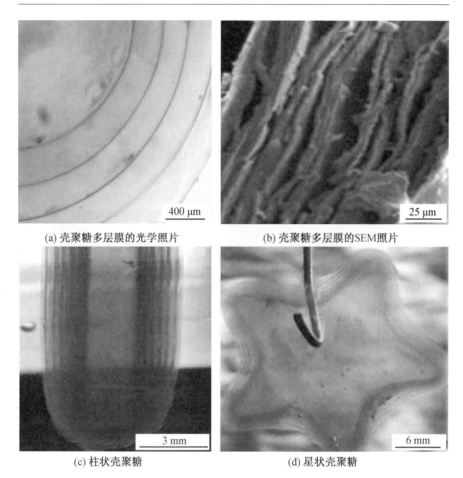

(a) 壳聚糖多层膜的光学照片　　　　　(b) 壳聚糖多层膜的SEM照片

(c) 柱状壳聚糖　　　　　　　　　(d) 星状壳聚糖

图 1.13　多种形状的壳聚糖水凝胶照片

独特结构的材料上有很广泛的用途,如 3D 双轴排列的网络结构等。这样制备得到的一些水凝胶具有与由无机材料组成的珍珠相近的机械强度。利用定向冷冻干燥的方法,制备出了具有取向通道结构的三维壳聚糖支架结构。

1.3.4　交替浸泡法

　　受自然骨的骨单位的同心层状结构的启发,Li[76, 77] 提出采用交替浸泡法制备了同心层状壳聚糖水凝胶。利用壳聚糖凝胶膜控制质子化壳聚糖与氢氧根离子之间的沉淀反应,构建了周期性同心层状壳聚糖水凝胶(图 1.14)。该水凝胶内只含有壳聚糖和水,避免了采用具有潜在的细胞毒性的化学交联剂(如戊二醛)。研究了周期性同心层状水凝胶的层数与反应时间间隔之间的关系,并建立了反应时间间隔与层数之间的关系。通过反应时间间隔可控制周期性同心层状壳聚糖水凝胶的层数(5~120层)和层厚(50~200 μm)。且阐明了同心层状结构的层厚随着反应时间延长而减小。分析壳聚糖层的位置 X_n 与 X_{n+1} 为线性关系($X_{n+1} = 0.982X_n + 0.154$,其中线性相关系数 $R^2 = 0.997$),这符合 Liesegang Ring 现象的空间定律(Space Law)。结果表明,同心层状结构的壳聚糖水凝胶的结构特征与经典 Lisegang Ring 现象层状结构是一致的。周期性同心层状凝胶可作为矿化磷灰石或负载功能性药物(抗感染、抗肿瘤等)的支架。

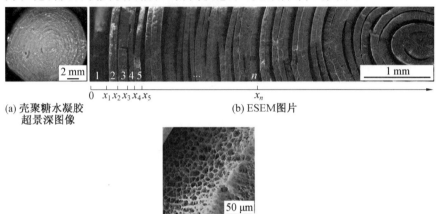

(a) 壳聚糖水凝胶　　　　　　　　　　(b) ESEM图片
超景深图像

(c) 层间孔结构

图1.14　壳聚糖层状水凝胶的形貌

采用模拟体液矿化法在高分子膜上获得羟基磷灰石或磷酸钙涂层以提高骨植入材料的生物活性已经取得成功,但也存在矿化羟基磷灰石结晶性能差问题。利用聚阳离子高分子和聚阴离子高分子之间的静电相互作用,采用层层自组装技术在模板上设计结构可控的多层聚电解质复合膜已经获得成功。采用仿生矿化的方法制备了层状壳聚糖/磷灰石复合支架用作药物释放[78]。壳聚糖分子内含有丰富的氨基,且氨基可与金属离子(钙离子、铁离子、锌离子铜离子等)形成络合物。基于壳聚糖中氨基与钙离子的络合作用而无须任何预先对壳聚糖表面改性的措施,采用壳聚糖水凝胶诱导离子组装的方法在数小时内和温和条件下获得磷灰石涂层。壳聚糖水凝胶下诱导的钙磷离子组装机理为:壳聚糖与钙离子络合物为磷灰石矿物生成提供形核位点,以促使磷灰石异相成核。壳聚糖水凝胶浸泡在钙或磷离子溶液时,在浓度梯度驱动下钙离子和磷酸根离子扩散到凝胶内,并

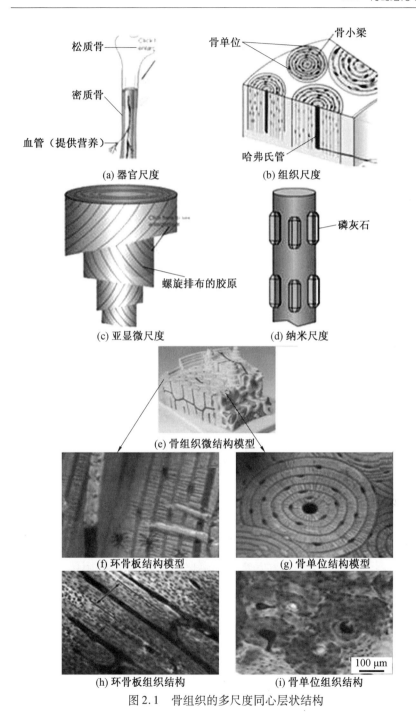

松质骨

密质骨

血管（提供营养）

(a) 器官尺度

骨单位

骨小梁

哈弗氏管

(b) 组织尺度

螺旋排布的胶原

(c) 亚显微尺度

磷灰石

(d) 纳米尺度

(e) 骨组织微结构模型

(f) 环骨板结构模型

(g) 骨单位结构模型

100 μm

(h) 环骨板组织结构

(i) 骨单位组织结构

图 2.1　骨组织的多尺度同心层状结构

（1）宏观结构（器官尺度）：松质骨和密质骨；（2）微观结构（组织尺度，10~500 μm）：哈弗氏系统，骨单位，骨小梁；（3）亚显微结构（1~10 μm）：板层骨；（4）纳米尺度（从几百纳米到 1 μm）：纳米羟基磷灰石与胶原纤维有序组装；（5）亚纳米尺度（低于几百纳米）：组成元素的分子结构，例如矿物质、胶原和非胶原有机蛋白质。这种多级尺度有序结构的组分不规则，但却是最佳的排列和取向，使得骨材料具有异质性和各向异性。

长约 200 nm、直径为 2~3 nm 的胶原蛋白自组装成纤维结构，然后进一步聚合成直径约为 500 nm 的纤维[8]。胶原分子在纤维中的这种规则堆叠方式在骨中会产生小的空隙，空隙被由矿物组成的呈板状的纳米晶体（长为 10~20 nm，宽为 2~3 nm）所占据，且晶体 c 轴平行于胶原纤维，这种矿物和合成矿物羟基磷灰石（$Ca_{10}(PO_4)_6(OH)_2$）很类似[7]，结晶度为 33%~37%。在湿骨中 I 型胶原的质量分数为 25%，羟基磷灰石的质量分数为 65%，水的质量分数为 10%。

同心层状在骨组织的多尺度结构中是最具代表性的（图 2.1(b)）。环骨板由系列同心圆构成，层数为 10~40，直径为 2 mm~2 cm，厚度为 30~60 μm，并环绕骨干表面。骨单位由 3~20 层同心圆排列而成，直径为 105~300 μm，厚度为 20~55 μm。

2.3　壳聚糖仿骨材料

壳聚糖（chitosan，CS）是一种天然的高分子聚合物，分子具有独特的氨基基团，是从甲壳类动物（如虾、蟹等）的壳中提取甲壳素之后再通过强碱水解或酶解后脱去部分乙酰基的产物，有 pH 响应性及活泼的化学反应活性[9]。由于壳聚糖具有低成本（价格仅为胶原的 0.04%~1.8%）、优异的生物相容性、细胞亲和性、生物可降解性和生物活性等特点，特别是壳聚糖分子结构与细胞外基质中氨基葡聚糖相似，它被广泛地应用在组织工程支架、药物释放载体和功能性医用敷料等生物医学领域[10, 11]。

壳聚糖仿骨材料，要支持骨缺损组织，并且诱导骨组织再生性[12]，所以其应具有良好的生物相容性、良好的生物降解性、适宜的降解速率、良好的结构相容性、良好的表面相容性和一定的骨诱导性，即不但要满足生物医用材料的一般要求，还应利于细胞的黏附、生长、增殖，诱导骨再生，利于养分传输和代谢产物的排放，机械强度和可塑性能与所植入的组织的要求相匹配[13, 14]。

2.3.1 壳聚糖/磷灰石复合材料

壳聚糖/无机物复合材料是比较热点的材料。大部分是基于磷酸盐，如羟基磷灰石（磷灰石）或 β-磷酸三钙（β-TCP），磷酸钙能够加固基质并具有骨传导性，而壳聚糖能提供生物可降解性和弹性[15, 16]。将壳聚糖与磷灰石复合，用作骨组织工程支架是目前生物医用材料领域的研究热点之一。

刘爱红等[17]采用粒子沥滤法制备的羧甲基壳聚糖/磷灰石多孔复合材料具有很高的孔隙率（接近 75%），与此同时抗压强度能达到 21 MPa[18]，显著高于单纯壳聚糖材料，可以满足骨组织工程支架材料的要求。Li 等[3]采用简易、高效的一步矿化法在壳聚糖多孔基体上获得了纳米尺度的羟基磷灰石晶体层，其中是采用水-乙醇的混合溶剂来控制矿物的生长。矿化之后支架保持着预先可控的层级堆垛结构（图 2.2）。

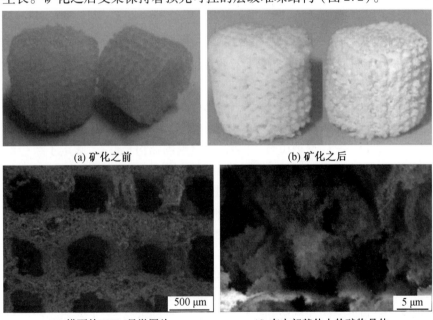

(a) 矿化之前　　　　　　　　　　　(b) 矿化之后

(c) 横面的ESEM显微图片　　　　　(d) 在内部基体上的矿物晶体

图 2.2　堆垛状壳聚糖支架形态

为了满足设计一种可注射支架和具有复杂三维结构的再生骨，Huang 等[1]用纳米羟基磷灰石、胶原与壳聚糖合成了一种仿生的且可注射的水凝胶支架。这种壳聚糖/纳米磷灰石/胶原溶液在体温下快速形成稳定的凝胶，在组成和微观结构上均显示了一些自然骨的特征。

李保强等[19]用原位沉析法制备了具备层状结构的壳聚糖/磷灰石复合材料,弯曲强度高达 86 MPa,比松质骨的弯曲强度高 34 倍,相当于致密骨的 1/2,有望用于可承重部位的组织修复材料。通过化学改性获得了 β型壳聚糖,并采用原位共沉淀技术制备了 β 型壳聚糖-纳米羟基磷灰石复合材料[20],与纯的人工羟基磷灰石相比,这种复合材料克服了物理化学性能及力学性能差的问题。Hu 等[2]用新型简单的原位混合法制备的透明、淡黄色的壳聚糖/羟基磷灰石纳米复合材料在骨折内固定材料上具有潜在的应用。

2.3.2　负载药物的壳聚糖仿骨材料

壳聚糖本身具有一定的生理活性[21],并且有丰富的功能基团和多糖链、良好的生物黏附性以及对细胞间 F 肌动蛋白功能的影响作用,均使壳聚糖作为药物载体成为国内外学者研究的一个热点[22-25]。

为了缓解术后感染,采用仿生合成法在 NiTi 合金上制备了载药的磷灰石涂层以及壳聚糖/磷灰石涂层[26]。结果表明,用 5 倍的模拟体液(SBF)可矿化生成呈片状的多孔磷灰石涂层,载药的壳聚糖/磷灰石复合材料具有更好的药物缓慢释放效果,其中壳聚糖的引入有效地控制了药物释放的速率。莫名月等[27]进行壳聚糖负载利福平微囊的制备及其性能研究,以利福平为模型药物,用溶剂挥发乳化分散交联法,以戊二醛为交联剂,制备了利福平壳聚糖微囊,并表征了微囊的结构和形态,测定了载药量和包封率,考察了微囊的体外释药性能,其目的主要用于治疗肺结核、脑膜炎、真菌感染等疾病。Pandey 等[28]进行同时负载 3 种抗结核药物的壳聚糖/海藻酸钠微球的研究,将异烟肼、利福平和吡嗪酰胺的甲醇水溶液加入海藻酸钠溶液中,逐滴加入壳聚糖,制得载药微球,用于口服治疗肺结核,并表征了微球的质量和直径以及药物在体外和豚鼠体内的释放情况。Gupta 等[29]进行了壳聚糖微球负载异烟肼的研究,以戊二醛为交联剂制备了壳聚糖微球,将其放入 pH=5 的异烟肼与 PBS 缓冲液的混合溶液中进行物理吸附,制得了载药微球,并表征了载药微球的直径、溶胀度和载药率以及在缓冲液中的药物释放情况,还研究了壳聚糖的相对分子质量和脱乙酰度对药物释放的影响。与以上方法不同,Wu 等[30]采用 3D 打印技术制备了具有 4 层的同心层状左旋聚乳酸(PDLLA)多重药物载体,两种药物按照异烟肼→利福平→异烟肼→利福平的分布顺序均匀分散在对应的 4 层中,并研究了其体外体内释放行为(图 2.3)。

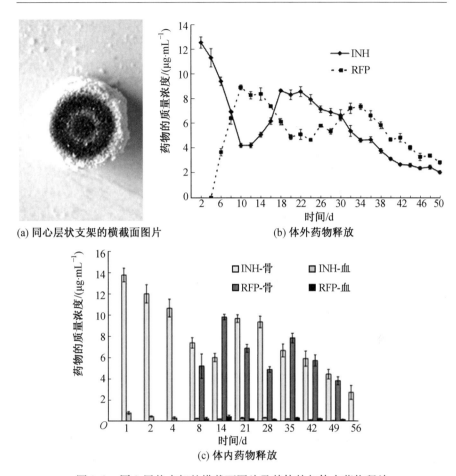

(a) 同心层状支架的横截面图片   (b) 体外药物释放

(c) 体内药物释放

图 2.3　同心层状支架的横截面图片及其体外与体内药物释放

2.3.3　负载蛋白质的壳聚糖仿骨材料

实现对生长因子局部瞬时释放是得到最佳临床疗效的关键,为了获得对一种新型骨诱导生长因子的持续释放,在三聚磷酸钠溶液中采用离子交联法制备了负载合成寡肽的壳聚糖微球,用负载牛血清蛋白(BSA)的微球作为对比组。微球的直径均为 10 ~ 60 μm。负载率均能超过 80%,负载率受初始蛋白质浓度的影响。微球对两种蛋白质的释放均能超过 7 d,寡肽的释放速率比 BSA 更慢一些。

Yilgor 等[31]制造了一种负载生长因子传输系统的 3D 支架并实现生长因子依次释放。3D 纤维网状支架是采用湿纺技术制备壳聚糖和壳聚糖/聚氧化乙烯(PEO)纤维。聚乳酸-羟基乙酸纳米胶囊负载 BMP-2,PHBV

纳米胶囊负载 BMP-7,使得 BMP-2 早期释放和 BMP-7 长效释放成为可能。将纳米胶囊吸附在纤维支架的表面上能够阻止突释现象,但在 25 d 内不影响总释放量。将纳米胶囊吸附在支架内部则显示了更慢的释放速率。

综上所述,目前对仿骨壳聚糖材料的研究大多集中在组成仿生上,壳聚糖/羟基磷灰石复合材料是最典型的例子,所制备的材料大多结构无序,不能与具有复杂多尺度结构的自然骨相匹配,不能满足结构相容性。此外,对载药仿骨壳聚糖的研究主要集中在壳聚糖微球上,药物释放时间从数小时到数天不等,相对短暂,不能在术后达到有效治疗时间。因此亟须研究在结构和组成上均能仿骨且能实现对药物长效释放的壳聚糖仿骨材料。

2.4　水凝胶仿骨结构材料的制备方法

具有有序定向排列结构(包括宏观结构、微观结构和纳米结构)的材料在诸多领域存在广泛应用[32],如组织工程、药物传输体系、微流体、分子过滤和纳米线[33-36]。材料科学与生物医学的交叉是近年来迅速发展且具有重要应用前景的材料科学前沿。数年来,高分子水凝胶在药物释放载体、骨组织工程支架、细胞外基质和创伤敷料等方面显示出巨大的应用前景[37]。

水凝胶是一种高分子网络体系,性质柔软,吸水质量可以是自身的 10% 到几千倍,并且自身不溶于水仍能保持其形状。由于它们能极好地模仿体内的状态并具有良好的亲水性和生物相容性,水凝胶作为组织工程支架被广泛用作三维细胞和组织培养环境中[38]。此外,水凝胶与生物矿物的复合材料被用作组织修复或替代材料。然而结构上的无序使材料性能受到极大限制,如由无序结构的水凝胶制备的多孔支架,其微孔为各向同性无序分布,不仅无法引导细胞的取向生长,力学性能也很难达到要求,各向同性的水凝胶制备的药物载体只能均匀释放。因此,许多国内外学者都致力于构建有序结构的水凝胶,希望可以获得与宿主组织更相容,更有利于引导细胞取向生长或对药物能够进行控释缓释的各向异性结构[39,40]。

近年来,定向冷冻、层层自组装、交替浸泡凝胶、反应扩散、多步中断凝胶等多种制备方法相继问世。许多学者制备了具有层状结构的水凝胶仿骨材料,初步实现了水凝胶的结构有序化,并对其特征做了研究,如层厚、层数、层间隙、孔径或通道的尺寸和取向、力学性能和形状(柱状、管状、星状、球状等)等。层状结构和间隙可以用来存储细胞或药物,因此在组织工程、药物传输以及催化分离等方面有非常好的应用前景,这是块体水凝胶所无法比拟的。

2.4.1 叠层法

叠层法是在一定温度和压力下进行加工层层叠加的聚合物膜。王迎军等[41]采用叠层法制备了层状水凝胶仿生软骨材料(图2.4),上、下两层分别为PVP-PVA复合水凝胶和PVP-BG复合水凝胶。Dhanasingh等[42]使用预聚物异氰酸盐交联未修饰的透明质酸形成稳定的水凝胶薄膜,将已形成的水凝胶芯逐次在前驱体溶液中浸泡,通过共价键连接便可形成多层膜(图2.5)。

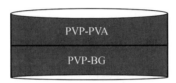

图2.4 叠层法制备的两层复合水凝胶示意图

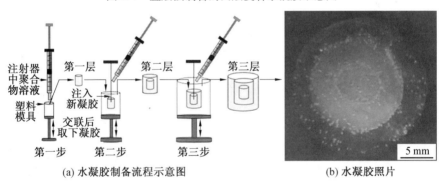

(a) 水凝胶制备流程示意图 (b) 水凝胶照片

图2.5 水凝胶制备流程示意图及水凝胶照片

2.4.2 层层自组装法

层层自组装(Layer-by-Layer, LBL)法是利用带电基板在相反电荷中的交替沉积制备聚电解质自组装多层膜。经过10多年的发展,LBL法适用的原料已由最初经典聚电解质扩展到聚合物聚电解质、无机带电纳米粒子(如MMT、CNT、胶体)等。LBL法适用介质由水扩展到有机溶剂及离子液体。驱动力由静电力扩展到氢键、卤原子、配位键,甚至化学键。Dai等[43]以钙离子作为交联剂与海藻酸钠反应,采用层层自组装法制备了层数分别为 5,10,25 的洋葱状多层膜水凝胶,交联完全时没有层间隙,交联不完全时具有层间隙。膜厚在为 0.2~0.45 mm。此外,利用杆状水凝胶做模板构建了管状多层膜水凝胶（图 2.6）,可用来模仿血管。Duan 等[44]采用层层自组装法以琼脂糖胶（直径约为 2 mm）为模板在交联剂溶液（戊二醛、对苯二甲醛或环氧氯丙烷）及壳聚糖醋酸水溶液中反复浸渍,利用交联剂与壳聚糖的交联反应生成具有 4 层膜的类似洋葱结构的壳聚糖多层水凝胶。用不同形状的模具铸入热的琼脂糖/壳聚糖混合溶液,冷却后便可获得各种形状的模板,进而可以获得任意形状的多层膜水凝胶,获得了柱状、球状和星状的壳聚糖水凝胶。然后,将模板在戊二醛溶液/壳聚糖乙酸溶液中交替浸渍获得多层水凝胶。戊二醛浓度越高、浸渍时间越长,水凝胶的层越厚。层厚为 100~600 μm。该"洋葱"型壳聚糖水凝胶的每层均是大孔的网络结构。虽然这个体系可以调控层厚,但戊二醛有毒,限制了在生物材料上的应用。

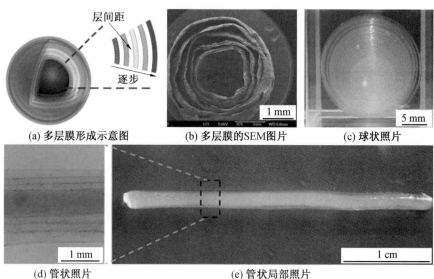

图 2.6　层状结构水凝胶结构示意图及多种形状层状结构水凝胶的照片

2.4.3　定向冷冻法

定向冷冻技术被应用于水凝胶的制备。鉴于生物材料对各向异性结构的要求,将定向冷冻技术应用在制备有序层状结构水凝胶上。定向冷冻的试验装置由一个绝热模具带一个导热端和一个绝热端组成。将溶液或胶体分散系倒入模具中,将底部的导热端放入低温环境,顶端的绝热端处

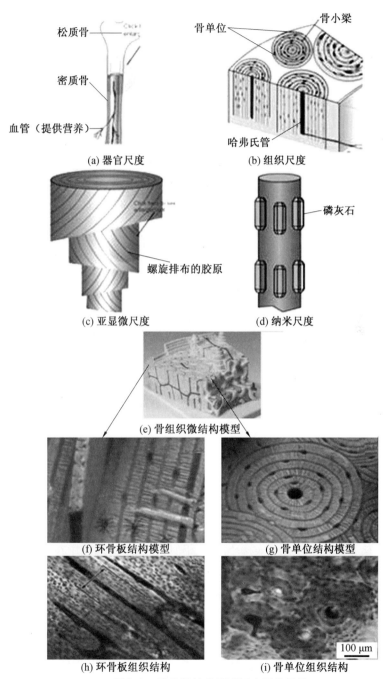

(a) 器官尺度

(b) 组织尺度

(c) 亚显微尺度

(d) 纳米尺度

(e) 骨组织微结构模型

(f) 环骨板结构模型

(g) 骨单位结构模型

(h) 环骨板组织结构

(i) 骨单位组织结构

图 2.1 骨组织的多尺度同心层状结构

（1）宏观结构（器官尺度）：松质骨和密质骨；（2）微观结构（组织尺度，10~500 μm）：哈弗氏系统，骨单位，骨小梁；（3）亚显微结构（1~10 μm）：板层骨；（4）纳米尺度（从几百纳米到 1 μm）：纳米羟基磷灰石与胶原纤维有序组装；（5）亚纳米尺度（低于几百纳米）：组成元素的分子结构，例如矿物质、胶原和非胶原有机蛋白质。这种多级尺度有序结构的组分不规则，但却是最佳的排列和取向，使得骨材料具有异质性和各向异性。

长约 200 nm、直径为 2~3 nm 的胶原蛋白自组装成纤维结构，然后进一步聚合成直径约为 500 nm 的纤维[8]。胶原分子在纤维中的这种规则堆叠方式在骨中会产生小的空隙，空隙被由矿物组成的呈板状的纳米晶体（长为 10~20 nm，宽为 2~3 nm）所占据，且晶体 c 轴平行于胶原纤维，这种矿物和合成矿物羟基磷灰石（$Ca_{10}(PO_4)_6(OH)_2$）很类似[7]，结晶度为 33%~37%。在湿骨中 I 型胶原的质量分数为 25%，羟基磷灰石的质量分数为 65%，水的质量分数为 10%。

同心层状在骨组织的多尺度结构中是最具代表性的（图 2.1（b））。环骨板由系列同心圆构成，层数为 10~40，直径为 2 mm~2 cm，厚度为 30~60 μm，并环绕骨干表面。骨单位由 3~20 层同心圆排列而成，直径为 105~300 μm，厚度为 20~55 μm。

2.3　壳聚糖仿骨材料

壳聚糖（chitosan，CS）是一种天然的高分子聚合物，分子具有独特的氨基基团，是从甲壳类动物（如虾、蟹等）的壳中提取甲壳素之后再通过强碱水解或酶解后脱去部分乙酰基的产物，有 pH 响应性及活泼的化学反应活性[9]。由于壳聚糖具有低成本（价格仅为胶原的 0.04%~1.8%）、优异的生物相容性、细胞亲和性、生物可降解性和生物活性等特点，特别是壳聚糖分子结构与细胞外基质中氨基葡聚糖相似，它被广泛地应用在组织工程支架、药物释放载体和功能性医用敷料等生物医学领域[10, 11]。

壳聚糖仿骨材料，要支持骨缺损组织，并且诱导骨组织再生性[12]，所以其应具有良好的生物相容性、良好的生物降解性、适宜的降解速率、良好的结构相容性、良好的表面相容性和一定的骨诱导性，即不但要满足生物医用材料的一般要求，还应利于细胞的黏附、生长、增殖，诱导骨再生，利于养分传输和代谢产物的排放，机械强度和可塑性能与所植入的组织的要求相匹配[13, 14]。

2.3.1 壳聚糖/磷灰石复合材料

壳聚糖/无机物复合材料是比较热点的材料。大部分是基于磷酸盐，如羟基磷灰石（磷灰石）或 β-磷酸三钙（β-TCP），磷酸钙能够加固基质并具有骨传导性，而壳聚糖能提供生物可降解性和弹性[15, 16]。将壳聚糖与磷灰石复合，用作骨组织工程支架是目前生物医用材料领域的研究热点之一。

刘爱红等[17]采用粒子沥滤法制备的羧甲基壳聚糖/磷灰石多孔复合材料具有很高的孔隙率（接近 75%），与此同时抗压强度能达到 21 MPa[18]，显著高于单纯壳聚糖材料，可以满足骨组织工程支架材料的要求。Li 等[3]采用简易、高效的一步矿化法在壳聚糖多孔基体上获得了纳米尺度的羟基磷灰石晶体层，其中是采用水-乙醇的混合溶剂来控制矿物的生长。矿化之后支架保持着预先可控的层级堆垛结构（图 2.2）。

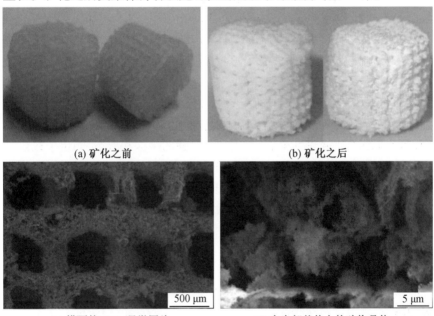

(a) 矿化之前   (b) 矿化之后

(c) 横面的ESEM显微图片   (d) 在内部基体上的矿物晶体

图 2.2　堆垛状壳聚糖支架形态

为了满足设计一种可注射支架和具有复杂三维结构的再生骨，Huang 等[1]用纳米羟基磷灰石、胶原与壳聚糖合成了一种仿生的且可注射的水凝胶支架。这种壳聚糖/纳米磷灰石/胶原溶液在体温下快速形成稳定的凝胶，在组成和微观结构上均显示了一些自然骨的特征。

李保强等[19]用原位沉析法制备了具备层状结构的壳聚糖/磷灰石复合材料,弯曲强度高达 86 MPa,比松质骨的弯曲强度高 34 倍,相当于致密骨的 1/2,有望用于可承重部位的组织修复材料。通过化学改性获得了 β 型壳聚糖,并采用原位共沉淀技术制备了 β 型壳聚糖-纳米羟基磷灰石复合材料[20],与纯的人工羟基磷灰石相比,这种复合材料克服了物理化学性能及力学性能差的问题。Hu 等[2]用新型简单的原位混合法制备的透明、淡黄色的壳聚糖/羟基磷灰石纳米复合材料在骨折内固定材料上具有潜在的应用。

2.3.2　负载药物的壳聚糖仿骨材料

壳聚糖本身具有一定的生理活性[21],并且有丰富的功能基团和多糖链、良好的生物黏附性以及对细胞间 F 肌动蛋白功能的影响作用,均使壳聚糖作为药物载体成为国内外学者研究的一个热点[22-25]。

为了缓解术后感染,采用仿生合成法在 NiTi 合金上制备了载药的磷灰石涂层以及壳聚糖/磷灰石涂层[26]。结果表明,用 5 倍的模拟体液(SBF)可矿化生成呈片状的多孔磷灰石涂层,载药的壳聚糖/磷灰石复合材料具有更好的药物缓慢释放效果,其中壳聚糖的引入有效地控制了药物释放的速率。莫名月等[27]进行壳聚糖负载利福平微囊的制备及其性能研究,以利福平为模型药物,用溶剂挥发乳化分散交联法,以戊二醛为交联剂,制备了利福平壳聚糖微囊,并表征了微囊的结构和形态,测定了载药量和包封率,考察了微囊的体外释药性能,其目的主要用于治疗肺结核、脑膜炎、真菌感染等疾病。Pandey 等[28]进行同时负载 3 种抗结核药物的壳聚糖/海藻酸钠微球的研究,将异烟肼、利福平和吡嗪酰胺的甲醇水溶液加入海藻酸钠溶液中,逐滴加入壳聚糖,制得载药微球,用于口服治疗肺结核,并表征了微球的质量和直径以及药物在体外和豚鼠体内的释放情况。Gupta 等[29]进行了壳聚糖微球负载异烟肼的研究,以戊二醛为交联剂制备了壳聚糖微球,将其放入 pH=5 的异烟肼与 PBS 缓冲液的混合溶液中进行物理吸附,制得了载药微球,并表征了载药微球的直径、溶胀度和载药率以及在缓冲液中的药物释放情况,还研究了壳聚糖的相对分子质量和脱乙酰度对药物释放的影响。与以上方法不同,Wu 等[30]采用 3D 打印技术制备了具有 4 层的同心层状左旋聚乳酸(PDLLA)多重药物载体,两种药物按照异烟肼→利福平→异烟肼→利福平的分布顺序均匀分散在对应的 4 层中,并研究了其体外体内释放行为(图 2.3)。

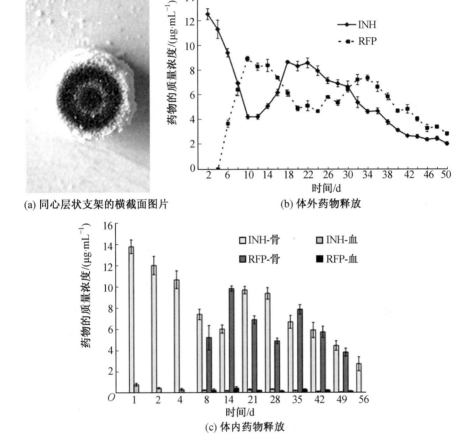

(a) 同心层状支架的横截面图片　　　　(b) 体外药物释放

(c) 体内药物释放

图 2.3　同心层状支架的横截面图片及其体外与体内药物释放

2.3.3　负载蛋白质的壳聚糖仿骨材料

实现对生长因子局部瞬时释放是得到最佳临床疗效的关键,为了获得对一种新型骨诱导生长因子的持续释放,在三聚磷酸钠溶液中采用离子交联法制备了负载合成寡肽的壳聚糖微球,用负载牛血清蛋白(BSA)的微球作为对比组。微球的直径均为 10 ~ 60 μm。负载率均能超过 80%,负载率受初始蛋白质浓度的影响。微球对两种蛋白质的释放均能超过 7 d,寡肽的释放速率比 BSA 更慢一些。

Yilgor 等[31]制造了一种负载生长因子传输系统的 3D 支架并实现生长因子依次释放。3D 纤维网状支架是采用湿纺技术制备壳聚糖和壳聚糖/聚氧化乙烯(PEO)纤维。聚乳酸-羟基乙酸纳米胶囊负载 BMP-2,PHBV

纳米胶囊负载 BMP-7,使得 BMP-2 早期释放和 BMP-7 长效释放成为可能。将纳米胶囊吸附在纤维支架的表面上能够阻止突释现象,但在 25 d 内不影响总释放量。将纳米胶囊吸附在支架内部则显示了更慢的释放速率。

综上所述,目前对仿骨壳聚糖材料的研究大多集中在组成仿生上,壳聚糖/羟基磷灰石复合材料是最典型的例子,所制备的材料大多结构无序,不能与具有复杂多尺度结构的自然骨相匹配,不能满足结构相容性。此外,对载药仿骨壳聚糖的研究主要集中在壳聚糖微球上,药物释放时间从数小时到数天不等,相对短暂,不能在术后达到有效治疗时间。因此亟须研究在结构和组成上均能仿骨且能实现对药物长效释放的壳聚糖仿骨材料。

2.4　水凝胶仿骨结构材料的制备方法

具有有序定向排列结构(包括宏观结构、微观结构和纳米结构)的材料在诸多领域存在广泛应用[32],如组织工程、药物传输体系、微流体、分子过滤和纳米线[33-36]。材料科学与生物医学的交叉是近年来迅速发展且具有重要应用前景的材料科学前沿。数年来,高分子水凝胶在药物释放载体、骨组织工程支架、细胞外基质和创伤敷料等方面显示出巨大的应用前景[37]。

水凝胶是一种高分子网络体系,性质柔软,吸水质量可以是自身的 10% 到几千倍,并且自身不溶于水仍能保持其形状。由于它们能极好地模仿体内的状态并具有良好的亲水性和生物相容性,水凝胶作为组织工程支架被广泛用作三维细胞和组织培养环境中[38]。此外,水凝胶与生物矿物的复合材料被用作组织修复或替代材料。然而结构上的无序使材料性能受到极大限制,如由无序结构的水凝胶制备的多孔支架,其微孔为各向同性无序分布,不仅无法引导细胞的取向生长,力学性能也很难达到要求,各向同性的水凝胶制备的药物载体只能均匀释放。因此,许多国内外学者都致力于构建有序结构的水凝胶,希望可以获得与宿主组织更相容,更有利于引导细胞取向生长或对药物能够进行控释缓释的各向异性结构[39, 40]。

近年来,定向冷冻、层层自组装、交替浸泡凝胶、反应扩散、多步中断凝胶等多种制备方法相继问世。许多学者制备了具有层状结构的水凝胶仿骨材料,初步实现了水凝胶的结构有序化,并对其特征做了研究,如层厚、层数、层间隙、孔径或通道的尺寸和取向、力学性能和形状(柱状、管状、星状、球状等）等。层状结构和间隙可以用来存储细胞或药物,因此在组织工程、药物传输以及催化分离等方面有非常好的应用前景,这是块体水凝胶所无法比拟的。

2.4.1　叠层法

叠层法是在一定温度和压力下进行加工层层叠加的聚合物膜。王迎军等[41]采用叠层法制备了层状水凝胶仿生软骨材料(图2.4),上、下两层分别为PVP-PVA复合水凝胶和PVP-BG复合水凝胶。Dhanasingh 等[42]使用预聚物异氰酸盐交联未修饰的透明质酸形成稳定的水凝胶薄膜,将已形成的水凝胶芯逐次在前驱体溶液中浸泡,通过共价键连接便可形成多层膜(图2.5)。

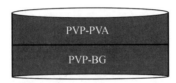

图2.4　叠层法制备的两层复合水凝胶示意图

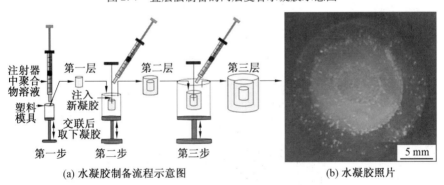

(a) 水凝胶制备流程示意图　　　　　　(b) 水凝胶照片

图2.5　水凝胶制备流程示意图及水凝胶照片

2.4.2　层层自组装法

层层自组装（Layer-by-Layer, LBL)法是利用带电基板在相反电荷中的交替沉积制备聚电解质自组装多层膜。经过10多年的发展,LBL法适用的原料已由最初经典聚电解质扩展到聚合物聚电解质、无机带电纳米粒子(如MMT、CNT、胶体)等。LBL法适用介质由水扩展到有机溶剂及离子液体。驱动力由静电力扩展到氢键、卤原子、配位键,甚至化学键。Dai等[43]以钙离子作为交联剂与海藻酸钠反应,采用层层自组装法制备了层数分别为 5,10,25 的洋葱状多层膜水凝胶,交联完全时没有层间隙,交联不完全时具有层间隙。膜厚在为 0.2 ~ 0.45 mm。此外,利用杆状水凝胶做模板构建了管状多层膜水凝胶(图 2.6),可用来模仿血管。Duan 等[44]采用层层自组装法以琼脂糖胶(直径约为 2 mm)为模板在交联剂溶液(戊二醛、对苯二甲醛或环氧氯丙烷)及壳聚糖醋酸水溶液中反复浸渍,利用交联剂与壳聚糖的交联反应生成具有 4 层膜的类似洋葱结构的壳聚糖多层水凝胶。用不同形状的模具铸入热的琼脂糖/壳聚糖混合溶液,冷却后便可获得各种形状的模板,进而可以获得任意形状的多层膜水凝胶,获得了柱状、球状和星状的壳聚糖水凝胶。然后,将模板在戊二醛溶液/壳聚糖乙酸溶液中交替浸渍获得多层水凝胶。戊二醛浓度越高、浸渍时间越长,水凝胶的层越厚。层厚为 100 ~ 600 μm。该"洋葱"型壳聚糖水凝胶的每层均是大孔的网络结构。虽然这个体系可以调控层厚,但戊二醛有毒,限制了在生物材料上的应用。

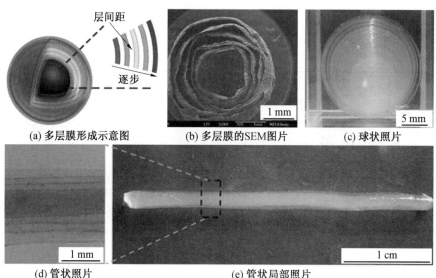

(a) 多层膜形成示意图　　(b) 多层膜的SEM图片　　(c) 球状照片

(d) 管状照片　　　　(e) 管状局部照片

图 2.6　层状结构水凝胶结构示意图及多种形状层状结构水凝胶的照片

2.4.3　定向冷冻法

定向冷冻技术被应用于水凝胶的制备。鉴于生物材料对各向异性结构的要求,将定向冷冻技术应用在制备有序层状结构水凝胶上。定向冷冻的试验装置由一个绝热模具带一个导热端和一个绝热端组成。将溶液或胶体分散系倒入模具中,将底部的导热端放入低温环境,顶端的绝热端处于室温或相对高的温度环境,沿模具的轴向方向就会产生一个温度梯度。冷冻过程中,体系中的溶剂在温度梯度驱动下产生定向结晶,同时聚合物形成凝胶。冷冻干燥过程逐渐去除溶剂而只留下聚合物,形状被固定,因此得到结构规整的水凝胶[45](图2.7)。溶剂既可以是水[46],也可以是有机溶剂或者是二氧化碳[47]。

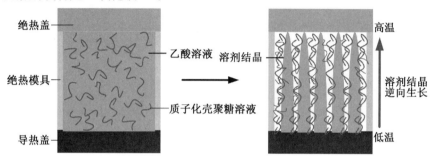

图2.7　定向冷冻示意图

Zhang 等[48, 49]用液氮冷冻 PVA 水溶液体系,获得了结构规整的水凝胶。定向冷冻的方法对于合成独特结构的材料具有广泛的用途,例如,可以用这种方法获得 3D 双轴排列的网络结构。Jana[50] 等利用定向冷冻法制备了具有单向取向孔道结构的三维壳聚糖支架。研究了不同温度梯度(45 ℃, 95 ℃和205 ℃)对孔径尺寸(10 ~ 500 μm)的影响,结果表明,孔道呈管状并沿轴向排列,轴向和横向的压缩模量差别很大,显示比较强的各向异性(图2.8)。

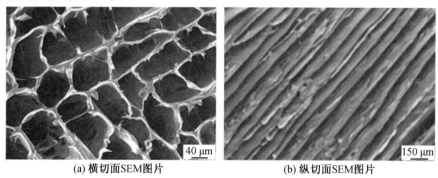

(a) 横切面SEM图片　　　　　(b) 纵切面SEM图片

图2.8　各向异性结构壳聚糖支架的 SEM 图片

Pham[51]采用低温成型的方法制备了微观结构、宏观结构均可控的壳聚糖支架。首先用三维设计软件设计出想要的宏观形状和特征,用计算机软件控制溶液流入低温腔时的流量与流速,沿着特定的沉积方向形成特定厚度的膜层,溶液进入低温腔以后沿着沉路径迅速冻结形成固体层,通过移动路径坐标轴,支架被一层层地构建出来。将得到的 3D 支架移出低温腔进行冻干,溶剂被抽去,形成了多孔的多层壳聚糖支架(图 2.9)。

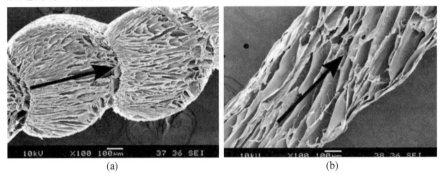

(a)　　　　　　　　　　　　　(b)

图 2.9　多孔的多层壳聚糖支架的 SEM 图片

2.4.4　反应扩散法

Klajn 等[52]描述了一种基于反应扩散现象的实验方法,称为湿印章法,这种方法允许在一个基板上同时对多种彩色的化学物质进行微图案化。两种或两种以上的无机盐水溶液从带有浮凸图案的琼脂糖印章上输送到干燥、离子掺杂的凝胶薄膜。一旦共形接触,这些盐扩散到凝胶,反应生成深颜色的沉淀。不同的扩散系数导致了颜色的分离(图 2.10)。

2.4.5　多步中断凝胶法

Ladet 等[53]在 *Nature* 上报道了类洋葱状多层膜水凝胶的构建。将壳聚糖或海藻酸盐以粉末的形式分散到水中,向壳聚糖溶液中加一定量的盐酸使其中的氨基完全质子化,完全溶解之后,加入相同质量的丙二醇(质量分数为 50%),在室温下搅拌一定时间后将溶液在 55 ℃下蒸发 60 h 获得醇凝胶。用 NaOH 溶液中和壳聚糖醇凝胶,并在水中周期性地清洗,改变 OH⁻的扩散速度,最终构建的水凝胶具有类洋葱同心层状结构,层与层之间并不粘连且相互独立。层厚随 NaOH 溶液浓度增大而增加,在 0.25 ~ 2 mol/L 的浓度范围内可获得 0.5 ~1 mm 的层厚。此外,他们对微观机理、凝胶化过程的定性分析为层状水凝胶形成机理的研究奠定了基础,但并没有对凝胶结构的可调控性和可设计性进行进一步研究。

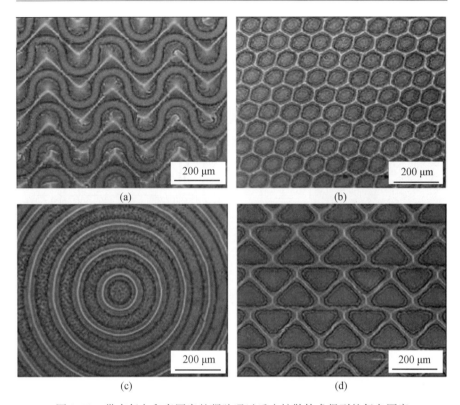

图 2.10 带有复杂印章图案的凝胶通过反应扩散技术得到的复杂图案

2.4.6 交替浸泡凝胶法

Li 等[54]采用交替浸泡凝胶法制备了同心层状壳聚糖水凝胶,并分析了其层状结构的时空规律,发现其属于三维 Liesegang Rings 结构,并采用仿生矿化的方法制备了层状壳聚糖/磷灰石复合支架用作药物释放。Kizilel等[55]采用顺序光聚合方法在曙红修饰的玻璃或者硅片表面制备了PEG 多层膜水凝胶(图 2.11)。

Johnson 等[56]采用界面反应技术构建了一种没有层间隙的多层聚乙二醇水凝胶(图 2.12),通过改变浸泡时间可获得 $150 \sim 650 \ \mu m$ 的层厚。

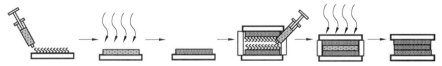

图 2.11 PEG 多层膜水凝胶制备流程示意图

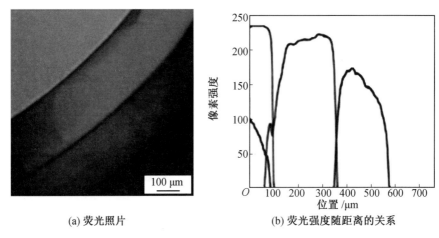

(a) 荧光照片　　　　　　　　(b) 荧光强度随距离的关系

图 2.12　层状水凝胶的形貌

Wu 等[30]采用 3D 打印技术制备了具有同心层状柱状结构的消旋聚乳酸。采用了一种可同时光聚合的生物打印系统打印了 3D 软骨组织,将聚乙二醇二甲基丙烯酸和人的软骨细胞一并打印之后层层组装来修复骨软骨缺陷(图 2.13)。

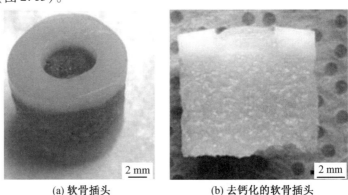

(a) 软骨插头　　　　　　　　(b) 去钙化的软骨插头

图 2.13　3D 打印软骨组织工程支架

有序结构(宏观结构、微观结构)或取向结构的仿骨材料已经成为研究的热点,但这方面的研究目前还处在一个起步阶段,仅仅获得了简单的有序结构,而无法调控且不能按需设计,因此不能真实地模仿自然骨结构,并且各种制备方法存在一些问题使其应用有很大局限性,构建层状结构方法与存在的问题见表 2.1。

表 2.1   构建层状结构方法与存在的问题

制备方法	特点	存在的问题
层层自组装法	应用范围宽	需要复杂的预处理,必须让基底带电;受重力影响最大,层数很有限,可设计性差
叠层法	简单易行,层数可控	层与层之间的界面不明显,没有层间距,层厚控制不理想,可设计性差
多步中断凝胶法	层与层之间没有粘连	所形成的孔径比较小,难调控
定向冷冻法	简单易行	取向单一,可调控的幅度不大

2.5   可控层状壳聚糖水凝胶的构建方法

为了更加真实地模拟环骨板结构,寻找可以按需求设计或调控壳聚糖/磷灰石仿骨材料(CS/AP)的方法,我们探讨了函数化浓度波对壳聚糖仿骨材料同心层状结构的调控规律与形层机制。在壳聚糖/NaOH 体系中,虽然浓度梯度可构建同心层状结构,然而该浓度梯度变化强烈依赖于反应体系而无法控制,因此这种新颖同心层状结构参数是无法人为设计或按需调控。故基于反应扩散,采用系列函数化 NaOH 浓度波程序化设计、调控壳聚糖骨材料的同心层状结构参数,阐明浓度波对结构参数(层数、层厚和层排布)的调控规律,并且利用这一规律研究壳聚糖对合成生物矿物的调控作用。与此同时,基于原位合成构建生物矿物含量可控的壳聚糖/磷灰石仿骨材料,最终获得仿环骨板结构和仿松质骨的壳聚糖/磷灰石骨材料,并研究其药物释放行为。

(1)基于函数化浓度波程序化设计仿环骨板结构壳聚糖骨材料。

设计函数化 NaOH 浓度波,依据波形制备层状壳聚糖,研究时间、振幅等因素对层结构参数(层数、层厚、层排布)的影响,分析层状结构的定量规律,研究设计的精确度,采用数值模拟法研究壳聚糖骨材料的形层机理,并将其可视化。

以层状壳聚糖为模板原位合成分布不同的矿物,分析相邻层内所生成矿物的区别,研究壳聚糖模板对矿物生成及分布的调控作用。

(2)仿松质骨结构壳聚糖/磷灰石骨材料。

制备不同 AP 含量的壳聚糖/AP 复合微球,研究液氮处理工艺对微球表面形貌的影响,基于微球组装构建仿松质骨结构壳聚糖/磷灰石骨材料。

(3) 仿环骨板载药壳聚糖骨材料的体外药物释放行为。

层层装配载药壳聚糖仿环骨板材料,研究不同层状结构对药物负载率及体外释放行为的影响;"过紧密"组装负载双模型药物的壳聚糖仿环骨板材料,并研究其体外药物释放行为。

2.6　仿环骨板结构壳聚糖骨材料的程序化设计

本节设计了系列函数化浓度波,依照波形构建的所有同心层状壳聚糖水凝胶皆为仿环骨板结构的壳聚糖骨材料,研究函数化浓度波对其同心层状结构参数的调控规律,并分析形层的机制。依据调控规律进一步设计了系列需求厚度以研究其可设计的精准度。为加大调控范围和可设计精细度,引入了磷酸二氢钠,探索了弱酸处理对壳聚糖水凝胶的影响。同时也初步研究了层状壳聚糖模板对矿物原位合成的调控作用。

将质子化壳聚糖溶液缓慢注入壳聚糖模具里,在 NaOH 溶液和水中依次交替浸泡,交替时间间隔为 10 min,然后放在 NaOH 溶液中使其完全凝胶后切成长为 2 cm 的圆柱,将其逐层部分抽出(图 2.14)。这表明交替浸泡过程中在 NaOH 溶液和水中分别形成了独立的层。本章对函数化浓度波形的设计是建立在壳聚糖溶液在 NaOH/水体系中交替浸泡时交替一次形成一层的基础上。

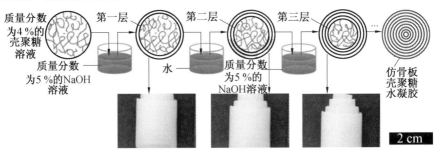

图 2.14　层状壳聚糖水凝胶构建流程示意图

壳聚糖水凝胶的同心层状结构如图 2.15 所示。可见,层与层之间有较大间隙,每层中的壳聚糖大分子沿凝胶棒径向取向,整齐有序地排列,形成辐条状的有序结构,这主要与壳聚糖水凝胶形成时 OH$^-$ 与 CS—NH$_3^+$ 形成的静电场有关。进一步分析其层间结构发现,其层间为蜂窝状的通孔结构,层间隙及多孔结构有利于细胞的黏附与增殖的壳聚糖水凝胶,并且该结构有利于调控无机相粒子的组装,是层状壳聚糖水凝胶作为模板制备复杂微结构复合材料的基础。

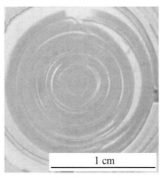

(a) 宏观结构数码照片

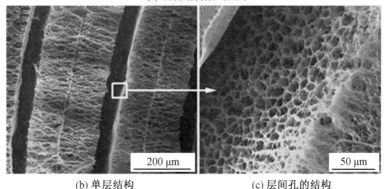

(b) 单层结构   (c) 层间孔的结构

图 2.15 壳聚糖水凝胶的同心层状结构

2.6.1 基于函数浓度波程序化设计与构建仿环骨板结构壳聚糖

所设计的交替浸泡工艺(浓度波形)如图 2.16 所示。利用交替浸泡反应扩散法构建不同层状排列结构的壳聚糖水凝胶,对其层状结构的设计目标主要是实现对层数、层厚及层排布的准确调控,其设计理念是通过不同的 OH^- 浓度波形(均匀正脉冲、非均匀正脉冲、衰减正脉冲、上升锯齿波、下降锯齿波和三角锯齿波)间接来体现。通过设计不同的波形产生不同的 OH^- 浓度梯度变化,以此来研究时间、振幅、变化的方向性(正、负)对层结构参数(层数、层厚、层排布)的影响。

(1)均匀正脉冲浓度波。

我们设计了均匀正脉冲浓度波,如图 2.17(a)所示,波形显示了随反应时间的变化所采用的 NaOH 溶液浓度,NaOH 溶液为质子化壳聚糖的反

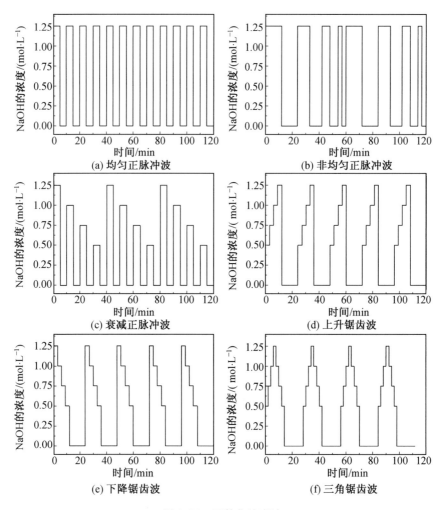

图 2.16　函数化浓度波

应溶液。

　　设计的理念是在 NaOH 溶液和水中为封闭循环交替（即在水中的时间不少于在 NaOH 溶液中的时间），依据波形将壳聚糖溶液在 NaOH 溶液和水中等时间交替浸泡 5 min，总反应时间为 2 h，共 12 个周期。图 2.17（c）水凝胶的光学显微镜照片和在目镜视野下的数码照片，可以清晰地看到试样具有同心层状结构，并且层与层之间的界线清晰而平滑，所呈现的层状结构非常完整。采用 Nano Measure 粒径分布计算软件对水凝胶逐层测量，获得水凝胶层厚分布的柱状图（图 2.17（b））。结果表明，所制水凝胶为 24 层，平均层厚为（215.57±72.06）μm，每个层厚的标准偏差较小，说明每层不同部位的厚度比较均匀,从图2.17(b)可以看出凝胶的外层和内层厚度均匀性较差,有偏厚的现象,导致平均层厚的偏差比较大,而靠近试样中间部位的层厚比较均匀,且相同时间条件下壳聚糖水凝胶分别在NaOH溶液和水中形成的层厚相等,这是由制备工艺缺陷导致的,模具制备完成后有部分NaOH残留在凝胶中,当注入壳聚糖溶液后进行反应扩散过程中残留的OH⁻对外层的层厚产生影响。接近芯部时,给定同样的浸泡时间,芯部距离表面处较远,对于表面处溶液环境的变化影响有所迟滞,所以有变厚的趋势。第一层外缘处为反应起始位置,记作0,根据统计的层厚由外及里逐层计算每层的坐标,记第 n 层的坐标为 X_n。

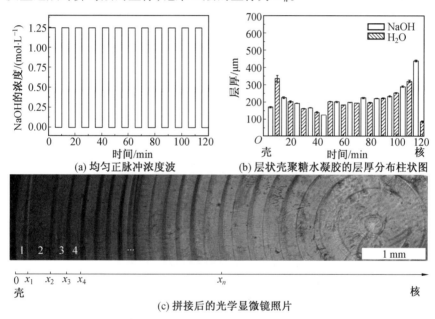

(a) 均匀正脉冲浓度波   (b) 层状壳聚糖水凝胶的层厚分布柱状图

(c) 拼接后的光学显微镜照片

图2.17 根据均匀正脉冲浓度波构建的壳聚糖水凝胶

(2)非均匀正脉冲浓度波。

为了研究反应时间波对层厚的可调控设计性,设计了非均匀正脉冲浓度波(图2.18(a)),即设计呈倍比关系的浸泡时间长度,且为了减弱残留氢氧根离子的影响,采用封闭性循环交替浸泡。所设计的壳聚糖溶液在NaOH溶液/水体系中交替浸泡的时间规律为12 min∶12 min∶9 min∶9 min∶6 min∶6 min∶3 min∶3 min(一个周期),总反应时间为2 h,共2个周期。

图2.18(c)为水凝胶的光学显微镜照片,且显示的为第二个周期完整

的图像,由于切样的原因没有获得第一个周期部分的清晰图片,只是在目镜视野下统计了其层数,层厚无法获得。从图2.18(c)中可以看出,此水凝胶为层结构清晰的同心结构,周期范围内从外及内层厚递减(每两层)。凝胶层厚分布的柱状图如图2.18(b)所示。结果表明,水凝胶的层数为16层。归一化之后平均层厚的比例为4.1:3.8:2.5:2.5:2.0:1.9:1.0:1.0,除了第三层和第四层,其余都比较接近预期的层厚比例且标准偏差均较小,说明每层厚度非常均匀。

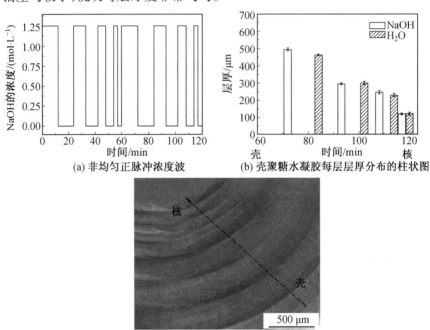

(a) 非均匀正脉冲浓度波　　　(b) 壳聚糖水凝胶每层层厚分布的柱状图

(c) 光学显微镜照片

图 2.18　根据非均匀正脉冲浓度波构建的壳聚糖水凝胶

(3)衰减正脉冲浓度波。

为了研究振幅(即 NaOH 溶液的浓度)对壳聚糖水凝胶层厚的影响,我们设计了衰减正脉冲浓度波图,如图2.19(a)所示。一个周期内涉及4个等差浓度,相邻的浓度之间同样用等时间长度的水作封闭间隔以减少残留氢氧根的影响。在 NaOH 溶液和水中等时间交替浸泡5 min,总反应时间为2 h,共3个周期。图2.19(c)为水凝胶的光学显微镜照片,可以清晰地看到层与层之间平滑的界线,但是,最外面3层明显比内部的膜层厚很多,这同样是因为制备工艺的缺陷对层厚产生的不良影响。其余膜层厚度比较均匀,且留有比较粗的芯部没有分层,采用 Nano Measure 粒径分布计算软件对水凝胶逐层测量,获得水凝胶层厚分布的柱状图(图2.19(b))。结果表明,所制水凝胶为 24 层。把最外 3 层包括在内时,平均层厚为 (211.76±124.35) μm,偏差较大。扣除最外 3 层时,内部均匀处的平均层厚为(170.20± 61.87) μm。

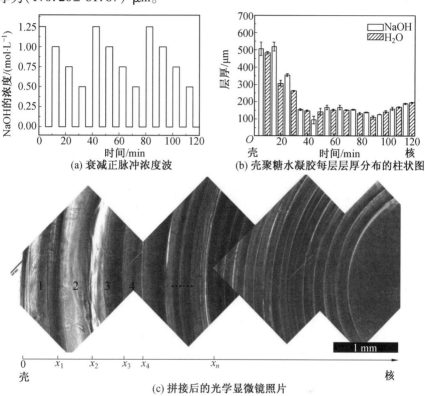

(a) 衰减正脉冲浓度波 (b) 壳聚糖水凝胶每层层厚分布的柱状图

(c) 拼接后的光学显微镜照片

图 2.19　根据衰减正脉冲浓度波构建的壳聚糖水凝胶

(4)上升锯齿浓度波。

　　为了研究非封闭条件下振幅(即 NaOH 溶液的浓度)的连续波动对壳聚糖水凝胶层数及层厚的影响,我们设计了上升锯齿浓度波(图2.20(a)),一个周期内涉及 4 个等差浓度(逐渐升高),相邻的浓度之间没有水做封闭,在最高 NaOH 浓度浸泡之后采用一个等长时间的水作为周期间的封闭。在 4 种等差浓度的 NaOH 溶液中分别交替浸泡 3 min,然后在水中浸泡 12 min 以达到周期间封闭的效果,总反应时间为 2 h,共 5 个周期。图2.20(c)为水凝胶的光学显微镜照片,可以看到获得了 4 层薄 1 层厚的结构(图2.20(d)),并且连续 4 个周期均如此,结构均匀。统计获得水凝胶层厚分布的柱状图(图2.20(b))。结果表明,所制水凝胶 4 个周期的层数为 20 层,连续在 4 种等差浓度的 NaOH 溶液中交替浸泡时亦符合交替一次形成一层的规律,且 4 个膜层的厚度很均匀,平均为(74.62±23.94)μm,在水中形成的膜层平均厚度为(347.42±126.30)μm,后者与前者的比值为 4.6。

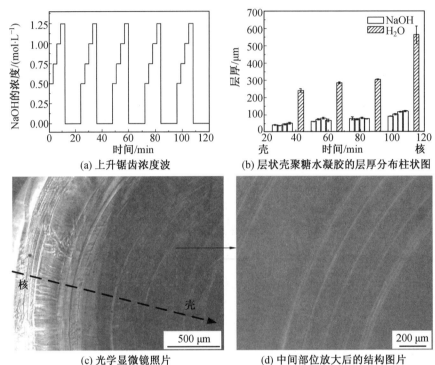

(a) 上升锯齿浓度波　　　(b) 层状壳聚糖水凝胶的层厚分布柱状图

(c) 光学显微镜照片　　　(d) 中间部位放大后的结构图片

图 2.20　根据上升锯齿浓度波构建的壳聚糖水凝胶

(5)下降锯齿浓度波。

为了进一步研究非封闭条件下振幅(即 NaOH 溶液的浓度)的连续波动对壳聚糖水凝胶层数及层厚的影响,我们设计了下降锯齿浓度波(图 2.21(a)),同样是一个周期内涉及 4 个等差浓度(逐渐下降),相邻的浓度之间没有水做 NaOH 扩散的封闭,在最低 NaOH 浓度浸泡之后采用一个等长时间的水作为周期间的封闭。在 4 种等差浓度的 NaOH 溶液中分别交替浸泡 3 min,然后在水中浸泡 12 min 以达到封闭的效果,总反应时间为 2 h,共 5 个周期。图 2.21(c)为水凝胶的光学显微镜照片,第一个周期内的层处于最外层,由于模具及操作的影响而形成的层比较厚,从第二个周期开始趋于获得 4 层薄 1 层厚的均匀结构并且层厚逐渐趋于稳定。统计获得水凝胶层厚分布的柱状图(图 2.21(b))。结果表明,所制水凝胶 5

个周期的层数为25层,连续在4种逐渐下降的等差浓度的NaOH溶液中交替浸泡时亦符合交替一次形成一层的规律,且4个膜层的厚度很均匀。除去外层误差较大的一个周期,在NaOH溶液中形成的平均膜层为(135.25 ± 35.73) μm,在水中形成的膜层平均厚度为(483.33 ± 57.83) μm,后者与前者的比值为3.6。

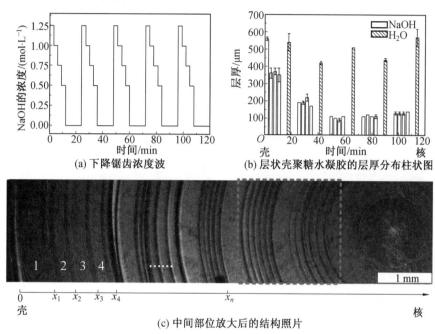

(a) 下降锯齿浓度波　　(b) 层状壳聚糖水凝胶的层厚分布柱状图

(c) 中间部位放大后的结构照片

图 2.21　根据下降锯齿浓度波构建的壳聚糖水凝胶

（6）三角锯齿浓度波。

为了研究非封闭条件下振幅（即NaOH溶液的浓度）的连续波动（连续上升和下降）对壳聚糖水凝胶层数及层厚的影响,我们设计了三角锯齿浓度波（图2.22(a)）,即在同一周期内复合了上升锯齿浓度波和下降锯齿浓度波,同样是一个周期内涉及4个等差浓度（逐渐上升之后再逐渐下降）,相邻的浓度之间没有水做封闭,在最低NaOH浓度浸泡之后采用一个等长时间的水作为周期间的封闭。在等差浓度的NaOH溶液中分别交替浸泡2 min,然后在水中浸泡14 min以达到封闭的效果,总反应时间112 min,共4个周期。图2.22(b)为壳聚糖水凝胶数码照片,图2.22(c)和(d)为放大后水凝胶的同心层状结构,图中显示4个完整的同心层状,和上述同样原因,第一个周期内的层处于最外层,形成比较厚的层;从第二个周期开始即为连续多个薄层、一个厚层的结构,并且由于每次交替浸泡时间太短(只有 2 min)而产生更薄的层,多个薄层堆叠在一起,层与层之间的界线变得混乱,但仍能判断符合交替一次形成一层的规律。

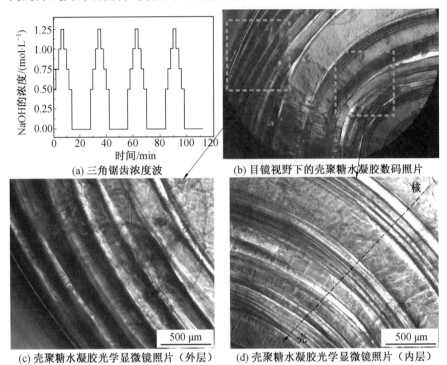

(a) 三角锯齿浓度波　　　　　(b) 目镜视野下的壳聚糖水凝胶数码照片

(c) 壳聚糖水凝胶光学显微镜照片(外层)　　(d) 壳聚糖水凝胶光学显微镜照片(内层)

图 2.22　根据三角锯齿浓度波构建的壳聚糖水凝胶

2.6.2　层状结构形成及可调控机理分析

壳聚糖水凝胶可以让水、离子和小分子自由通过,而大分子不能通过,因此可以起到隔离质子化壳聚糖溶液和 OH^- 的作用,当膜外的 OH^- 浓度大于膜内 OH^- 浓度时,OH^- 向膜内扩散遇到—NH_3^+(质子化壳聚糖分子链)时便发生去质子化反应。Schatz 等[57]发现,pH$\geqslant$6.2 条件下,质子化壳聚糖的—NH_3^+ 与 OH^- 发生中和反应,形成自由的—NH_2,壳聚糖分子链聚集形成胶体颗粒,凝胶为其宏观表现。

由不同浓度波构建的同心层状结构水凝胶可知,无论是 NaOH/水交替体系,还是不同 NaOH 溶液浓度交替体系均确证了交替一次出现一层的规律。这说明膜外 OH^- 的浓度变化所导致的宏观结果表现为水凝胶形层,即只要膜外 OH^- 浓度发生变化(或升高,或下降)均可使凝胶形层。间接说明膜外的 OH⁻ 浓度影响了扩散前沿 OH⁻ 的扩散速率,进而影响去质子化反应的速率,类似于 Liesegang Rings 的过饱和理论[58],去质子化反应发生后只有当已中和壳聚糖的浓度达到一个阈值($C^* \approx 0.1 \sim 0.4$ g/L)[59]时,沉淀才开始析出,形成凝胶,同时体积收缩。也就是说去质子化反应与沉淀反应之间有滞后间隔。

当外界环境不变时,OH⁻ 匀速扩散,去质子化反应均匀而连续,始终与沉淀反应保持不变的滞后间隔,最终形成均匀无层(间隙)的凝胶(图 2.23)。当外界环境产生变化时 OH⁻ 不再匀速扩散,当质子化壳聚糖在 NaOH 溶液中浸泡一段时间后,外缘形成了部分凝胶,转移至水中后,由于 NaOH 浓度瞬间减小,OH⁻ 开始双向扩散,外围未彻底交联的壳聚糖发生进一步的中和,继而沉淀收缩,与内部速度变慢的去质子化反应发生分离,形成独立的一层,内部产生部分去质子化的壳聚糖,当再度转移至 NaOH 溶液中时,OH⁻ 充分扩散,使得在水中形成的去质子化壳聚糖充分沉淀,可称为"成熟化",进而又形成独立的一层。周而复始便形成了同心多层结构。

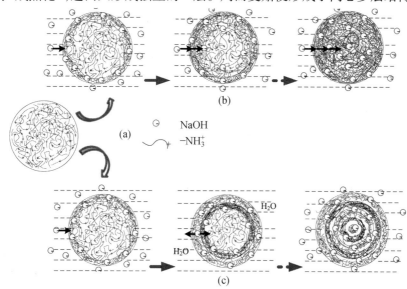

图 2.23 仿环骨板结构壳聚糖水凝胶的形成过程示意图

表 2.2 为按照上述 6 种浓度波形构建的水凝胶的层状结构特征。均匀正脉冲和衰减正脉冲两波形均构建出了等厚同心层状结构,且交替浸泡时间相同,均为 5 min。尽管壳聚糖水凝胶分别在 NaOH 溶液和水中所形成的层厚依然大致相等,但前者的平均厚度(215.57±72.06 μm)却比后者(170.20±61.87 μm)大 45 μm(26%)。说明振幅(NaOH 溶液浓度)对

单独膜层的层厚没有影响,振幅下降会减小整体(即每层)的厚度,此结果进一步说明膜层的厚度在时间一定的条件下不是单独受 NaOH 局部瞬时浓度的影响。这是因为在低浓度下虽然已中和的壳聚糖达到了沉淀阈值进而产生了沉淀,但壳聚糖链上仍存在部分没有被中和的—NH_3^+,随着反应的进行再遇到 OH^- 时,被包裹在沉淀中的—NH_3^+ 被继续中和,伴随相应的体积收缩。也就是说,在低浓度下起初形成的凝胶还要经历一个成熟期,这个阶段遇到更高浓度或者更低浓度的 OH^- 都会改变膜层的厚度直至最终成熟。

表 2.2　6 种浓度波形构建的水凝胶的层状结构特征

函数化浓度波	同心层状结构的特点
均匀正脉冲浓度波	等厚同心层状结构
非均匀正脉冲浓度波	层厚比为 4.1∶3.8∶2.5∶2.5∶2.0∶1.9∶1.0∶1.0 的同心层状结构
衰减正脉冲浓度波	等厚同心层状结构
上升锯齿浓度波	4 个薄层和 1 个厚层为周期的同心层状结构(层厚比:厚层/薄层=4.6)
下降锯齿浓度波	4 个薄层和 1 个厚层为周期的同心层状结构(层厚比:厚层/薄层=3.6)
三角锯齿浓度波	7 个薄层和 1 个厚层为周期的同心层状结构

按非均匀正脉冲浓度波构建的水凝胶所获得的层厚比虽然没有完全等于所设计的时间倍比,但 4.1∶3.8∶2.5∶2.5∶2.0∶1.9∶1.0∶1.0 的层厚比已经非常接近 4∶4∶3∶3∶2∶2∶1∶1 的时间长度倍比,说明厚度与浸泡时间在一定范围内是成正比的,偏离较大的两个层厚可能是由操作误差引起的,手工交替操作缺陷比较大。

由层厚统计数据可以看出,下降锯齿浓度波所产生的层厚(135.25±35.73 μm)远大于上升锯齿浓度波所产生的层厚(74.62±23.94 μm),将近是其两倍,同样是因为沉淀了的壳聚糖链上部分没被中和的—NH_3^+,随着反应的进行再遇到 OH^- 时,继续中和,伴随相应的体积收缩。在上升锯齿浓度波中沉淀的凝胶紧接着就遇到更高浓度的 OH^-,使部分残留的—NH_3^+ 被及时快速的彻底中和,伴随迅速紧密的体积收缩。在下降锯齿浓度波中沉淀的凝胶紧接着就遇到更低浓度的 OH^-,被包裹残留的—NH_3^+ 可能需要更长的时间获得中和,在这个时间内沉淀可能会吸附更多附近的壳聚糖分子,所以比上升锯齿浓度波形成的层更厚一些。

2.6.3 仿环骨板结构壳聚糖层数和层厚的设计精准度

为了评估基于浓度波法设计仿骨壳聚糖水凝胶的层数与层厚的设计准确度,依据同心层状水凝胶的层厚设计了系列浓度波形的交替浸泡工艺浓度波形,如图 2.24 所示。基于层数 N(范围为 15 ~ 105 层)、层厚 D(范围为 20 ~ 500 μm)与反应时间 T(min)之间具有如下关系:

$$N = 120/T\ (R^2 = 0.988),\ D = 32.50T - 7.33\ (R^2 = 0.998)$$

设计了 5 种厚度同心层状结构(50 μm,80 μm,100 μm,130 μm,200 μm)的壳聚糖水凝胶,对应 5 种层数(68,45,36,29,18),所对应的程序交替时

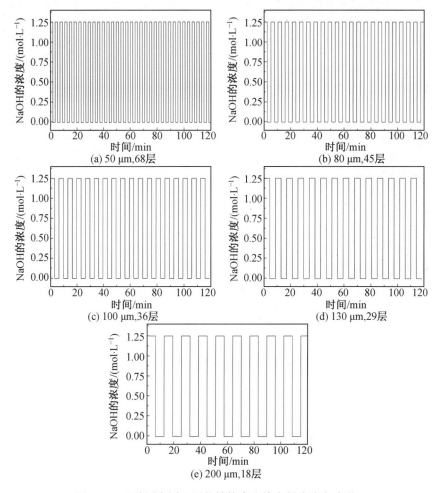

图 2.24 5 种厚度同心层状结构壳聚糖水凝胶浓度波形

间分别为 1 min 46 s,2 min 40 s,3 min 18 s,4 min 14 s,6 min 23 s,以此来
研究层数、层厚可设计的精准度。

　　由图 2.25 可知,所设计的 5 种等厚壳聚糖水凝胶均为同心层状结构,
都有一个核心,且最外几层比较厚,如前所述这是由制备工艺所造成的。
5 种水凝胶除去最外层和芯部外,所得的膜层厚度比较均匀。采用 Nano
Measure 粒径分布计量软件对得到的壳聚糖水凝胶横截面的扫描电子显微

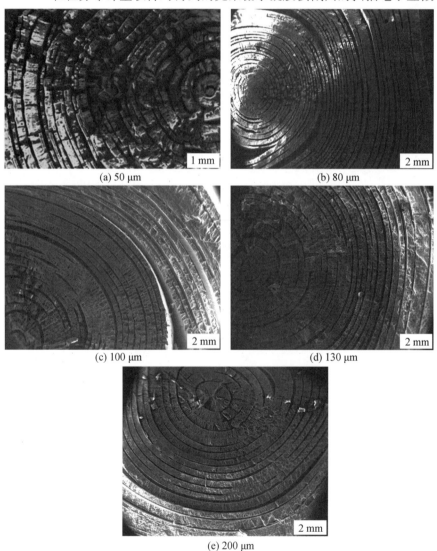

图 2.25　水凝胶的横截面 ESEM 照片

镜照片进行处理,统计每种水凝胶的层数与层厚。图 2.26 所示为设计层厚的等厚层状壳聚糖水凝胶的层厚分布统计图。

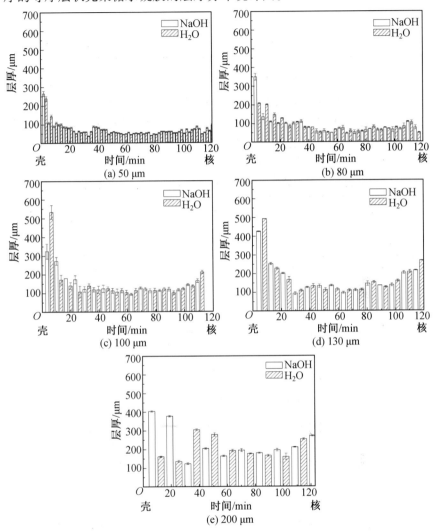

图 2.26 设计层厚的等厚层状壳聚糖水凝胶的层厚分布统计

由图 2.26 可知,5 种壳聚糖水凝胶的实际的层厚都比较均匀,只是最外 3 层比较厚,如上所述较厚层由制备工艺所引起。5 种等厚同心层状壳聚糖水凝胶层数设计的准确度见表 2.3。结果表明,对于壳聚糖水凝胶等厚膜层的层数设计的准确度平均达到了 95%,实际层数和设计层数最多差两层,是由制备工艺的误差造成的。

表 2.3　5 种等厚同心层状壳聚糖水凝胶层数设计的准确度

设计层数	68	45	36	29	18
实际层数	68	44	34	28	16
设计层数准确度/%	100	97.78	94.44	96.55	88.89

　　表 2.4 为 5 种等厚同心层状壳聚糖水凝胶层厚设计的准确度。由表 2.4 可知,壳聚糖水凝胶层厚可设计的准确度有的偏低,层厚准确度平均达到 85%,可以看出是最外偏厚的几层影响了设计的整体准确度。图 2.27 所示为层厚间的显著性差异。由图 2.27 可见,所设计的 5 种层厚间均有显著差异,可设计的最小间隔已达 20 μm。

表 2.4　5 种等厚同心层状壳聚糖水凝胶层厚设计的准确度

设计层厚/μm	50	80	100	130	200
实际层厚/μm	61.44	76.49	127.16	146.26	218.45
设计层厚准确度/%	77.12	95.61	72.84	87.49	90.78

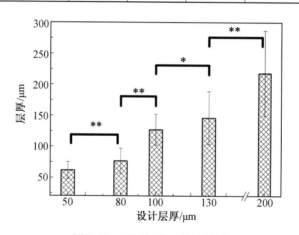

图 2.27　层厚间的显著性差异

* 代表显著差异(0.01<p<0.05); ** 代表极显著差异(p<0.01)

2.6.4　弱酸处理对壳聚糖水凝胶的影响

1. NaH$_2$PO$_4$溶液对壳聚糖水凝胶收缩性能的影响

　　采用 3 种工艺对已完全凝胶的壳聚糖棒材和壳聚糖管材进行酸碱浸泡处理,即长时间酸(NaH$_2$PO$_4$溶液)处理、长时间碱(NaOH 溶液)处理和长时间反复酸碱交替处理。以此来研究弱酸溶液对壳聚糖水凝胶收缩性能的影响。

2. NaH₂PO₄溶液对壳聚糖水凝胶形层的影响

为研究大振幅变化的浓度波对壳聚糖水凝胶形层的影响,在交替浸泡反应过程中引入了弱酸 NaH_2PO_4 溶液,反应体系变得更加复杂,设计了方波、修正正弦波、三角波和锯齿波 4 种波形初步探索弱酸对壳聚糖水凝胶形层的影响。设计的交替浸泡工艺(浓度波形)如图 2.28 所示。

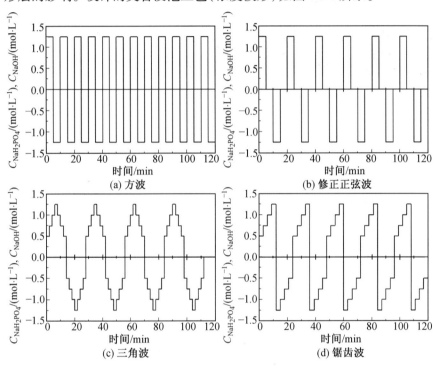

图 2.28　不同浓度振幅的浓度波形

将已洗成中性的等直径系列壳聚糖水凝胶管和圆柱在 NaOH 溶液(1.25 mol/L)中浸泡5 min 后取出,在 NaH_2PO_4(1.25 mol/L)中浸泡 5 min,完成这两次浸泡为一个循环,即 10 min 为一个周期,每过一个周期取出一个管与柱,1 h 后获得如图 2.29(a)和(d)所示管状和柱状壳聚糖水凝胶。由图可知,已经形成的壳聚糖水凝胶经过反复酸碱的浸洗逐渐收缩。图 2.29(b)和(e)为凝胶在 NaOH 溶液 (1.25 mol/L) 中浸泡1 h 后的形貌,图 2.29(c)和(f)为凝胶在 NaH_2PO_4 溶液 (1.25 mol/L)中浸泡1 h 后的形貌。结果说明,对水凝胶进行单独的酸洗或者碱洗对体积都不会产生影响,复合酸洗和碱洗过程可使凝胶产生显著收缩。由图 2.30 可知,6 个循环冲洗过程使管状壳聚糖水凝胶产生了 40% 的收缩,一方面 H^+ 使自由的—NH_2 再度质子化,再次遇到 NaOH 发生去质子化反应产生收缩。另一方面 $H_2PO_4^-$ 和部分自由的—NH_2 产生化学交联也伴随收缩现象。

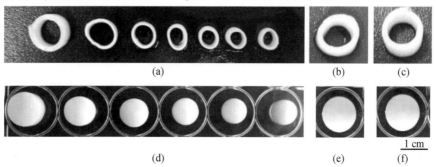

图 2.29 管状与柱状壳聚糖水凝胶

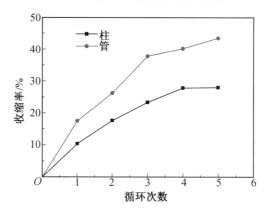

图 2.30 壳聚糖水凝胶管和柱的收缩率

为研究大振幅变化的浓度波对壳聚糖水凝胶形层的影响,在交替浸泡反应过程中引入了弱酸 NaH_2PO_4 溶液,反应体系变得更加复杂,设计了方波浓度波、修正正弦浓度波、三角浓度波和锯齿浓度波 4 种波形,初步探索弱酸对壳聚糖水凝胶形层的影响。

(1) 图 2.31(a) 为方波,在 NaOH 溶液和 NaH_2PO_4 溶液中等时间交替浸泡,交替间隔为 5 min,获得同心层状壳聚糖水凝胶,其同心层状的微观形貌如图 2.31(b) 和 (c) 所示。结果显示,水凝胶层数为 16 层,平均层厚为 259.84 μm,中心有一个较厚的核芯没有形层,与均匀正脉冲浓度波相比,层数减少了 8 层,但又大于 12 层,说明酸的引入减少了层数,但等时间浸泡条件下平均层厚增加了约 45 μm。这是由于在交替浸泡过程中已形成的外层反复经历酸碱的冲洗后体积收缩而使两层紧贴在了一起。

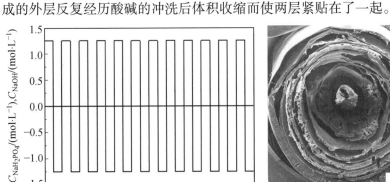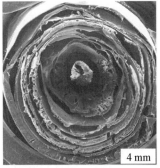

(a) 方波　　　　　　(b) 壳聚糖水凝胶冻干之后的SEM照片

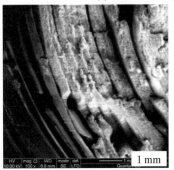

(c) 壳聚糖水凝胶的ESEM照片

图2.31　根据方波构建的壳聚糖水凝胶

（2）设计了修正正弦波（图2.32(a)），每个周期引入两个封闭水以排除 OH^- 的影响,5 min交替浸泡一次,共6个周期,交替24次,结果显示形成了12层,可以分析出凝聚过程中在每个周期的后两次交替浸泡均没有形层,及在酸和酸之后的水中没有形层。

（3）所设计的三角波和锯齿波显示交替频率增加（图2.33和图2.34），三角波所构建的凝胶最外几层发现了一个独立的厚层是由贴合紧密的小层复合而成的。锯齿波所构建的凝胶在内层发现了脉络清晰的均匀排列的小层。NaH_2PO_4 溶液的引入使反应扩散体系变得更加复杂,$NaOH$ 既要与 NaH_2PO_4 发生中和反应,又要扩散与壳聚糖发生去质子化反应,作用机制尚不清楚,但短时间的高频交替出现了均匀的小层,因此有望在设计更精细水凝胶结构的体系中发挥作用。

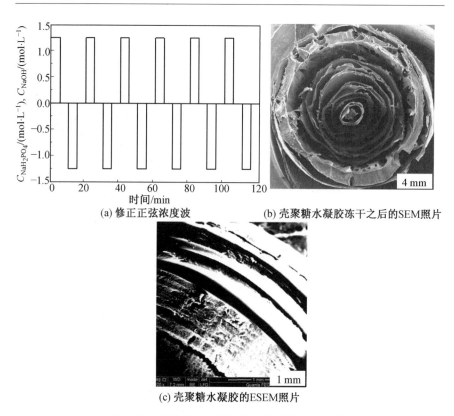

(a) 修正正弦浓度波

(b) 壳聚糖水凝胶冻干之后的SEM照片

(c) 壳聚糖水凝胶的ESEM照片

图 2.32 根据修正正弦波构建的壳聚糖水凝胶

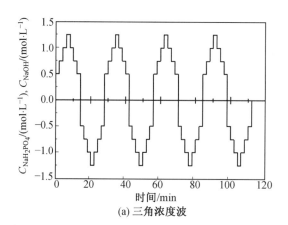

(a) 三角浓度波

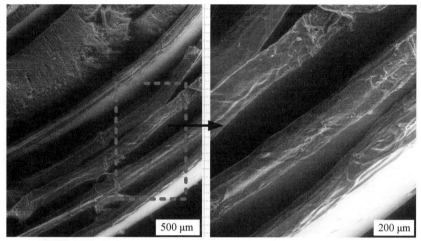

(b) 壳聚糖水凝胶冻干之后的SEM照片　　　　　(c) 环境扫描电镜照片

图2.33　根据三角浓度波构建的壳聚糖水凝胶

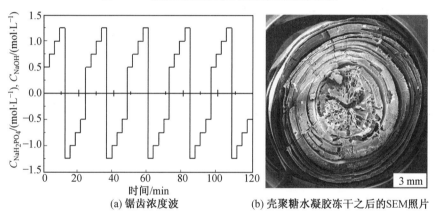

(a) 锯齿浓度波　　　　　　(b) 壳聚糖水凝胶冻干之后的SEM照片

图2.34　根据锯齿浓度波构建的壳聚糖水凝胶

2.6.5　层状壳聚糖水凝胶模板对矿物原位合成的调控

层状壳聚糖/碳酸钙/磷酸钙盐复合材料多层结构水凝胶扫描电子显微镜照片如图2.35所示,由于矿物的生成和壳聚糖水凝胶的形层是同步进行的,而壳聚糖水凝胶作为钙盐形成的模板,复合水凝胶不仅复制了水凝胶模板的层状结构,还复制了其层间蜂窝状的通孔结构,正是这种结构调控了无机相粒子的组装。

另外,将复合矿物的壳聚糖在水凝胶状态下逐层分离,每层内无机相的 XRD 图谱如图2.36所示。从图中可以看出,所涉及的每层均含有在整

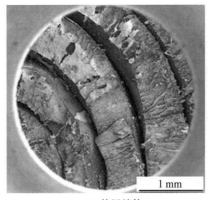
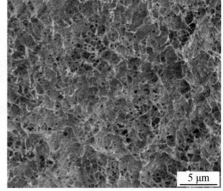

(a) 单层结构   (b) 层间孔的结构

图 2.35　层状壳聚糖/碳酸钙/磷酸钙盐复合材料多层结构
水凝胶扫描电子显微镜照片

个反应扩散过程中所能生成的各种矿物,而不是按照设计理念得到每层只含一种矿物的理想材料。这也是在预期之中的,因为所配制的壳聚糖/钙离子溶液中,壳聚糖只螯合了部分钙离子,还有很大一部分钙离子游离在溶液中,钙离子分布在每个层,所以碳酸钙在每层都会生成,并且磷酸钙盐本身就结晶性较弱,在经过反复交替后每层都复合了两种矿物。

尽管如此,对于第 1 层和第 2 层两个相邻层来说,根据峰强比较,可以说明第 1 层的磷酸钙盐含量比第 2 层相对高一些;而第 2 层的碳酸钙含量比第 1 层相对高一些;第 6,7,8 相邻 3 层的磷酸钙盐与碳酸钙相比结晶度极其微弱,含量也很少。而碳酸钙结晶度非常高,且由于所设计的生成环境的差异而在相邻层产生波浪式变化的相对含量,即隔层含量更接近,虽然这种特征不是非常显著,足以初步说明无机矿物的生成受到了壳聚糖模板的调控。

为了弱化两种矿物之间本身结晶性的差异对试验所带来的影响,采用交替浸泡的方法制备了壳聚糖/碳酸钙/氢氧化镁复合多层结构水凝胶。将复合矿物的壳聚糖在水凝胶状态下逐层分离,每层无机相的 XRD 结果如图 2.37 所示。虽然同样是每层均获得了碳酸钙和氢氧化镁的复合矿物,但二者的结晶性差异明显减小,因此对于接下来层与层之间的差异性分析更可靠一些。

对于第 2 层和第 3 层两个相邻层来说,根据峰强比较,第 2 层的碳酸钙盐含量比第 3 层相对高很多。而第 3 层的氢氧化镁的含量比第 2 层相对高一些。第 5,6 两层相比和 2,3 层有同样的规律,只是因为反复交替经

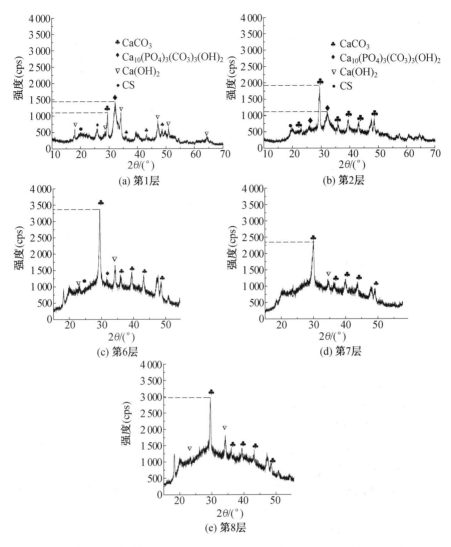

图 2.36 壳聚糖/碳酸钙/磷酸钙盐复合层状材料第 1, 2, 6, 7, 8 层的 XRD 图谱

历两种反应环境而使规律弱化了很多,同样说明碳酸钙/氢氧化镁的生成受到了壳聚糖模板的微调控作用。

(1)基于 6 种函数浓度波程序化设计与构建了壳聚糖不同结构水凝胶,均得到了具有周期性重复规律的同心层状结构,研究了波形对层数、层厚和层排布的调控规律,实现了可按需设计与构建仿环骨板结构的壳聚糖水凝胶。

(2)按需设计并构建了 5 种等厚膜层的壳聚糖水凝胶,层数准确度平

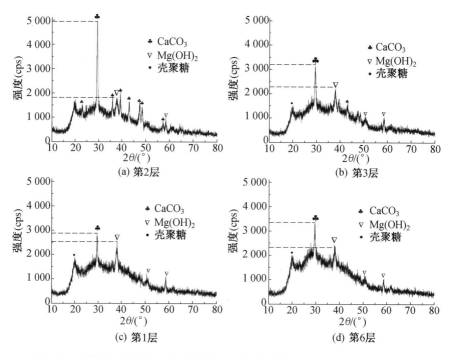

图 2.37　壳聚糖/碳酸钙/氢氧化镁复合层状材料第 2, 3, 5, 6 层的 XRD 图谱

均达到了 95%，层厚准确度平均达到 85%，5 种层厚间均有显著差异，可设计的最小间隔已达 20 μm。

（3）单独的酸洗（NaH_2PO_4）或者碱洗（NaOH）对已形成的水凝胶体积不会产生影响，复合酸洗和碱洗过程会使凝胶产生显著收缩。NaH_2PO_4 溶液的引入使凝胶过程的反应扩散体系变得更加复杂，形层机制尚不清楚，根据所设计的浓度波构建的凝胶结构表明，低频率的酸碱交替浸泡减弱水凝胶形层，高频率的酸碱交替浸泡促进形成均匀排布的小层，可用于设计更精细的仿环骨板结构。

（4）在壳聚糖形成凝胶与矿物原位合成同步进行的过程中，壳聚糖起到了模板的作用，复合水凝胶不仅完全复制了模板的层状结构，还复制了其层间蜂窝状的通孔结构。层状结构对相邻层内的碳酸钙/磷酸钙盐以及碳酸钙/氢氧化镁矿物的生成与含量起到了一定的调控作用。

2.7　仿松质骨结构的壳聚糖/磷灰石骨材料

松质骨（图 2.38）是一种类似于工程泡沫的多孔材料，孔隙率为 30% ~

90%[60]，压缩强度为4~12 MPa，压缩模量为100~500 MPa[61]。为了根据骨缺损可以任意设计所需形状的仿松质骨材料，我们设想基于壳聚糖/磷灰石微球堆积连接组成仿松质骨外壳，内部填充表面带孔的磷灰石陶瓷球。仿松质骨外壳因微球堆积会存在一定的空隙，并且可作为模具固定内部陶瓷球的形状。陶瓷球最终趋于最紧密堆积，产生一定的空隙率，此外，陶瓷球表面具有一定的孔隙率。按这种设想组装的支架可获得仿松质骨的高孔隙率。

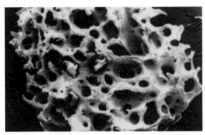
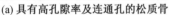
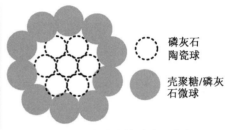

磷灰石
陶瓷球

壳聚糖/磷灰
石微球

(a) 具有高孔隙率及连通孔的松质骨　　(b) 采用磷灰石与壳聚糖/磷灰石构建
仿松质骨多孔结构的模型

图2.38　松质骨

　　将壳聚糖/磷灰石复合微球堆积放在模具中，加入适量稀乙酸即可获得基于微球堆积的壳聚糖/磷灰石支架。作为骨支架材料有时需要一定的形状便于填充骨缺损，采用乙酸溶液作为黏结剂可以将壳聚糖/磷灰石微球组装成任意形状，如图2.39(a)即为基于壳聚糖/磷灰石复合微球组装的"2014"图案。图2.39(b)和(c)分别为微球组装的管状和柱状壳聚糖/磷灰石支架，改变模具形状可以获得任意所需形状的支架，并且这种支架有一个特点，将完全烘干的支架浸泡于水中待其部分浸透便可用刀片任意切割，并且保持支架不分散，利于对支架修剪操作。乙酸作为黏结剂是因为壳聚糖/磷灰石微球中的壳聚糖可以溶于乙酸使其粘连在一起，又能保持球形结构(图2.40)。

　　松质骨本身具有高孔隙率的多孔结构，多孔结构一般为组织再生材料的基本要求，因其孔道便于细胞在支架材料上黏附、分化和增殖；此外，松质骨力学性能较低，具有多孔的高分子支架材料容易满足其力学性能。干燥后壳聚糖/磷灰石微球表面虽然没有孔洞，但堆积组装成支架之后，球与球之间会产生一定的空隙，微球部分溶解粘连处只占据部分空隙，仍可为细胞提供足够的黏附点。为了获得具有高孔隙率和连通孔结构壳聚糖/磷灰石仿松质骨支架，采用干燥的壳聚糖/磷灰石复合微球组装成支架外壳，起固定形状的作用，且可按需设计模具组装任意形状(图2.39(b))。采用

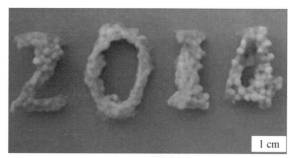

(a) "2014"图案

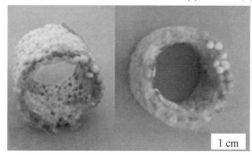

(b) 管状支架

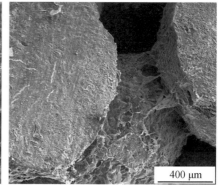

(c) 柱状支架

图 2.39　基于壳聚糖/磷灰石复合微球组装的支架

烧结后的磷灰石微球作为内部填充材料,烧结后的微球直径比烘干状态缩小 30% ~45% ,在支架内部填充为紧密堆积状态,理想情况下,按照紧密堆积模型计算,陶瓷球在致密的状态下会占据支架内部 74% 的体积,即剩余 26% 的空隙。实际情况,陶瓷球表面为多孔结构,且孔与孔之间相互连通成网络(图 2.40(a)),进一步模仿了松质骨的高孔隙率及多孔结构(图 2.40(b))。

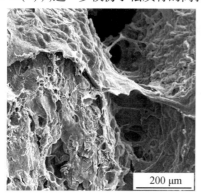

(a) 微球之间的粘连形貌

(b) 微球的剖面形貌

图 2.40　支架的形貌

2.8 仿环骨板载药支架的体外药物释放行为

仿骨材料在填充由骨结核、骨肿瘤等引起的术后骨缺损的同时负载结核、肿瘤等药物可以形成局部药物释放体系。能够对药物长效持续释放是理想的载药支架,既可以减少过度服药导致的毒副作用,又可以避免二次手术。目前,骨结核已表现出多重耐药特性,因此我们不但研究了不同层状结构仿环骨板支架的药物负载率及体外释放行为,还研究了负载双模型药物仿骨板载药支架的体外释放行为,一种是脂溶性抗菌药物利福平(rifampicin,RFP),另一种是水溶性免疫抑制药物地塞米松磷酸钠(dexa-methasone sodium phosphate,DSP)。利福平,暗红色的结晶性粉末,广谱抗菌药,主要用于治疗各种结核。地塞米松磷酸钠注射液,无色澄明液体,常用于过敏及自身免疫性疾病。

2.8.1 仿环骨板结构壳聚糖支架的组装

同心层状结构是骨组织的多尺度结构中最具代表性结构(图 2.41(a)),其中骨单位与环骨板(图 2.41(b))均具有同心层状结构。环骨板由系列同心圆构成,环绕骨干表面。根据均匀正脉冲浓度波设计制备了仿环骨板的同心层状结构壳聚糖水凝胶,同心层状结构的厚度均匀,且层与层之间独立无粘连,这使壳聚糖层状水凝胶的分离与组装成为可能。根据图 2.41(b)和 2.41(e)中二者结构类似,故可设计适当的浓度波(如交替反应时间为 15 min),获得具有仿骨板结构的层状壳聚糖水凝胶(图 2.41(c)),实现从结构层面上模仿骨微结构。为了既能保持仿环骨板的结构,又能实现对仿骨支架的载药和复合无机矿物的可设计性,我们提出将按照浓度波设计制备的多层同心结构壳聚糖水凝胶逐层分离,然后可对每层按需设计单独处理,例如每层可分别负载不同种类的药物实现多重载药支架,亦可对每层分别仿生矿化实现组成仿骨,最后再层层组装还原仿环骨板结构(图 2.42)。这说明通过将层状壳聚糖逐层分离与组装可实现构建仿骨板结构壳聚糖水凝胶。

2.8.2 不同层状结构仿环骨板支架的药物负载率及体外释放行为

为了研究有层和无层、矿化和非矿化以及整体矿化和逐层矿化对支架的药物负载率及体外药物释放行为的影响,分别制备了无层结构支架、有层结构支架和组装层状结构支架,并对各支架进行载药和仿生矿化。

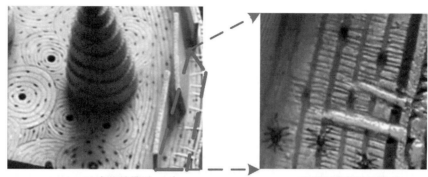

(a) 自然骨模型　　　　　　　　　　(b) 外环骨板结构模型

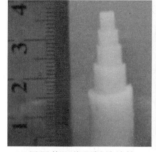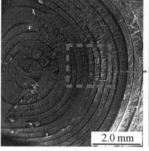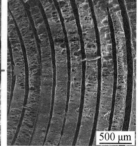

(c) 层层装配仿环板骨结构　　(d) 仿环板骨结构壳聚糖　　(e) 仿环板骨结构壳聚糖
　　壳聚糖的数码照片　　　　　横截面的ESEM　　　　　　横截面的ESEM

图 2.41　自然骨模型与仿骨板壳聚糖骨材料形貌

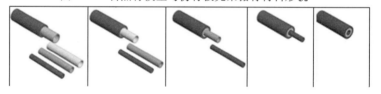

(a) 层层装配图示意图

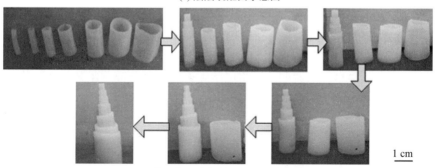

(b) 层层装配仿环骨板结构的壳聚糖骨材料

图 2.42　层层装配示意图和仿环骨板结构的壳聚糖骨材料

　　未矿化支架形状都保持得比较好,呈现规则的圆柱状,层层组装的支架也大致保持了原来的形貌。图2.43 中壳聚糖支架负载的药物为 RFP(暗红色)。矿化后壳聚糖/磷灰石支架颜色变浅,这是因为矿化形成了白色磷灰石。层状结构的壳聚糖支架可提供层间隙,从而使矿化接触面增大,以利于形成更多的磷灰石。图2.44 为同心层状结构的矿化壳聚糖支架的 X 光图片,可看出矿化后同心层状结构保持完好。

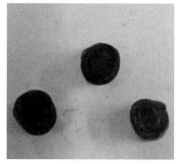 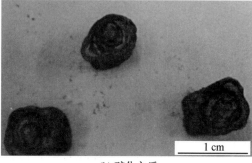

(a) 未矿化　　　　　　　　　　　　(b) 矿化之后

图 2.43　组装层结构壳聚糖载药支架数码照片

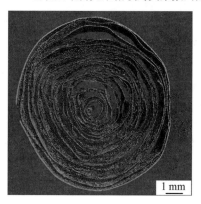

图 2.44　同心层状结构的矿化壳聚糖支架的 X 光图片

　　为了研究层结构对药物负载量和药物释放行为的影响,采用物理吸附方法将利福平药物负载到支架上,再分别评价利福平的负载率和释放行为。图2.45 为壳聚糖或壳聚糖/磷灰石支架的药物负载率。结果表明,有同心层状结构的支架药物负载率比无层结构的支架药物负载率高,组装层结构比有层结构的负载率高,说明层结构的间隙使支架和药液的接触面积增大,使药物吸附充分,组装的每层单独吸附载药更加充分。无层和有层的支架在矿化后药物负载率都有所增加,这主要是由于采用将载药壳聚糖水凝胶在含 RFP 的钙磷离子溶液中交替,并在含 RFP 的 SBF 中矿化的方式获得磷灰石,在磷灰石形成过程中,RFP 原位负载到内部,并透过磷灰石进一步向里扩散,使 RFP 的药物负载率上升。

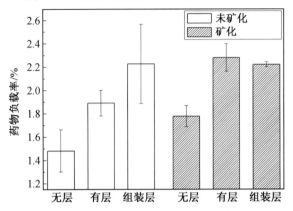

图 2.45 壳聚糖或壳聚糖/磷灰石支架的药物负载率

图 2.46 所示为壳聚糖或壳聚糖/磷灰石支架对 REP 的体外药物释放行为。图 2.46(a)和(b)分别为药物的日释放量和累积释放率,可以看出未矿化的支架突释现象严重,第 4 d 的日释放量已经极少,累积释放曲线出现平台,并且累积释放率在 30% ～ 50%,多数药物残留在支架中需等其降解时溶蚀出来。这是因为支架在 PBS 中吸水溶胀,蜂窝状的壳聚糖通孔变大,促进了药物扩散释放。无层矿化结构支架在第 6 d 时累积释放曲线开始出现平台,而有层和组装矿化结构支架在第 12 d 累积释放曲线开始出现平台,说明矿化起到了缓释药物的作用,且有层和组装支架矿化得更充分,磷灰石的密度更大一些,磷灰石与壳聚糖分子形成的网状结构将

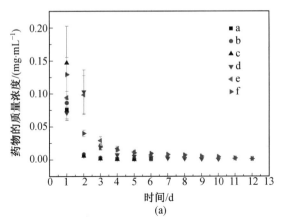

(a)

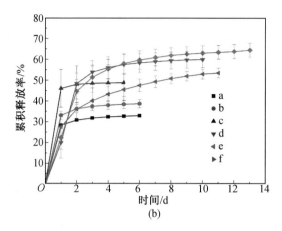

图2.46 壳聚糖或壳聚糖/磷灰石支架对RFP的体外药物释放行为

a—无层未矿化结构；b—有层未矿化结构；c—组装未矿化结构；d—
无层矿化结构；e—有层矿化结构；f—组装矿化结构

RFP禁锢在其中，阻碍了向外扩散。

采用药物释放模型Weibull模型[62]对复合材料的RFP的累积释放曲线进行拟合（图2.47），拟合方程为

$$\frac{M_t}{M_\infty} = 63.99\left[1 - \exp\left(-0.63t^{0.82}\right)\right] \qquad (2.1)$$

由式2.1可见，释放速率常数0.75<0.82<1，所以药物的释放受药物在缓冲溶液中的Fickian扩散和Case-II型传输（Case-II Transport）机制共同控制。

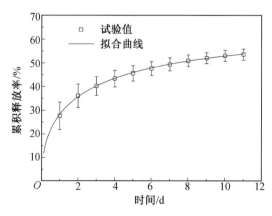

图2.47 壳聚糖/磷灰石复合材料对RFP的累积释放曲线

2.8.3 双模型药物仿环骨板载药支架的体外释放行为

为了研究层状结构对壳聚糖支架的多种药物释放调控能力,采用负载两种药物的壳聚糖仿环骨板支架。为了提高壳聚糖支架对药物的长效释放性能,采用了 3 种组装方式的壳聚糖支架:DDRRDDRR 型、RRDDRRDD 型和混合药物型(其中 3 种支架均为 8 层同心圆柱结构,D 代表膜层负载 DSP,R 代表膜层负载 RFP,混合药物型代表每层均含有两种药物)。3 种组装方式支架的体外药物释放行为线如图 2.48 所示,由于 DSP 是水溶性药物,所以经历前期突释外,每日释放量几乎呈递减趋势,第 20 d 以后每日释放量已很少。而 RFP 的每日释放量呈振荡型波动,大约 40 d 以后开始趋于稳定,根据 RFP 的药代动力学,成人一次口服 600 mg RFP,1.5~4 h 后达到血药峰浓度($C_{max}=0.007~0.009$ mg/mL),若按大于半衰期血药浓度(0.003 5~0.004 5 mg/mL)为有效血药浓度判断,DDRRDDRR 型和 RRD-DRRDD 型支架的有效释放时间长达 2 个月,混合药物型的支架有效释放时间长达 3 个月,真正实现了长效药物释放,最终累积释放率为 50%~60%。

采用药物释放模型 Weibull 模型[62]对 DSP 和 RFP 的累积释放曲线进行拟合(图 2.49),拟合方程分别为

$$\frac{M_t}{M_\infty}=68.12[1-\exp(-0.05t^{0.86})] \tag{2.2}$$

$$\frac{M_t}{M_\infty}=55.85[1-\exp(-0.04t^{1.14})] \tag{2.3}$$

由式(2.2)知,DSP 的释放速率常数 $0.75<b(0.86)<1$,所以受 Fickian 扩散和 Case-II 型传输(Case-II Transport)机制共同控制,Case-II 释放回线是和压力以及在聚合物中的状态转变相关的传输机制,同时也包括聚合物分子链的解缠结及溶蚀。由式(2.3)可知 RFP 的释放速率常数 b(1.14)>1,因此药物的释放受 Fickian 扩散和 Case-II 型传输(Case-II Transport)机制在内的多种机制控制。仿环骨板的层状结构只对脂溶性药物 RFP 的每日释放量产生了震荡性波动的影响。由于其释放受多种机制控制,所以这种震荡性波动可能是由压力、浓度等因素导致的。

利用均匀正脉冲浓度波形设计并制得的同心层状壳聚糖水凝胶支架成功仿制了骨的环骨板结构。实现了对同心层状壳聚糖水凝胶的层层机械抽离与原序组装,并且组装后的支架可保持环骨板结构。采用不同的工艺制备了层状载药支架,结果表明有层结构比无层结构支架药物负载率增加 28%,组装结构比有层结构支架药物负载率增加 20%,矿化之后的有层

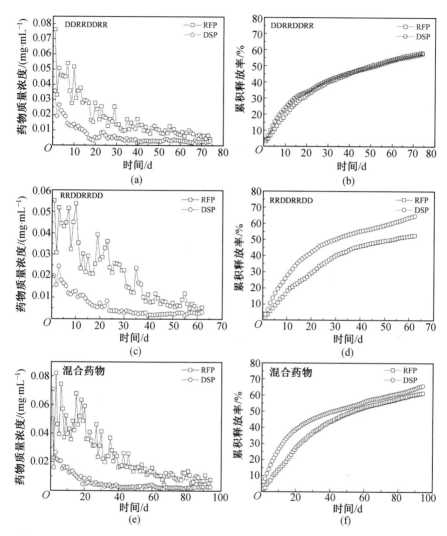

图 2.48 DDRRDDRR 型、RRDDRRDD 型和混合药物型支架的体外药物释放行为

结构和无层结构支架分别均比矿化前负载率增加了 20%。组装和矿化两个工艺不能使支架的药物负载率叠加增大,二者对增加药物负载率的贡献相当。矿化能够减缓突释,并且层状矿化结构支架将持续释放时间由4 d增加至 12 d。"过紧密"组装的仿骨板载药支架实现了长效药物释放,在有效浓度范围内 RFP 体外持续释放由 12 d 增加至 60 d,且层状结构使脂溶性药物 RFP 在前 40 d 的日释放量产生震荡性波动,但对水溶性药物 DSP 的日释放特征没有影响。

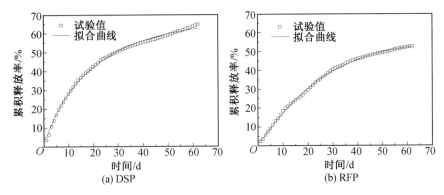

图 2.49　壳聚糖对 DSP 和 RFP 累积释放的拟合曲线

参考文献

［1］ HUANG Z, FENG Q, YU B, et al. Biomimetic properties of an injectable chitosan/nano-hydroxyapatite/collagen composite［J］. Materials Science and Engineering：C, 2011, 31（3）：683-687.

［2］ HU Q, LI B, WANG M, et al. Preparation and characterization of biodegradable chitosan/hydroxyapatite nanocomposite rods via in situ hybridization：a potential material as internal fixation of bone fracture［J］. Biomaterials, 2004, 25（5）：779-785.

［3］ LI L, LI B, ZHAO M, et al. Single-step mineralization of woodpile chitosan scaffolds with improved cell compatibility［J］. Journal of Biomedical Materials Research Part B：Applied Biomaterials, 2011, 98（2）：230-237.

［4］ LIAO S S, CUI F Z, ZHANG W, et al. Hierarchically biomimetic bone scaffold materials：nano-HA/collagen/PLA composite［J］. Journal of Biomedical Materials Research Part B：Applied Biomaterials, 2004, 69（2）：158-165.

［5］ PU X M, SUN Z Z, HOU Z Q, et al. Fabrication of chitosan/hydroxylapatite composite rods with a layer-by-layer structure for fracture fixation［J］. Journal of Biomedical Materials Research Part B：Applied Biomaterials, 2012, 100（5）：1179-1189.

［6］ 孙家驹, 耿介. 人的密质骨的力学性能［J］. 力学进展, 1987, 17（2）：

200-215.

［7］ RHO J Y, KUHN-SPEARING L, ZIOUPOS P. Mechanical properties and the hierarchical structure of bone［J］. Medical Engineering & Physics, 1998, 20(2): 92-102.

［8］ KANE R, MA P X. Mimicking the nanostructure of bone matrix to regenerate bone［J］. Materials Today, 2013, 16(11): 418-423.

［9］ BAJAJ P, SCHWELLER R M, KHADEMHOSSEINI A, et al. 3D biofabrication strategies for tissue engineering and regenerative medicine［J］. Annual Review of Biomedical Engineering, 2014, 16(1):247-276.

［10］ STEVENS M M. Biomaterials for bone tissue engineering［J］. Materials Today, 2008, 11(5): 18-25.

［11］ 龚明明, 谭丽丽, 杨柯. 骨组织工程支架材料及其力学性能［J］. 材料导报, 2007, 21(10): 43-46.

［12］ LI B, GAO Y, FENG Y, et al. Formation of concentric multilayers in a chitosan hydrogel inspired by Liesegang Ring phenomena［J］. Journal of Biomaterials Science, Polymer Edition, 2011, 22(17): 2295-2304.

［13］ STEPHEN-HAYNES J, GIBSON E, GREENWOOD M. Chitosan: a natural solution for wound healing［J］. J. Comm. Nurs. , 2014, 28(1): 48-53.

［14］ DASH M, CHIELLINI F, OTTENBRITE R M, et al. Chitosan-a versatile semi-synthetic polymer in biomedical applications［J］. Progress in Polymer Science, 2011, 36(8): 981-1014.

［15］ 顾其胜, 陶伟栋, 蒋丽霞. 壳聚糖基复合材料类新型生物医用材料［J］. 上海生物医学工程, 2007, 28(1): 31-35.

［16］ 蒋丽霞, 顾其胜. 壳聚糖基复合材料类新型生物医用材料［J］. 2005 中国修复重建外科论坛论文汇编, 2005:409- 413.

［17］ 刘爱红, 孙康宁, 赵冬梅, 等. 纳米羟基磷灰石/羧甲基壳聚糖多孔生物复合材料的制备与性能研究［J］. 人工晶体学报, 2007, 36(2): 276-280.

［18］ 五味子, 唐昭. 壳聚糖支架材料在骨组织工程中的应用［J］. 中国口腔种植学杂志, 2008, 13(2): 85-88.

［19］ 李保强, 胡巧玲, 钱秀珍, 等. 原位沉析法制备可吸收壳聚糖/羟基磷灰石棒材［J］. 高分子学报, 2002, 1(6): 828-833.

［20］ ZHANG Y F, CHENG X R, CHEN Y, et al. Three-dimensional nano-hydroxyapatite/chitosan scaffolds as potential tissue engineered periodontal tissue[J]. Journal of Biomaterials Applications, 2007, 21(4): 333-349.

[21] CUI X, BREITENKAMP K, FINN M G, et al. Direct human cartilage repair using three-dimensional bioprinting technology[J]. Tissue Engineering Part A, 2012, 18(11-12): 1304-1312.

[22] 曾正国. 现代实用结核病学[M]. 北京:科学技术文献出版社, 2003.

[23] 黄刚. 壳聚糖药物控释体的制备及体外释药评价[D]. 西安:西安建筑科技大学, 2009.

[24] BHATTARAI N, GUNN J, ZHANG M. Chitosan-based hydrogels for controlled, localized drug delivery [J]. Advanced Drug Delivery Reviews, 2010, 62(1): 83-99.

[25] JÓRAHOLMEN M W, VANIĈŽ, THO I, et al. Chitosan-coated liposomes for topical vaginal therapy: assuring localized drug effect[J]. International Journal of Pharmaceutics, 2014,472(1-2):94-101.

[26] ZHANG L, WANG L, GUO B, et al. Cytocompatible injectable carboxymethyl chitosan/isopropylacrylamide hydrogels for localized drug delivery [J]. Carbohydrate Polymers, 2014, 103: 110-118.

[27] 莫名月, 李国明, 孔志玲, 等. 壳聚糖负载利福平微囊的制备及其性能研究[J]. 华南师范大学学报, 2006 (1): 87-91.

[28] PANDEY R, KHULLER G K. Chemotherapeutic potential of alginate-chitosan microspheres as anti-tubercular drug carriers [J]. Journal of Antimicrobial Chemotherapy, 2004, 53(4): 635-640.

[29] GUPTA K C, JABRAIL F H. Effect of molecular weight and degree of deacetylation on controlled release of isoniazid from chitosan microspheres[J]. Polymers for Advanced Technologies, 2008, 19 (5): 432-441.

[30] WU W, ZHENG Q, GUO X, et al. A programmed release multi-drug implant fabricated by three-dimensional printing technology for bone tuberculosis therapy[J]. Biomedical Materials, 2009, 4(6): 065005.

[31] YILGOR P, TUZLAKOGLU K, REIS R L, et al. Incorporation of a sequential BMP-2/BMP-7 delivery system into chitosan-based scaffolds for bone tissue engineering[J]. Biomaterials, 2009, 30(21): 3551-3559.

[32] LI B, GAO Y, FENG Y, et al. Formation of concentric multi-layer chi-tosan hydrogel loaded with isoniazid[J]. Journal of Controlled Release, 2011, 152:45-47.

[33] XU C, INAI R, KOTAKI M, et al. Aligned biodegradable nanofibrous structure: a potential scaffold for blood vessel engineering[J]. Biomateri-als, 2004, 25(5): 877-886.

[34] GU H, ZHENG R, ZHANG X, et al. Using soft lithography to pattern highly oriented polyacetylene (HOPA) films via solventless polymeriza-tion[J]. Advanced Materials, 2004, 16(15): 1356-1359.

[35] QUAKE S R, SCHERER A. From micro-to nanofabrication with soft materials[J]. Science, 2000, 290(5496): 1536-1540.

[36] YAMAGUCHI A, UEJO F, YODA T, et al. Self-assembly of a silica-sur-factant nanocomposite in a porous alumina membrane[J]. Nature Materi-als, 2004, 3(5): 337-341.

[37] 王萃萃, 杨伟平, 许戈文. 水凝胶的应用与研究进展[J]. 聚氨酯, 2010, 7: 60-63.

[38] ELISSEEFF J. Hydrogels: structure starts to gel[J]. Nature Materials, 2008, 7(4): 271-273.

[39] LI S, HUANG H, TAO M, et al. Frontal polymerization preparation of poly (acrylamide-co-acrylic acid)/activated carbon composite hydrogels for dye removal[J]. Journal of Applied Polymer Science, 2013, 129 (6): 3737-3745.

[40] WANG Y, WANG W, WANG A. Efficient adsorption of methylene blue on an alginate-based nanocomposite hydrogel enhanced by organo-illite/ smectite clay[J]. Chemical Engineering Journal, 2013, 228: 132-139.

[41] 王迎军, 徐红, 郑裕东, 等. 层状水凝胶仿生软骨的制备与性能[J]. 高等学校化学学报, 2008, 29(7): 1488-1491.

[42] DHANASINGH A, GROLL J. Polysaccharide based covalently linked multi-membrane hydrogels[J]. Soft Matter, 2012, 8(5): 1643-1647.

[43] DAI H, LI X, LONG Y, et al. Multi-membrane hydrogel fabricated by facile dynamic self-assembly[J]. Soft Matter, 2009, 5(10): 1987-1989.

[44] DUAN J, HOU R, XIONG X, et al. Versatile fabrication of arbitrarily shaped multi-membrane hydrogels suitable for biomedical applications

［J］. Journal of Materials Chemistry B, 2013, 1(4): 485-492.

［45］ BARROW M, ELTMIMI A, AHMED A, et al. Frozen polymerization for aligned porous structures with enhanced mechanical stability, conductivity, and as stationary phase for HPLC［J］. Journal of Materials Chemistry, 2012, 22(23): 11615-11620.

［46］ LEE M K, CHUNG N O, LEE J. Membranes with through-thickness porosity prepared by unidirectional freezing［J］. Polymer, 2010, 51 (26): 6258-6267.

［47］ MUNIER P, GORDEYEVA K, BERGSTR M L, et al. Directional freezing of nanocellulose dispersions aligns the rod-like particles and produces low-density and robust particle networks［J］. Biomacromolecules, 2016, 17(5): 1875-1881.

［48］ ZHANG H, HUSSAIN I, BRUST M, et al. Aligned two-and three-dimensional structures by directional freezing of polymers and nanoparticles ［J］. Nature Materials, 2005, 4(10): 787-793.

［49］ ZHANG H, COOPER A I. Aligned porous structures by directional freezing［J］. Advanced Materials, 2007, 19(11): 1529-1533.

［50］ JANA S, COOPER A, ZHANG M. Chitosan scaffolds with unidirectional microtubular pores for large skeletal myotube generation［J］. Advanced Healthcare Materials, 2013, 2(4): 557-561.

［51］ PHAM C B, LEONG K F, LIM T C, et al. Rapid freeze prototyping technique in bio-plotters for tissue scaffold fabrication［J］. Rapid Prototyping Journal, 2008, 14(4): 246-253.

［52］ KLAJN R, FIALKOWSKI M, BENSEMANN I T, et al. Multicolor micropatterning of thin films of dry gels［J］. Nature Materials, 2004, 3(10):729-735.

［53］ LADET S, DAVID L, DOMARD A. Multi-membrane hydrogels［J］. Nature, 2008, 452(7183): 76-79.

［54］ LI B Q, GAO Y S, LI X, et al. Chitosan hydrogels with 3D Liesegang Ring structure for rifampicin release［J］. Journal of Controlled Release, 2011, 152:47-49.

［55］ KIZILEL S, SAWARDECKER E, TEYMOUR F, et al. Sequential formation of covalently bonded hydrogel multilayers through surface initiated photopolymerization［J］. Biomaterials, 2006, 27(8): 1209-1215.

[56] JOHNSON L M, DEFOREST C A, PENDURTI A, et al. Formation of three-dimensional hydrogel multilayers using enzyme-mediated redox chain initiation[J]. ACS Applied Materials & Interfaces, 2010, 2(7): 1963-1972.

[57] SCHATZ C, VITON C, DELAIR T, et al. Typical physicochemical behaviors of chitosan in aqueous solution [J]. Biomacromolecules, 2003, 4(3): 641-648.

[58] NASREDDINE V, SULTAN R. Propagating fronts and chaotic dynamics in $Co(OH)_2$ Liesegang systems[J]. The Journal of Physical Chemistry A, 1999, 103(16): 2934-2940.

[59] NADÈGE B, CHRISTOPHE V, DIANE A, et al. The use of physical hydrogels of chitosan for skin regeneration following third-degree burns [J]. Biomaterials, 2007, 28(24): 3478-3488.

[60] LI H, YANG J, SU P, et al. Computer aided modeling and pore distribution of bionic porous bone structure [J]. Journal of Central South University, 2012, 19: 3492-3499.

[61] KUROSH R, CHEN Q, BLAKER J, et al. Biodegradable and bioactive porous polymer/inorganic composite scaffolds for bone tissue engineering [J]. Biomaterials, 2006, 27(18): 3413-3431.

[62] DASH S, MURTHY P, NATH L, et al. Kinetic modeling on drug release from controlled drug delivery systems[J]. Acta. Pol. Pharm. , 2010, 67(3): 217-223.

第3章 壳聚糖中四氧化三铁的矿化

自然界中,生物或大分子调控所制备的矿物有别于非生物成因合成矿物,往往具有独特的性质和特殊的形貌。随着生物矿化研究工作的开展,国内外研究者已经充分意识到生物矿物和非生物矿物在形成过程、规律及机理上存在显著区别。铁是地球上含量最丰富的元素之一,也是人体所需的重要元素,因此含铁化合物的生物矿化已经受到广泛关注。

本章主要介绍壳聚糖水凝胶中四氧化三铁(Fe_3O_4,以下简写为 MNP)的矿化相关内容,主要包括壳聚糖中 MNP 矿化的特点、规律及原理,矿化法构建壳聚糖/MNP 层状复合材料和壳聚糖中矿化 MNP 及其复合材料的应用。

3.1 壳聚糖中 MNP 矿化的特点

纳米粒子的形貌、维度、尺寸等参数直接决定其物理化学性质,MNP 纳米颗粒也是如此。矿化合成仅仅是 MNP 众多合成方法(如沉淀法、水热法、微乳液法、模板合成法、有机分子调控法等)中的一种,国内外研究者就 MNP 的应用及可控合成进行了广泛研究,并分析了各方法的优势和特点。本节介绍 MNP 的应用及国内外控制合成相关进展,对比分析壳聚糖中 MNP 矿化的特点。

MNP 属于立方晶系,具有反尖晶石结构,其晶体结构示意图如图 3.1 所示[1]。氧原子按照面心立方排布,四面体间隙(A 位)由 Fe^{3+} 占据,八面体间隙(B 位)则由 Fe^{2+} 和 Fe^{3+} 共同占据($n(Fe^{2+})/n(Fe^{3+}) = 1:1$)。A 位和 B 位的 Fe^{3+} 磁矩反平行排列,净磁矩来源于 Fe^{2+}。

3.1.1 MNP 的应用

MNP 具有诸多优点,如磁响应性、磁致生热效应、颗粒单畴化和易通过人体内部生理屏障等。此外当 MNP 的粒径小于 30 nm 时将表现出超顺磁性,即在磁场中有较强磁性,没有磁场时磁性很快消失。超顺磁性表现在磁滞回线上为矫顽力和剩余磁化强度趋近于零[2]。这些特点使 MNP 在生命科学和生物技术方面具有巨大的应用,如靶向药物载体、癌症过热治

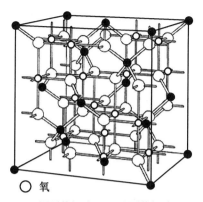

○ 氧

● 四面体间隙　○ 八面体间隙

图 3.1　MNP 晶体结构示意图

疗、磁共振成像及生物活性物质的检测分离等[3]。

1. 靶向药物载体

现阶段肿瘤和癌症治疗过程中都面临频繁给药和药物剂量大等问题,而且这些药物往往对人体具有或多或少的毒副作用,尤其是抗癌药物和抗肿瘤药物更是具有较显著的毒副作用。因此,国内外研究者一直致力于研究具有靶向作用的药物,其中磁场控制靶向药物占较大比例[4-7]。磁性靶向药物体系是通过在磁场对药物体系的作用与血液对药物体系的作用竞争来实现的。当磁场对药物体系的磁力作用大于血液对药物体系的作用时(动脉中流速为 10 cm/s,毛细血管中为 0.05 cm/s[8]),载药体系会聚集于磁场定位区域;反之,磁场对药物体系的磁力作用小于血液对药物体系的作用时,载药体系则会随血液系统流动。

Lacava 等[9]以葡聚糖作为包覆层,将 MNP 进行包覆并研究了包覆后 MNP 的毒副作用,结果表明葡萄糖包覆的 MNP 对肝脏和脾脏组织不具有毒副作用,从而证实葡萄糖包覆的 MNP 具有良好的生物相容性。Widder 等[10]用蛋白质对 MNP 进行了修饰并研究了该体系的靶向效应,结果表明在外磁场的控制下蛋白质修饰的 MNP 可定位于靶向区域,并实现药物的释放。

超顺磁性 MNP 作为靶向药物载体应用于肿瘤组织的治疗已经得到了认可,但是仍然无法实现肿瘤细胞的早期诊断并治疗[11]。因此,如何赋予磁性靶向药物载体对肿瘤细胞的早期诊断能力并对肿瘤细胞进行治疗将成为磁性靶向药物体系的发展方向。

2. 癌症过热治疗

过热治疗是根据病毒或病灶部位对温度的敏感而发展起来的一种技

术,并在抗癌方面得到了一定的应用[12-14]。将超顺磁性或顺磁性的 MNP 注入并使其富集于病灶部位,在交变磁场的作用下 MNP 升温至 43 ~ 45 ℃,从而杀死病毒或肿瘤细胞,而周围的健康组织在该温度区间不会受到伤害。

过热治疗可以在很大程度上降低病人因放射治疗和化疗引发的全身毒副作用。但是近年来的研究结果表明,过热治疗并不是完美的,它也存在一定的副作用。在过热治疗初期,大量癌细胞会在高温下被杀死,但是仍有一部分癌细胞会生存下来,生存下来的这些癌细胞在一次次的过热治疗后,会产生对温度的不敏感性,从而使过热治疗对其失去作用[15]。

3. 磁共振成像

超顺磁性 MNP 是一种新型的磁共振成像阴性对比剂[16]。人体的网状内皮系统具有丰富的吞噬细胞,这些吞噬细胞是人体细胞免疫系统的重要组成部分。MNP 通过静脉注射进入人体后,可以与血浆蛋白结合,并被网状内皮系统识别,吞噬细胞将 MNP 作为异物摄取,从而使 MNP 集中在具有网状内皮细胞的组织和器官中,因此该组织或器官的信号降低。肿瘤组织不含有正常的吞噬细胞,不能实现 MNP 的摄取,从而保持信号不变。

Kirpotin 等[17]以葡聚糖和 MNP 为材料获得了超顺磁性纳米粒子。该体系不仅可用作磁共振成像(MRI)造影剂,还可在磁场作用下加热靶向区域以及负载药物实现控制释放。刘世霆等[18]通过共沉淀法合成了 MNP,MNP 平均粒径为 15 nm,经包覆后粒径大小为 50 ~ 150 nm,且分散度 Q 为 0.17 ~ 0.40 之间,分布均匀。该 MNP 进入体内后,易被网状内皮系统中的吞噬细胞所吞噬,起到磁共振成像增强作用。Selim 等[19]制备了乳糖酸和麦芽糖酸包覆的 MNP,并将二者与未包覆的 MNP 进行了对比实验。实验用原子吸收分光仪表征了不同包覆材料的 MNP 进入肝细胞的难易程度,得出乳糖酸更适合作为包覆材料的结论。此外,他们(或 Selim)还将乳糖酸包覆的 MNP 注入兔子体内,考察其作为磁共振成像对比剂的效果,结果表明该纳米颗粒可起到良好的磁共振成像对比剂的效果。

4. 生物活性物质的检测分离

各种微量物质的检测与分离对于生命科学领域具有重大的意义。MNP 具有高的比表面积、良好的磁场响应性及超顺磁性,使高效快速分离成为可能。此外利用抗体-抗原特异性可逆结合的原理,将特定的抗体或抗原固定于 MNP 上,从而可用于测定与该抗体或抗原相对应的活性组分的存在和浓度[20]。

Chiang 等[21]制备了聚乙烯包覆的超顺磁性 MNP,并利用该聚乙烯包覆的 MNP 实现了 DNA 的分离和纯化。沈霞等[22]选用葡萄糖包覆超顺磁性的 MNP,通过葡萄糖表面的酰基化实现与抗体的偶联,制得 MNP/葡聚糖/抗体磁性纳米生物探针,将此探针在组装有第二抗体的全层析试纸上进行了层析实验,结果表明该探针完全适用于快速免疫检测的需要。

3.1.2 MNP 的控制合成方法及特点

在 MNP 制备方面,过去的几十年中在颗粒组成和大小控制方面取得了很大的进展,基本实现了单分散且粒度可控的 MNP 合成。MNP 合成仍存在许多亟须解决的问题,例如制备条件比较苛刻(较高温度和压力、保护气氛等),有毒且昂贵的前驱体使用,具有潜在毒性的有机溶剂和表面活性剂的使用等,合成的 MNP 一般仅仅可以分散于有机溶剂中,并不具有水溶性,生物相容性差。所以广大研究者一直在寻找一种制备水溶性、生物相容性 MNP 的简单绿色方法。在 MNP 应用方面,探索 MNP 的表面功能化及实现其在生物医学领域的应用将成为未来研究的焦点。尤其是近年来随着科技的快速发展,对 MNP 提出了更高的要求,多功能化 MNP 越来越受到人们的关注,然而多功能化 MNP 的合成仍然需要极其复杂的过程。

合成 MNP 的常用方法有以下几种:沉淀法、水热法、微乳液法、模板法和有机分子调控法。这些方法在合成 MNP 方面有各自的优缺点,但合成机理基本是一致的。MNP 的合成机理一般是通过以下过程:首先在过饱和溶液中迅速形核,生成大量的晶核;然后是晶粒生长过程,在这一过程中几乎不存在形核,因此成核与晶粒生长是两个截然分开的过程,从而保证了颗粒的单分散性[23]。

1. 沉淀法

沉淀法是合成 MNP 最常用的方法,这归因于其工艺简单且具有较低的生产成本。沉淀法合成 MNP 过程中,为获得均匀的 MNP,通常将铁离子的溶液慢慢加入到过量的碱溶液中,并进行搅拌,从而使铁离子浓度超过沉淀的临近浓度,形成 MNP。Ma 等[24]利用共沉淀法制备了具有尖晶石结构的 MNP,颗粒的平均粒径为 7.5 nm。董晶莹[25]利用 NaOH 和氨水作为 OH^- 源分别制备了 MNP,结果表明氨水更适合作为 OH^- 源来制备 MNP。此外 Ma 研究了反应温度、滴加方式和 Fe(III)与 Fe(II)的摩尔比等因素对 MNP 合成的影响。近来,Kim 等[26]对 Fe(II)的浓度在 MNP 制备过程中的影响进行了研究,认为 Fe(II)的浓度对产物的结晶状况影响很大:当

Fe(II)的浓度小于 1 mol/L 时,制备的 MNP 纯度较差(含一定量的Fe_2O_3),而随着 Fe(II)浓度的提高,产物的饱和磁化强度有较大提高。

采用沉淀法制备 MNP 时,Fe(III)与 Fe(II)的摩尔比直接影响产物的晶体结构,溶液的 pH、离子浓度和反应温度等均会影响 MNP 的尺寸大小。因此,如何通过控制反应条件制备晶体结构单一且颗粒尺寸均匀的 MNP 是沉淀法所面临的主要问题。此外,沉淀剂的过滤和洗涤也是必须考虑的问题[27]。

2. 水热法

水热法是指在较高的温度和压力下水溶液或者其他流体介质中进行的一种合成方法,可分为水热分解、水热氧化、水热还原和水热沉淀等几类。

一般而言,水热法合成 MNP 需要在 200 ℃和 13.79 MPa 压力下进行[28,29]。水热法合成 MNP 可分为两类:水热分解法和水热沉淀法,二者的区别在于所用原料不同。水热分解法往往采用价格较昂贵的含铁有机前驱体($Fe(Cup)_3$,$Fe(CO)_5$ 和 $Fe(acac)_3$ 等),而水热沉淀法采用一般盐类作为铁源($FeCl_3$,$FeSO_4$ 等)。Sun 等[30]用水热分解法制备了粒径可控的超顺磁性 MNP。首先以 $Fe(acac)_3$ 为铁源制备粒径为 4 nm 的 MNP,然后以粒径为 4 nm 的 MNP 为晶种,通过控制保温时间等因素分别制备了粒径为 6 nm,8 nm,12 nm 和 16 nm 的 MNP。此外,Sun 等[31]利用类似的方法制备了 MFe_2O_4(M=Co,Mn)磁性纳米颗粒,并对颗粒的性能进行了研究。其制备过程与 MNP 的制备基本相同,只不过同时加入了 $Co(acac)_2$ 和 $Fe(acac)_3$,且二者的摩尔比为 1∶2。Li 等[32]报道了采用水热沉淀法以 $FeCl_3 \cdot H_2O$ 替代价格昂贵的 $Fe(acac)_3$ 作为先驱体制备了 MNP。刘素琴等[33]利用水热法合成了锰锌铁氧体纳米晶,并研究了溶液 pH、水热反应温度、反应时间和添加剂等条件对锰锌铁氧体水热晶化过程的影响。研究结果表明,提高温度和延长反应时间将有利于晶化过程的进行,加入添加剂可制备结晶度完好,粒径分布为 10~20 nm 的单相锰锌铁氧体纳米晶。

水热法合成 MNP 的过程中,反应条件(溶剂、温度和时间)直接影响合成颗粒的特征。一般而言,溶剂中水含量增加有利于 MNP 粒径的增加,延长反应时间也有利于 MNP 粒径增加。水热法合成 MNP 可分为形核和晶核生长两个阶段。在其他反应条件不变的情况下,温度直接影响形核和晶核生长这两个阶段的速率。温度较高时,形核速率明显高于晶核生长速率,从而有利于降低 MNP 的粒径。

3. 微乳液法

微乳液法被广泛用于纳米颗粒的制备,这归因于微乳液法中两种互不溶解的溶剂在表面活性剂的作用下可以形成微小的反应容器,该反应容器有利于控制纳米颗粒的形核生长,从而获得单分散的纳米颗粒。微乳液法可以分为油包水型(W/O 型)和水包油型(O/W 型),区别在于分散相和连续相不同。W/O 型微乳液被广泛用于制备 MNP。Katharina 等[34]利用 W/O 型微乳液法制备了水溶性的 MNP,利用微乳液法把 MNP 装入了聚苯乙烯微胶囊中,并利用透射电镜等分析手段对微胶囊进行了表征。王海燕[35]将微乳液法和水热法相结合,形成一种制备纳米颗粒的新方法——微乳-水热法,并利用微乳-水热法制备粒径均匀的纯相 MNP。它不仅克服了微乳液法制样不纯和水热法粒径难以控制、尺寸不均的缺点,而且大大提高了反应产率。此外,通过增大微乳液中水相所占的比例,还实现了 MNP 粒径的控制,在一定的调节范围内,水含量越多,MNP 的粒径越大[36]。

微乳液法的试验装置简单,能耗低;所得 MNP 粒径分布窄,且颗粒单分散性、界面性和稳定性好;与其他方法相比,粒径易于控制,适用面广,但该方法的工艺操作复杂且产量有限。

4. 模板法

在 MNP 制备中,多种模板材料已经被应用,包括水凝胶、聚合物、玻璃、硅酸盐以及金属等。有机聚合物模板以其良好的可加工型和多功能性成为最合适的选择。一般认为,纳米颗粒是以模板中存在的金属离子为中心进行形核生长的。聚合物模板中的三维有序排列以及均匀的孔洞限制了 MNP 粒径的上限,从而很好地实现了粒径及粒度分布的控制。Ramos 等[37]用聚四乙烯基吡啶(poly(4-vinylpyridine))作为支架,分别以 $CoCl_2$ · $6H_2O$,$CoSO_4$ · $7H_2O$,$FeCl_2$ · $4H_2O$,$FeSO_4$ · $7H_2O$,$FeCl_3$ · $6H_2O$,$NiCl_2$ · $6H_2O$ 和 $Dy(NO_3)_3$ · $5H_2O$ 为离子源制备了粒径小于 50 nm 的磁性纳米颗粒,并对它们的超顺磁性进行了表征,分析了不同试验参数对磁性纳米颗粒粒径、磁性以及纯度的影响。此外,Rabelo 等[38]以多孔吸水的苯乙烯-二乙烯基苯共聚物为模板实现了磁性 MNP 的制备。

模板法合成 MNP 在粒径及粒度分布的控制方面具有独特的优势,可实现单分散 MNP 的合成,且重复性较好。模板法实现 MNP 合成后需要将模板去除以获得 MNP,但模板去除容易引起 MNP 团聚,不利于获得分散良好的 MNP。因此寻找合适的模板去除方法是该方法需要解决的问题。

5. 有机分子调控法

在过去的几十年中,广大工作者对有机分子调控合成 MNP 的研究也取得了很大的进步[39-41]。1995 年,Bee 等[39]利用柠檬酸盐调控合成了大小可控的 MNP,通过改变柠檬酸盐和铁离子的比率可获得 2～8 nm 的纳米颗粒。此外已有研究者研究了不同有机官能团(如羧基、羟基和氨基)对铁氧化物及铁氢氧化物合成的影响[40-48]。有机分子对 MNP 生长的影响主要存在以下两种互相竞争的方式[49]。一是有机分子的螯合作用:有机分子螯合铁离子从而阻止形核的发生,为已形核晶粒的长大提供条件,从而 MNP 合成过程由晶体生长控制。另一种作用为有机分子在晶核表面的吸附:该吸附作用限制晶核的生长,为大量晶核的形成提供可能,此外该过程还可以获得各向异性的晶粒。

近几年的研究发现,有机分子不仅对磁性颗粒的形貌有调控作用,还对其磁性有一定的影响[50]。Hormes[51]认为有机分子之所以对颗粒的磁性有影响是由于其可以改变磁性颗粒表面的各向异性和磁矩。Paulus 等[52]研究发现有机分子改性 Co 纳米颗粒会引起磁矩的降低和更大的各向异性。David 等[53]发现磁性颗粒与有机分子作用会引起其表面磁矩的淬灭,从而导致磁性下降。Cordente 等[54]发现氨基不会影响 Ni 纳米颗粒表面磁性,还可以诱导合成条状的晶粒;而三辛基氧化磷会引起颗粒磁性的下降。然而,现阶段有机分子对 MNP 磁性影响的研究还较少,且 MNP 较多地采用含氧原子官能团(如羧基、羟基和二氧化硅)的包覆层[55,56]。

以上 5 种方法在制备超顺磁性 MNP 方面各有利弊。沉淀法制备工艺简单,适合于大规模生产,但颗粒粒径分布较宽且颗粒易于团聚;此外,沉淀法制备的 MNP 一般不具有生物相容性,必须对其进行表面修饰以实现生物相容性。水热法和微乳液法在制备单分散的 MNP 方面具有优势,但是成本较高且难以实现规模化生产;此外,水热法和微乳液法在制备过程中不可避免地要引入具有潜在毒性的有机表面活性剂和有机溶剂,这些有机物的使用导致 MNP 存在潜在的生物毒性,限制其应用。模板法制备 MNP 具有单分散性,可以通过控制模板孔径实现 MNP 粒径的控制,重复性较好,但面临模板去除后 MNP 团聚问题。有机分子调控法工艺简单,颗粒粒径分布较窄,且由于有机分子的引入,颗粒水溶性较好;但有机分子对 MNP 磁性影响尚不清楚,且现阶段较多采用含氧官能团有机分子包覆层。

3.1.3　壳聚糖中 MNP 矿化的特点

MNP 作为纳米材料领域的重要成员,以其多种优异的性能(如超顺磁性、磁场响应性、磁致生热效应和易通过人体内部生理屏障等)在靶向药物载体、癌症过热治疗、磁共振成像及生物活性物质的检测和分离等领域具有很强的实际应用价值。但目前多功能化(良好水溶性、生物相容性以及荧光化等)MNP 的制备仍然需要极其复杂的制备过程[57-59]。而且,非矿化法制备 MNP 往往不具有水溶性且表面不含可供反应的官能团,因此 MNP 应用之前,需要进行 MNP 表面修饰,以实现其水溶性或使其具有可供反应的官能团,最后是 MNP 的功能化过程,包括荧光化或载药等。

自然界是一个巨大的思想宝库,人类的许多创造发明都源于大自然的启示。自然界中存在大量纳米颗粒,而且这些纳米颗粒与有机基质完美复合,构成了性能优异的有机-无机纳米复合材料(例如磁性细菌磁小体、骨骼和贝壳,其结构形貌如图 3.2 所示)。

趋磁细菌是一种能够沿磁力线运动的特殊细菌,其细胞内含有对磁场敏感,起运动导向作用的磁小体。磁小体的尺寸一般为 20 ~ 100 nm,由粒度精细均一、结晶度高、晶型特殊及链状排列的 MNP 组成,这些 MNP 被严

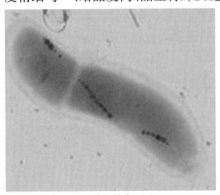

(a) 磁小体中MNP

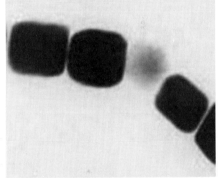

(b) 磁小体中MNP

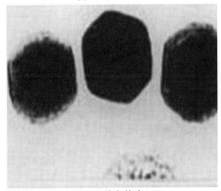

(c) 磁小体中MNP

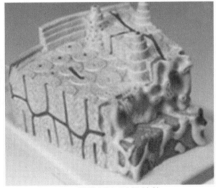

(d) 骨骼同心层状结构

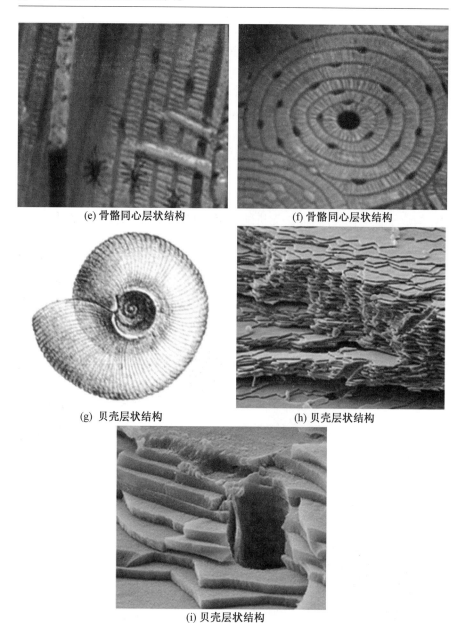

(e) 骨骼同心层状结构　　　　　　　(f) 骨骼同心层状结构

(g) 贝壳层状结构　　　　　　　　(h) 贝壳层状结构

(i) 贝壳层状结构

图 3.2　磁性细菌磁小体、骨骼和贝壳结构形貌

格地控制在一定尺寸范围内,且保持永久的单磁畴[60]。研究发现,磁小体中细菌磷脂和蛋白质在 MNP 的合成过程中起重要的作用。

　　壳聚糖中 MNP 的矿化为 MNP 的矿化提供了优异反应介质,为获得性能优异的有机-无机纳米复合材料提供了可能[61]。与上述众多 MNP 合成方法相比较,壳聚糖中 MNP 的矿化具有如下显著特点:制备条件温和,制备方法简单,绿色环保,可构建性能优异的有机-无机纳米复合材料。

3.2　壳聚糖中四氧化三铁的矿化规律

壳聚糖中 MNP 的矿化可采取两种方法实现:原位矿化和组装矿化。两种方法的主要区别在于如何获得矿化前驱体。将壳聚糖水凝胶交替浸泡于含有 Fe(Ⅱ)或 Fe(Ⅲ)的溶液中,以离子组装的方式构建 CS-Fe(Ⅱ,Ⅲ)前驱体,进而实现壳聚糖中 MNP 矿化,该策略定义为组装矿化。将 Fe(Ⅱ)与 Fe(Ⅲ)摩尔比为 1∶2 的溶液加入壳聚糖水凝胶中,原位杂化构建 CS-Fe(Ⅱ,Ⅲ),壳聚糖中 MNP 矿化,该方法定义为原位矿化。

3.2.1　壳聚糖中 MNP 的组装矿化

壳聚糖中 MNP 的组装矿化是基于浓度差驱动铁离子进入壳聚糖水凝胶,通过壳聚糖官能团与铁离子间的识别和相互作用,实现壳聚糖与铁离子的结合,以离子组装的方式构建 CS-Fe(Ⅱ,Ⅲ)前驱体,进而采用碱处理的方法实现矿化过程。

壳聚糖中 MNP 的组装矿化过程示意图如图 3.3 所示。首先将壳聚糖溶解于乙酸溶液中,获得壳聚糖溶液;将戊二醛溶液匀速滴加到壳聚糖溶液中,获得戊二醛交联的壳聚糖水凝胶。控制壳聚糖的交联程度为 20%。将壳聚糖水凝胶置于的 Fe(Ⅲ)溶液,取出并用去离子水清洗。然后浸泡于 Fe(Ⅱ)溶液中,用去离子水清洗。以上过程重复 3~5 次,实现离子组装法获得壳聚糖-铁离子螯合物(CS-Fe(Ⅱ,Ⅲ))。将 CS-Fe(Ⅱ,Ⅲ)置于

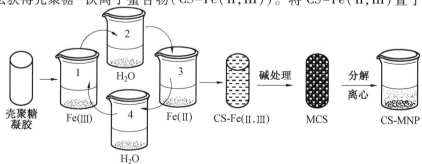

图 3.3　壳聚糖中 MNP 的组装矿化过程示意图

NaOH 溶液,从而获得矿化的磁性壳聚糖复合材料。将磁性壳聚糖复合材料进行降解并离心分离,获得矿化后 MNP。

　　XRD 是表征物相的有效方法。图 3.4 所示为组装矿化方法合成磁性壳聚糖复合材料和矿化 MNP 的 XRD 图谱。$2\theta = 20°$衍射峰归因于磁性壳聚糖复合材料中壳聚糖的存在(图 3.4(a))。壳聚糖分子链上分布着大量羟基和氨基,还有一些 N-乙酰氨基,它们形成分子内和分子间的氢键使壳聚糖分子链具有较高的规整性,从而显现出 20°的衍射峰。经 H_2O_2 降解后,壳聚糖的衍射峰基本消失(图 3.4(b))。磁性壳聚糖复合材料和矿化 MNP 的 XRD 图谱中均出现了 MNP 的衍射峰,其衍射峰(111),(220),(311),(400),(422),(511),(440)和(533)与标准谱图(19-0629)吻合。

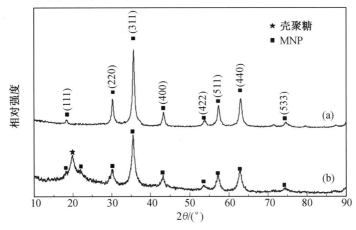

图 3.4　组装矿化方法合成磁性壳聚糖复合材料和矿化 MNP 的 XRD 图谱

　　由于 MNP 和 γ-Fe_2O_3 二者 XRD 衍射图谱非常相似,仅利用 XRD 图谱很难将二者区分开[62-64]。为了进一步确定矿化纳米颗粒的物相,需利用拉曼光谱(Raman spectrum)对矿化 MNP 进行表征(图 3.5),同时给出了 γ-Fe_2O_3 的拉曼图谱。γ-Fe_2O_3 在 350 cm^{-1},500 cm^{-1} 和 700 cm^{-1} 处出现 3 个显著的拉曼特征吸收峰(图 3.5(a))。组装矿化方法合成纳米颗粒仅在 667 cm^{-1} 处出现 MNP 的特征吸收峰,且未发现任何 γ-Fe_2O_3 的特征吸收峰(图 3.5(b))。因此组装矿化方法合成纳米颗粒为 MNP,而不是 γ-Fe_2O_3。

　　XRD 和拉曼图谱结果均证明纳米颗粒为 MNP,但一般而言 MNP 中氧空位是不可避免的,因此合成纳米颗粒往往为非化学计量比 MNP。通常,非化学计量比 MNP 表示为 $Fe_{3-\delta}O_4$,δ 为氧空位的数量。根据 Yang 等[65]研究结果,晶格常数 a 与氧空位数量 δ 存在线性关系,每个氧空位是晶格

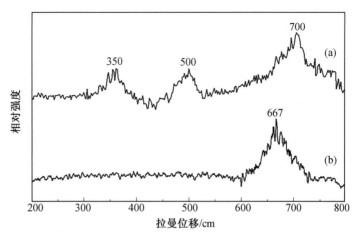

图 3.5 离子组装法合成矿化 MNP 的拉曼图谱

常数的 5 倍,见式(3.1)和(3.2)。根据式(3.1)和(3.2)对离子组装法合成磁性壳聚糖复合材料和矿化 MNP 中非化学计量比 MNP 氧空位含量进行了计算,结果见表 3.1。磁性壳聚糖复合材料中非化学计量比 MNP 为 $Fe_{2.91}O_4$,经降解离心分离所获得矿化 MNP 中非化学计量比 MNP 为 $Fe_{2.85}O_4$。可见,降解和离心分离过程中矿化 MNP 发生一定程度的氧化,导致其氧空位的含量从 0.09 提高到 0.15。

表 3.1 离子组装法合成磁性壳聚糖复合材料及矿化 MNP 中非化学计量比 MNP 氧空位含量

样品	$2\theta/(°)$	δ	化学式($Fe_{3-\delta}O_4$)	平均
磁性壳聚糖复合材料	30.14	0.08	$Fe_{2.92}O_4$	$Fe_{2.91}O_4$
	35.48	0.05	$Fe_{2.95}O_4$	
	43.20	0.13	$Fe_{2.87}O_4$	
	57.10	0.11	$Fe_{2.89}O_4$	
矿化 MNP	30.12	0.05	$Fe_{2.95}O_4$	$Fe_{2.85}O_4$
	35.56	0.15	$Fe_{2.85}O_4$	
	43.28	0.20	$Fe_{2.80}O_4$	
	57.26	0.21	$Fe_{2.79}O_4$	

$$a_{计算} = \frac{\lambda \sqrt{h^2+k^2+l^2}}{2\sin\theta} \qquad (3.1)$$

$$\delta = \frac{a_{Fe_3O_4}-a_{计算}}{0.2} \qquad (3.2)$$

式中 $a_{计算}$——MNP 晶格常数计算值,nm;

       $a_{Fe_3O_4}$——Fe_3O_4晶格常数,nm;

       δ——氧空位数量;

       λ——X 射线波长,nm;

       θ——衍射角,(°);

       h,k,l——晶面指数。

利用透射电镜表征了组装矿化合成 MNP 在壳聚糖中的分布及 TEM 形貌(图 3.6)。图 3.6(a)形貌表明,CS-MNP 粒径约为 10 nm,均匀分散于壳聚糖中,未发现纳米颗粒显著团聚现象,图中圆圈区域为几个距离较

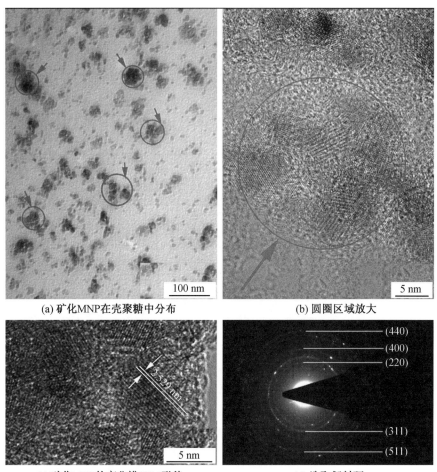

(a) 矿化MNP在壳聚糖中分布　　　　　(b) 圆圈区域放大

(c) 矿化MNP的高分辨TEM形貌　　　　　(d) 选取衍射环

图 3.6　组装矿化合成 MNP 在壳聚糖水凝胶中的分布及透射电镜 TEM 形貌

近的纳米颗粒。圆圈区域放大形貌如图 3.6(b) 所示,结果表明 CS-MNP 与壳聚糖基质结合紧密,不存在显著的界面,且纳米颗粒之间不存在团聚现象。利用 HRTEM 对纳米颗粒进行了表征,如图 3.6(c) 所示,纳米颗粒呈现清晰的晶格条纹,条纹间距 $d=0.252\ 9$ nm,这与 MNP 的(311)晶面间距相吻合[66,67]。图 3.6(d) 所示为纳米颗粒的选区电子衍射(SAED),分别对应 Fe_3O_4 的(220),(311),(400),(511)和(440)晶面,表明合成纳米颗粒为 MNP,与 XRD 和 Raman 分析结果一致。

为获得离子组装矿化合成的 MNP 在壳聚糖中的含量,利用差式扫描量热仪(TG-DTA)对磁性壳聚糖复合材料进行差热-热重分析。图 3.7(a) 表明壳聚糖在 200 ~ 700 ℃存在两个显著的失重阶段,并伴随着两个显著的放热峰;200 ~ 300 ℃存在 34.9% 的失重,该失重为壳聚糖分子链的断裂及化学结合水的失去引起的;300 ~ 550 ℃出现 55.5% 的失重,同时伴随较

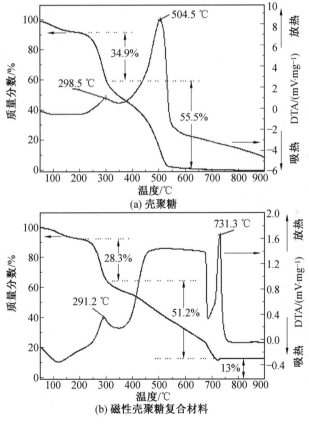

(a) 壳聚糖

(b) 磁性壳聚糖复合材料

图 3.7 空气气氛下壳聚糖和磁性壳聚糖复合材料的 TG-DTA 曲线

大吸热过程,这是由壳聚糖中糖残基的热分解引起的。当温度达到 550 ℃时,失重结束,壳聚糖完全分解。对于磁性壳聚糖复合材料(图 3.7(b)),除存在与壳聚糖类似的两个失重过程(28.3% 和 51.2%)外,在 731.3 ℃处显现出一个显著的放热峰,并伴随增重过程。该放热峰和增重过程归因于磁性壳聚糖复合材料中铁氧化合物的氧化,MNP 最终转变为 $\alpha\text{-}Fe_2O_3$。磁性壳聚糖复合材料在 700 ℃时失重结束,MNP 完全转换为 $\alpha\text{-}Fe_2O_3$,剩余质量为 13%。将 $\alpha\text{-}Fe_2O_3$ 质量转化为 MNP 质量,故磁性壳聚糖复合材料中 CS-MNP 的含量为 12.5%。

图 3.8(a)所示为组装矿化后复合材料降解离心分离后所获得矿化MNP 的形貌,矿化 MNP 粒径约为 10 nm。矿化 MNP 表面存在显著包覆层,如图 3.8(b)箭头所指区域,直接证实了矿化 MNP 表面壳聚糖的存在。纳米颗粒的选区电子衍射(SAED)分析如图 3.8(c)所示,结果表明降解后

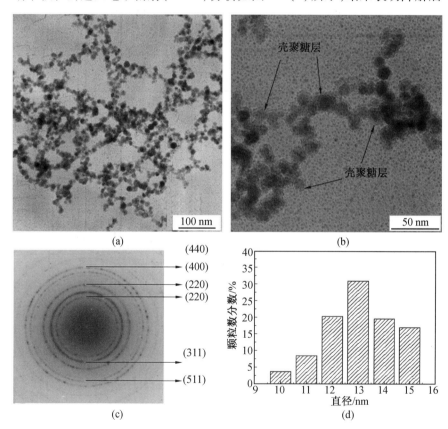

图 3.8　组装矿化合成 MNP 的 TEM 形貌及粒度分布

纳米颗粒仍保持为 MNP。利用 Image Pro Plus 分析软件对 TEM 照片进行统计分析,结果表明矿化 MNP 的平均粒径为 13 nm(图 3.8(d)),保证了矿化 MNP 为单磁畴从而具有超顺磁性。

磁学性能是表征 MNP 的重要指标。图 3.9 所示为组装矿化合成的矿化 MNP 在 300 K 下的磁滞回线。组装矿化合成 MNP 不存在显著的磁滞现象,饱和磁化强度 M_s 为 51.6 emu/g,达到了块体 MNP(92 emu/g)的 56%。其剩余磁化强度 M_r 和矫顽力 H_c 分别为 0.9 emu/g 和 16.5 Oe。根据零磁场附近磁滞回线的特征,可获得 MNP 晶粒大小的上限[68],其计算式见(3.3)。计算可得 D_m 为 17.9 nm,与 TEM 结果吻合。磁滞回线和 D_m 均表明离子组装法合成 CS-MNP 具有超顺磁性。

$$D_m = \left(\frac{18\kappa T \chi_i}{\pi\rho M_s^2} \right)^{1/3} \tag{3.3}$$

式中　D_m——磁性纳米颗粒晶粒大小的上限;

　　　k——玻耳兹曼常数;

　　　T——磁滞回线测量温度(300 K);

　　　ρ——Fe_3O_4 的密度(5.24 g/cm^3);

　　　M_s——饱和磁化强度;

　　　χ_i——磁化率。

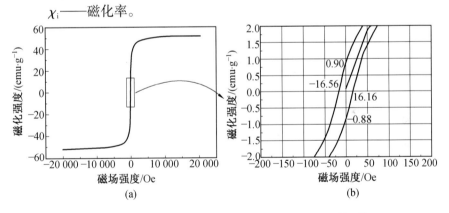

图 3.9　组装矿化合成的 CS-MNP 在 300 K 下的磁滞回线

利用 TG-DTA 研究了组装矿化 MNP 表面壳聚糖层的含量。图 3.10 为氩气气氛下 MNP、壳聚糖和矿化 MNP 的 TG-DTA 曲线。在 200 ~ 800 ℃ MNP 不存在失重(图 3.10(a)),壳聚糖表现出 63.3% 的失重(图 3.10(b)),同时伴随较宽的放热峰。组装矿化 MNP 在 200 ~ 800 ℃存在 19.1% 的失重,该失重归因于组装矿化 MNP 表面壳聚糖的存在。此外,组装矿化 MNP

失重曲线与壳聚糖存在显著的区别。壳聚糖在 200~800 ℃仅表现出一个失重过程,且失重主要发生在 200~500 ℃区间,这归因于壳聚糖受热分

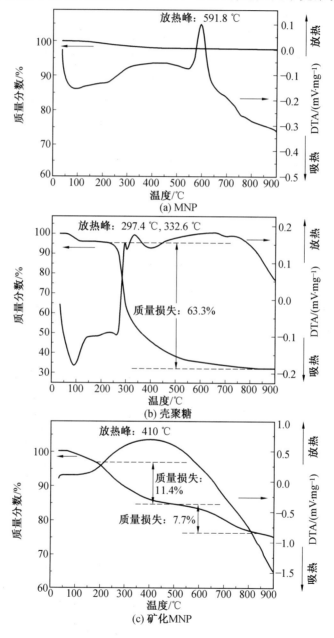

图 3.10　氩气气氛下 MNP、壳聚糖和矿化 MNP 的 TG-DTA 曲线

$500 \sim 800$ ℃区间失重7.7%。组装矿化MNP之所以存在两个失重过程，归因于MNP与其表面壳聚糖存在相互作用引起壳聚糖热分解温度的提高[69]。一般而言，氩气气氛下壳聚糖在500℃基本分解，图$3.10(b)$和图$3.10(c)$中11.4%失重均归因于此。而组装矿化MNP在$500 \sim 800$℃区间7.7%失重是由于MNP与表面壳聚糖相互作用引起壳聚糖层分解温度升高所致。

根据Peniche方法[69]，组装矿化MNP中MNP含量和表面壳聚糖含量均可利用式(3.4)进行计算。

$$\frac{R_q}{\Delta W_q} \times \Delta W_m + M = R \tag{3.4}$$

式中 R_q——纯壳聚糖在900℃的剩余百分比；

ΔW_q——$200 \sim 800$℃纯壳聚糖的失重；

ΔW_m——$200 \sim 800$℃组装矿化MNP的失重；

M——CS-MNP中MNP的含量。

计算结果表明，组装矿化MNP表面壳聚糖层的质量分数为30.2%。组装矿化MNP表面壳聚糖的存在有利于其生物相容性的改善，同时也为进一步功能化应用提供了可供反应的官能团。

3.2.2 壳聚糖中组装矿化MNP规律

1.铁离子浓度对组装矿化影响规律

采用组装矿化策略，选用不同的铁离子浓度（Fe(III)浓度为0.005 mol/L，0.01 mol/L，0.02 mol/L，0.03 mol/L，0.05 mol/L，0.10 mol/L，和0.15 mol/L；Fe(II)浓度为Fe(III)浓度的一半）分别进行合成，可影响矿化MNP的结晶度和含量。

不同铁离子浓度下组装矿化合成磁性壳聚糖复合材料的XRD图谱如图3.11所示。$20°$附近的衍射峰均归因于壳聚糖。当Fe(III)浓度为0.005 mol/L和0.01 mol/L时，未发现任何显著的铁氧化合物的衍射峰；当Fe(III)浓度为0.02 mol/L时，复合材料在$30°$，$35.4°$，$57°$和$62.5°$出现衍射峰，但是强度较低；随着铁离子浓度的进一步升高，铁离子浓度为0.03 mol/L时，衍射峰的强度显著增加，且与Fe_3O_4标准图谱(19-0629)吻合；铁离子浓度继续升高为0.05 mol/L，0.10 mol/L和0.15 mol/L时，均实现了MNP合成。因此Fe(III)浓度大于等于0.03 mol/L是获得结晶良好的MNP的必要条件，Fe(III)浓度低于0.03 mol/L时，组装矿化方法不能合成结晶良好的MNP。此外，随着铁离子浓度的升高，壳聚糖的衍射峰强度逐渐降低。这是由于高浓度的铁离子或 MNP 与壳聚糖之间存在相互作用,从而削弱了壳聚糖分子内或分子间的氢键作用,进而引起壳聚糖的衍射峰强度逐渐降低。

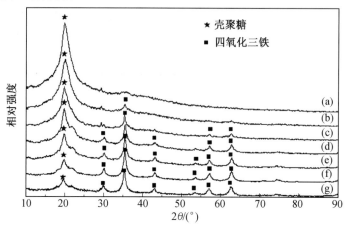

图 3.11 不同铁离子浓度下组装矿化合成磁性壳聚糖复合材料的 XRD 图谱

(a) 0.005 mol/L;(b) 0.0.01 mol/L;(c) 0.02 mol/L;(d) 0.03 mol/L;(e) 0.05 mol/L;(f) 0.10 mol/L;(g) 0.15 mol/L

根据式(3.4)计算不同铁离子浓度下组装矿化合成磁性壳聚糖复合材料中 MNP 的含量如图 3.12 所示。随着铁离子浓度的升高,磁性壳聚糖复合材料中矿化 MNP 的含量逐渐升高。但铁离子浓度从 0.03 mol/L 提高到 0.15 mol/L,而 MNP 的含量仅仅增加了 2.4%。

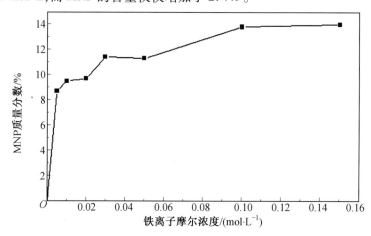

图 3.12 不同铁离子浓度下组装矿化合成磁性壳聚糖复合材料中 MNP 含量

铁离子浓度对 MNP 含量的影响规律如下:铁离子浓度较低时,无法组装矿化获得结晶良好的矿化 MNP,组装矿化所采用 Fe(III)浓度不得低于 0.03 mol/L;铁离子浓度提高可提高组装矿化后复合材料中矿化 MNP 含量,但二者不具有比例关系。上述规律可通过以下机理解释。毫微克量级的铁离子溶液中,壳聚糖富集铁离子的能力可以达到 90%以上[70,71]。此外壳聚糖与铁离子体系中,每个铁离子与 2 个氨基发生螯合[71]。若按照此比例进行计算,当壳聚糖水凝胶内铁离子螯合作用达到饱和时,壳聚糖中 MNP 的质量分数应为 14.9%。因此,即使铁离子的浓度保持在较低的浓度(0.005 mol/L,0.01 mol/L,0.02 mol/L 和 0.03 mol/L),由于壳聚糖对铁离子的富集能力,水凝胶中 MNP 也可以达到较高的质量分数(9% ~ 12%,略低于理论值 14.9%)。螯合作用饱和之后即使铁离子的浓度提高 5 倍(由 0.03 mol/L 提高到 0.15 mol/L),并不能显著提高水凝胶中 MNP 的质量分数(仅增加了 2.4%)。此外,壳聚糖水凝胶中非螯合状态铁离子的存在是导致 MNP 的质量分数随铁离子浓度升高而缓慢上升的原因。

2. pH 对组装矿化影响规律

(1)pH 影响组装矿化 MNP 的物相。

pH 直接影响铁离子的存在状态,进而影响铁离子与壳聚糖官能团的识别和相互作用过程。Fe(II)在水溶液中以单核状态存在,图 3.13 为 Fe(III)水合程度随 pH 变化[72]。当 pH<1.0 时,Fe(III)大部分以单核羟基配合物(FeOH)$^{2+}$ 存在,少量以自由铁离子和双核羟基配合物 (Fe$_2$(OH)$_4^{4+}$)存在;当 pH 升高到 2.0 时,50% 左右的 Fe(III)以双核羟基配合物(Fe$_2$(OH)$_2^{4+}$)存在,单核铁离子和三核羟基配合物各占 25% 左右;而当 pH 达到 3.0 时,Fe(III)大部分以三核羟基配合物存在(Fe$_3$(OH)$_4^{5+}$)。

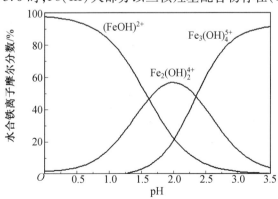

图 3.13 Fe(III)水合程度随 pH 变化

铁离子水合程度的升高势必降低其在壳聚糖水凝胶中的扩散能力,影响和限制 MNP 晶核的生长过程,进而不利于完整晶体结构 MNP 的合成。

图 3.14 为不同 pH 下组装矿化方法合成磁性壳聚糖复合材料的 XRD 图谱。结果表明,pH 升高,矿化 MNP 的衍射峰强度显著降低,pH<2.0 是获得良好结晶矿化 MNP 的必要条件。

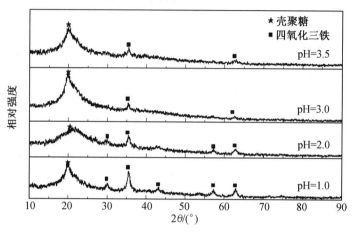

图 3.14　不同 pH 下组装矿化方法合成磁性壳聚糖复合材料的 XRD 图谱

(2)pH 影响组装矿化 MNP 的磁性。

图 3.15 为不同 pH 下组装矿化方法合成 MNP 在 300 K 的磁滞回线,其磁学性能数据见表 3.2。图 3.15(a)表明,pH=1.0 和 2.0 组装矿化合成 MNP,其 M_s 分别达到了 51.6 emu/g 和 41.2emu/g;而 pH=3.0 组装矿化合成 MNP 的 M_s 仅为 13.1 emu/g。pH 对 M_s 的影响归因于 pH 对纳米颗粒结晶度的影响。pH 的升高引起组装矿化 MNP 结晶度降低,从而 M_s 降低。可见低 pH 是获得高饱和磁化强度且高结晶度矿化 MNP 的必要条件。pH=1.0～3.0 范围内,组装矿化合成 MNP 均表现出较小的剩余磁化强度(0.90 emu/g, 0.57 emu/g 和 0.03 emu/g)和矫顽力(16.50 Oe, 16.55 Oe 和 9.78 Oe),均具有超顺磁性。

表 3.2　不同 pH 下矿化合成 MNP 的磁性数据

pH	M_s/(emu · g^{-1})	M_r/(emu · g^{-1})	H_c/Oe
1.0	51.6	0.90	16.50
2.0	41.2	0.57	16.55
3.0	13.1	0.03	9.78

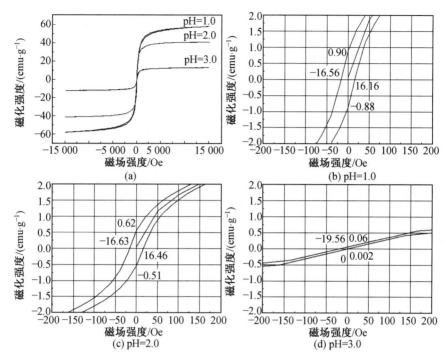

图 3.15　不同 pH 下组装矿化合成 MNP 在 300 K 下的磁滞回线

（3）pH 影响组装矿化 MNP 的形貌。

水凝胶诱导无机合成中有机分子对无机合成的调控作用已经被证实，然而未见关于壳聚糖水凝胶对矿化 MNP 形核和生长影响的报道。壳聚糖分子链上含有丰富的氨基和羟基，这些官能团的存在势必会影响 MNP 的形核和生长。利用透射电镜对不同 pH 组装矿化合成 MNP 形貌进行观察，结果如图 3.16 所示。当 pH 为 1.0 时（图 3.16（a）），组装矿化合成 MNP 粒径约为 10 nm，均匀分散于壳聚糖水凝胶中，不存在显著颗粒团聚。当 pH 为 2.0 时（图 3.16（b）），组装矿化合成 MNP 具有与图 3.13（a）相似的形貌和粒度。当 pH 为 3.0 时（图 3.16（c）），组装矿化合成 MNP 以方形为主，且颗粒粒度明显增大，统计结果（图 3.17（a））表明该方形 CS-MNP 平均粒径为 18.9 nm，高于 pH 为 1.0 和 2.0 条件下矿化 MNP 粒径（10.7 nm）。方形 CS-MNP 的 SAED 结果如图 3.17（b）所示，纳米颗粒表现出清晰的衍射环，分别对应 Fe_3O_4 的（220），（311），（400），（511）和（440）晶面。随着 pH 进一步升高到 3.5（图 3.16（d）），壳聚糖水凝胶中不存在显著的颗粒状MNP。pH 的控制可以实现不同形状 MNP 的组装矿化合成。

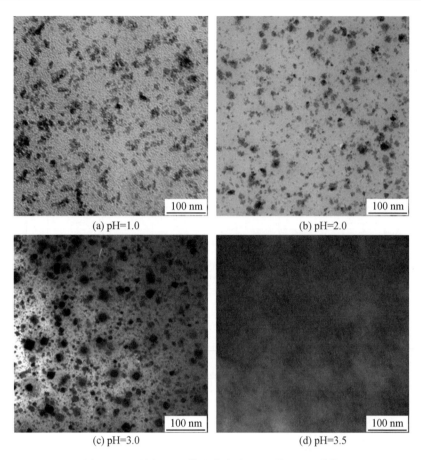

(a) pH=1.0   (b) pH=2.0

(c) pH=3.0   (d) pH=3.5

图 3.16 不同 pH 组装矿化合成 MNP 的 TEM 形貌

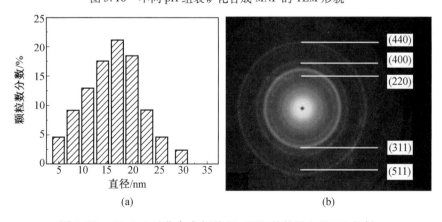

(a)   (b)

图 3.17 pH=3.0 矿化合成方形 CS-MNP 的粒径和 SAED 衍射

3. 组装矿化 MNP 在壳聚糖水凝胶中分布

将组装矿化合成复合材料在一定温度（100 ℃，300 ℃，500 ℃ 和 800 ℃）进行热处理，表征了热处理对材料的物相及形貌的影响，即可获得矿化 MNP 的分布状态。热处理工艺可采用如下过程：将磁性壳聚糖复合材料置于空气炉中，按照 5 ℃/min 的升温速率加热至 100 ℃，300 ℃，500 ℃ 和 800 ℃ 并保温 2 h，随炉冷却获得热处理后样品。

图 3.18 为组装矿化合成复合材料经不同温度热处理后的 XRD 图谱。经 100 ℃ 热处理，壳聚糖的衍射峰未发生显著变化，矿化 MNP 的衍射峰位置基本保持不变，而衍射强度有所增加，这说明热处理在一定程度上促进了矿化 MNP 结晶度的提高。

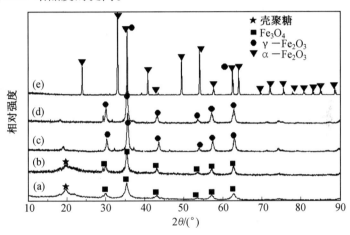

图 3.18　组装矿化合成复合材料经不同温度热处理后的 XRD 图谱
（a）磁性壳聚糖复合材料；（b）100 ℃；（c）300 ℃；（d）500 ℃；（e）800 ℃

经 100 ℃ 热处理 2 h，矿化 MNP 氧空位的含量降低，非化学计量比 MNP 由 $Fe_{2.91}O_4$ 变为 $Fe_{2.94}O_4$。经 300 ℃ 热处理，壳聚糖和 MNP 的衍射峰消失，取而代之为 $\gamma\text{-}Fe_2O_3$；经 500 ℃ 热处理 2 h，材料物相仍然为 $\gamma\text{-}Fe_2O_3$；而 800 ℃ 热处理，材料物相以 $\alpha\text{-}Fe_2O_3$ 为主，仍存在少量 $\gamma\text{-}Fe_2O_3$，说明大部分 $\gamma\text{-}Fe_2O_3$ 转变为 $\alpha\text{-}Fe_2O_3$。

根据式（3.1）计算了 100 ℃ 热处理对矿化 MNP 中氧空位含量的影响，结果见表 3.3。

表 3.3　100 ℃处理对矿化 MNP 中氧空位含量的影响

样品	$2\theta/(°)$	δ	化学式($Fe_{3-\delta}O_4$)	平均
磁性壳聚糖	30.14	0.08	$Fe_{2.92}O_4$	$Fe_{2.91}O_4$
	35.48	0.05	$Fe_{2.95}O_4$	
	43.20	0.13	$Fe_{2.87}O_4$	
	57.10	0.11	$Fe_{2.89}O_4$	
100 ℃处理磁性壳聚糖	30.14	0.05	$Fe_{2.92}O_4$	$Fe_{2.94}O_4$
	35.44	0.15	$Fe_{2.98}O_4$	
	43.12	0.20	$Fe_{2.94}O_4$	
	57.08	0.21	$Fe_{2.90}O_4$	

　　利用扫描电镜表征了 800 ℃热处理 2 h 后 $\alpha\text{-}Fe_2O_3$ 的形貌及分布状况(图 3.19),并推测组装矿化合成 MNP 的分布状况。图 3.19(a)中左侧为内部,右侧为外部。整体而言 $\alpha\text{-}Fe_2O_3$ 分布较均匀,外部致密且未发现显著

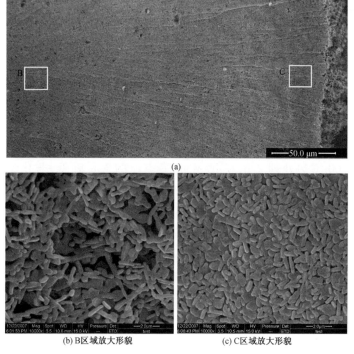

(a)

(b) B 区域放大形貌　　　　(c) C 区域放大形貌

图 3.19　磁性壳聚糖复合材料经 800 ℃热处理 2 h 后 SEM 形貌

的孔洞,而内部存在大小为 $1 \sim 2 \ \mu m$ 的孔洞。将内部 B 区域和外部 C 区域 α-Fe_2O_3 颗粒形貌放大,如图 3.19(b)和(c)所示。图 3.19(b)表明,内部 α-Fe_2O_3 以针状为主,长度和直径分别为 $1 \ \mu m$ 和 $0.2 \ \mu m$,且 α-Fe_2O_3 颗粒与颗粒之间存在显著的孔洞。图 3.19(c)表明,外部 α-Fe_2O_3 仍以针状为主,且具有与内部 α-Fe_2O_3 类似的长度和直径;但 α-Fe_2O_3 分布较致密,不存在显著孔洞。因此可推断,热处理前复合材料中矿化 MNP 分布较均匀,由外而内 MNP 含量略有降低。

组装矿化合成复合材料中矿化 MNP 分布情况是由 CS-Fe(Ⅱ,Ⅲ)中铁离子分布决定的。根据组装矿化工艺过程,铁离子由壳聚糖水凝胶外逐渐向凝胶内部扩散,壳聚糖水凝胶吸附铁离子达到饱和并形成 CS-Fe(Ⅱ,Ⅲ)。由于壳聚糖水凝胶吸附铁离子存在饱和,导致 CS-Fe(Ⅱ,Ⅲ)中铁离子分布均匀,保证了合成磁性壳聚糖复合材料中 MNP 的均匀分布。此外,CS-Fe(Ⅱ,Ⅲ)中除螯合态铁离子外,仍存在一定量自由态铁离子,该部分铁离子进入水凝胶的驱动力为浓度梯度,因此壳聚糖水凝胶外部自由态铁离子含量高于水凝胶内部。以上两种共同作用最终决定了组装矿化方法合成复合材料中 MNP 分布整体较均匀,外部 MNP 含量略高于内部。

3.2.3 壳聚糖中 MNP 的原位矿化

壳聚糖中 MNP 的原位矿化是基于壳聚糖官能团与铁离子间的螯合作用,通过将壳聚糖与铁离子均匀混合,原位构建 CS-Fe(Ⅱ,Ⅲ)前驱体,进而采用碱处理的策略实现矿化的过程。

原位矿化方法合成 MNP 过程示意图如图 3.20 所示。具体过程如下:

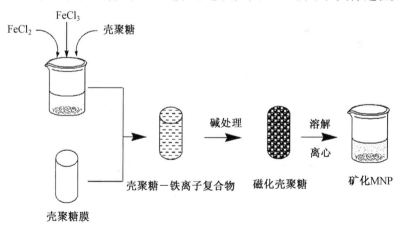

图 3.20　原位矿化方法合成 MNP 示意图

（1）配制壳聚糖溶液，制备壳聚糖水凝胶模板。

（2）将 Fe(III) 和 Fe(II) 溶液加入到壳聚糖溶液，形成 CS-Fe(II,III)。

（3）将 CS-Fe(II,III) 注入水凝胶模板，并置于 NaOH 溶液中，从而原位矿化获得复合材料。

（4）将磁性壳聚糖溶解于乙酸溶液、离心分离获得原位矿化的 MNP。

图 3.21(a) 为原位矿化方法合成 MNP 的 XRD 图谱。$2\theta = 20°$ 衍射峰归属于壳聚糖，表明原位矿化方法合成 MNP 表面存在壳聚糖层。XRD 图谱中出现了 MNP 的衍射峰，其衍射峰 (111)，(220)，(311)，(400)，(422)，(511)，(440) 和 (533) 位置与四氧化三铁的标准 (19-0629) 吻合。由于 MNP 和 $\gamma\text{-}Fe_2O_3$ 二者 XRD 衍射图谱非常相似，同样可利用拉曼图谱对原位矿化方法合成 CS-MNP 进行表征 (图 3.21(b))。$667\ cm^{-1}$ 特征衍射峰表明原位矿化方法合成颗粒为 MNP，而非 $\gamma\text{-}Fe_2O_3$。

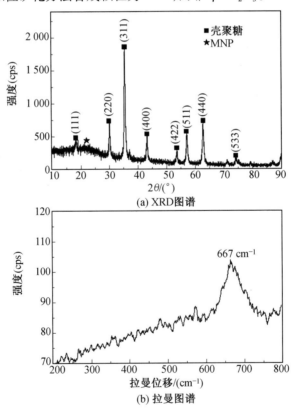

(a) XRD图谱

(b) 拉曼图谱

图 3.21　原位矿化方法合成 MNP 的物相

　　原位矿化方法合成 CS-MNP 的形貌如图 3.22 所示。CS-MNP 的 SEM 形貌表明(图 3.22(a)),原位矿化 MNP 存在轻微的团聚,团聚颗粒粒径约为 35 nm,粒度分布较均匀。原位矿化 MNP 的轻微团聚归因于矿化 MNP 表面壳聚糖的存在。壳聚糖的长链状结构及其分子内和分子间氢键作用,引起壳聚糖分子链互相缠绕,从而引起矿化 MNP 的团聚。此外,SEM 试样准备过程中引起一定程度的矿化 MNP 团聚也是无法避免的。利用 HRTEM 表征了原位矿化策略合成 MNP 形貌(图 3.22(b)和(c))。矿化 MNP 晶核粒径约为 10 nm,显著小于扫描照片中团聚颗粒的大小,且表现出清晰的晶格条纹,条纹间距 $d = 0.252\ 9$ nm,这与 MNP 的(311)晶面间距吻合。此外,MNP 晶核外存在显著的非晶包覆层(箭头所指区域),该非晶包覆层为 CS-MNP 表面的壳聚糖。

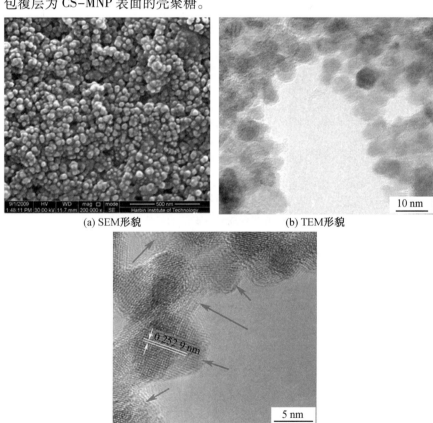

(a) SEM形貌　　　　　　　　　　　(b) TEM形貌

(c) HRTEM形貌

图 3.22　原位矿化方法合成 CS-MNP 的形貌(箭头所指区域为颗粒表面壳聚糖)

将原位矿化 MNP 进行 FTIR 分析以表征 MNP 的表面状态,并将其与 MNP 进行了对比(图 3.23),其吸收峰及归属见表 3.4。MNP 和原位矿化 MNP 均在 580 cm^{-1} 和 3 430 cm^{-1} 处存在振动吸收峰,分别归因于 Fe—O 和吸附水。对比曲线(a)和(b)发现,原位矿化 MNP 在 2 922 cm^{-1},2 876 cm^{-1},1 372 cm^{-1} 和 1 066 cm^{-1} 处存在明显的红外吸收峰,而 MNP 不具有上述吸收峰。2 922 cm^{-1},2 876 cm^{-1} 和 1 372 cm^{-1} 红外吸收是由壳聚糖分子链中 νCH 振动引起的,而 1 066 cm^{-1} 处吸收峰归因于壳聚糖分子中 νC—O。FTIR 图谱表明原位矿化方法合成 MNP 的表面具有壳聚糖层。

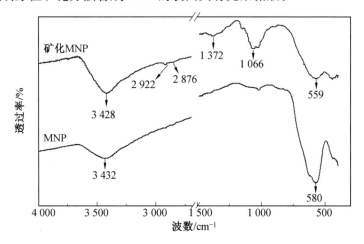

图 3.23 原位矿化方法合成矿化 MNP 红外图谱

表 3.4 原位矿化方法合成 CS-MNP 的红外吸收峰及归属

样品	吸收峰/cm^{-1}	吸收峰归属
MNP	580	Fe—O
	1 630	—OH
	3 432	—OH
矿化 MNP	559	Fe—O
	1 066	νC—O
	1 372	νCH
	1 630	—OH,—NH$_2$
	2 876,2 922	νCH
	3 428	—NH$_2$,—OH

利用 TG-DTA 对原位矿化方法合成 MNP 进行分析,以获得表面壳聚糖的含量(图 3.24)。在 200～800 ℃区间内,原位矿化 MNP 具有 24% 的失重,同时伴随较宽放热峰,这是由壳聚糖层的热分解引起的。根据式(3.5),原位矿化方法合成 MNP 表面壳聚糖质量分数为 37.9%。考虑到本文所用壳聚糖脱乙酰度值为 91.4%,原位矿化 MNP 约含 2.15 mmol/g 的氨基和 2.35 mmol/g 的羟基,有利于其生物相容性的改善,同时也为其进一步功能化提供可能。原位矿化方法合成 MNP 表面壳聚糖的质量分数为 37.9%,而组装矿化合成 MNP 表面壳聚糖的质量分数为 30.1%,这是由于组装矿化后降解过程引起 MNP 表面壳聚糖相对分子质量下降,从而导致原位矿化方法合成 CS-MNP 表面壳聚糖含量高于组装矿化。

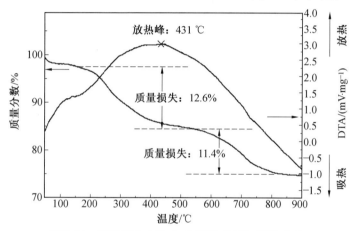

图 3.24 原位矿化方法合成 MNP 的 TG-DTA 曲线

3.2.4 壳聚糖中原位矿化 MNP 规律

1. pH 影响原位矿化 MNP 物相

图 3.25 为不同 pH 下原位矿化合成复合材料的 XRD 图谱。20°处为壳聚糖分子内和分子间氢键引起的衍射峰。pH=1.0,2.0 和 3.0 条件下,XRD 图谱中均出现了 MNP 的衍射峰,其衍射峰(220),(311),(400),(511),(440)和(533)与四氧化三铁的标准谱图(19-0629)吻合。pH 升高,原位矿化 MNP 的衍射峰强度略有降低,表明 pH=1.0～3.0 区间原位矿化均可合成良好结晶 MNP,但 pH 升高引起 MNP 结晶度略有下降。

2. pH 影响原位矿化 MNP 形貌

不同 pH 下原位矿化合成 MNP 的 TEM 形貌如图 3.26 所示。pH 为1.0时(图 3.26(a)),矿化 MNP 以球形为主,平均粒径为 12.7 nm。pH 为2.0时(图 3.26(b)),矿化 MNP 以方形为主,且颗粒的粒径显著增大,平均

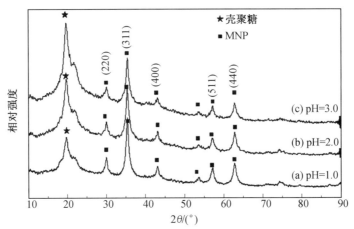

图 3.25　不同 pH 下原位矿化合成复合材料的 XRD 图谱

粒径为 21.3 nm。pH 升高到 3.0(图 3.26(c)),出现菱形的矿化 MNP,粒径约为 30 nm。可见,通过改变 pH 可矿化合成不同形貌的 MNP。

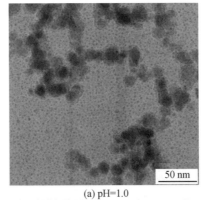

(a) pH=1.0

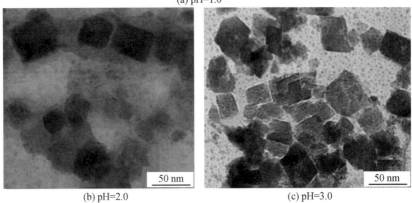

(b) pH=2.0　　　　　　　　　　(c) pH=3.0

图 3.26　不同 pH 下原位矿化合成 MNP 的 TEM 形貌

利用 HRTEM 对 pH=3.0 下矿化合成的菱形 MNP 进行了表征,如图 3.27 所示。菱形 CS-MNP 晶格像条纹间距 d=0.484 nm,这与 MNP 的 (111) 晶面间距相吻合。此外,矿化 MNP 表面壳聚糖层导致衍射条纹清晰度较低。

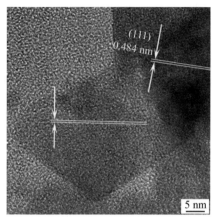

图 3.27 原位矿化合成菱形 MNP 的 HRTEM 形貌

3. pH 影响原位矿化 MNP 磁性

饱和磁化强度、剩余磁化强度和矫顽力是描述 MNP 的磁性参数。图 3.28 所示为不同 pH 下原位矿化合成 MNP 在 300 K 下的磁滞回线。pH=1.0,2.0 和 3.0 合成 MNP 的饱和磁化强度(M_s)分别为 55.5 emu/g,46.8 emu/g和38.4 emu/g(见表 3.5 和图 3.28(a)),随 pH 升高,矿化 MNP 的饱和磁化强度逐渐降低。pH 的升高引起矿化 MNP 结晶度降低是导致饱和磁化强度降低的主要原因。不同 pH 下合成矿化 MNP 的剩余磁化强度(M_r)和矫顽力(H_c)均比较小,因此 pH 为 1.0~3.0 范围内原位矿化方法均可合成超顺磁性 MNP。与组装矿化策略对比发现,相同 pH 原位矿化合成 MNP 的结晶度和饱和磁化强度均高于组装矿化方法。

表 3.5 不同 pH 下原位矿化合成 MNP 的磁性数据

pH	$M_s/(\mathrm{emu \cdot g^{-1}})$	$M_r/(\mathrm{emu \cdot g^{-1}})$	H_c/Oe
1.0	55.5	0.18	10.6
2.0	46.8	0.15	9.6
3.0	38.4	0.10	9.8

采用组装矿化方法和原位矿化方法均实现了 MNP 的矿化,且饱和磁化强度分别达到了 51.6 emu/g 和 55.5 emu/g,均高于文献报道的 30 ~

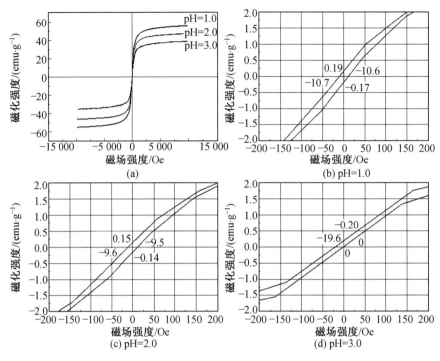

图 3.28 不同 pH 下原位矿化合成 MNP 在 300 K 下的磁滞回线

50 emu/g 范围,不同包覆层对 MNP 饱和磁化强度的影响见表 3.6。壳聚糖中矿化合成 MNP 具有较高的饱和磁化强度归因于以下两点。第一,壳聚糖分子链上氨基的存在有利于获得高饱和磁化强度的 MNP。有机包覆层的种类对磁性纳米颗粒的饱和磁化强度具有很大的影响。Deng 通过研究 Si 包覆的 MNP 发现,Si 作为包覆层引起 MNP 饱和磁化强度由 48 emu/g 降低到 30 emu/g。含氧原子官能团(—OH、—COOH、—Si 和—Si—O)会导致纳米颗粒磁性的下降,而氨基由于其引起较少的表面淬灭,从而有利于保持 MNP 磁性。第二,MNP 原位包覆有利于获得高饱和磁化强度的 MNP。组装矿化和原位矿化合成 MNP 过程中,MNP 的合成和壳聚糖层包覆同步完成,即 MNP 原位包覆壳聚糖,实现了纳米颗粒制备与改性一步完成,降低了 MNP 氧化的可能性,有利于获得高饱和磁化强度的纳米颗粒。

表 3.6　不同包覆层对 MNP 饱和磁化强度的影响

包覆层	表面配体	颗粒尺寸/nm	$M_s/(\text{emu} \cdot \text{g}^{-1})$
油酸纳[73]	—COOH	8	41.0
聚乙二醇[74]	—OH	10	31.3
司班-80[75]	—OH	9	40.0
无涂层[76]	—	9	40
壳聚糖	—NH₂	10	55.5

　　组装矿化和原位矿化合成 MNP 过程中,pH 对矿化 MNP 的结晶度、形貌和饱和磁化强度均产生了显著影响。这是由于 pH 对铁离子水合状态的影响引起的。铁离子水合程度的升高势必降低其在壳聚糖水凝胶中的扩散能力,影响和限制 MNP 晶核的生长过程,进而不利于完整晶体结构 MNP 的合成。因此 pH 升高所引起的铁离子水合程度增加是矿化 MNP 结晶程度降低的原因。此外,矿化 MNP 结晶程度降低,使 MNP 中氧空位的浓度增加,降低了矿化 MNP 饱和磁化强度。

　　此外,随着 pH 的升高,铁离子水合程度增加,必然增加了壳聚糖中羟基或氨基与铁离子的螯合机会,—OH 或—NH₂ 吸附在矿化 MNP 晶核的高能晶面上,降低 MNP 表面能,从而矿化 MNP 高能晶面(例如{100}和{111})出现,造成矿化 MNP 的各向异性生长。因此,随着 pH 由 1.0 增加到 3.0,矿化 MNP 的形貌由球形转变为方形和菱形[77-79]。

4. 原位矿化 MNP 在壳聚糖水凝胶中分布

　　将原位矿化合成复合材料在一定温度(100 ℃,300 ℃,500 ℃和 800 ℃)进行热处理,表征了热处理后材料的物相及形貌。

　　图 3.29 为不同温度热处理后磁性壳聚糖的 XRD 图谱。经 100 ℃ 热处理,壳聚糖的衍射峰没有发生显著变化,而矿化 MNP 的衍射峰强度有所增加,这说明热处理一定程度上促进了 MNP 结晶度的提高。根据式(3.3)计算了 100 ℃ 热处理对 MNP 中氧空位的影响(见表 3.7)。结果表明,经 100 ℃ 热处理 2 h,MNP 中氧空位含量降低,非化学计量比 MNP 由 $Fe_{2.902}O_4$ 变为 $Fe_{2.931}O_4$。经 300 ℃ 热处理,壳聚糖和 MNP 的衍射峰均消失,取而代之的为 $\gamma\text{-}Fe_2O_3$;经 500 ℃ 热处理,复合材料中仍然以 $\gamma\text{-}Fe_2O_3$ 为主,同时出现了 $\alpha\text{-}Fe_2O_3$ 的衍射峰,这说明 500 ℃ 热处理 2 h 后部分 $\gamma\text{-}Fe_2O_3$ 转变为 $\alpha\text{-}Fe_2O_3$;热处理温度提高到 800 ℃,XRD 图谱中仅出现了 $\alpha\text{-}Fe_2O_3$ 的衍射峰,说明 $\gamma\text{-}Fe_2O_3$ 完全转变为 $\alpha\text{-}Fe_2O_3$。

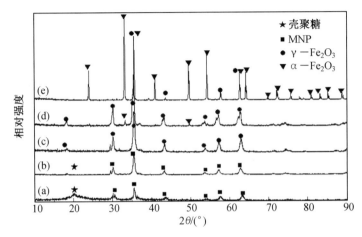

图 3.29　不同温度热处理后磁性壳聚糖的 XRD 图谱

(a)磁性壳聚糖复合材料；(b)100 ℃；(c)300 ℃；(d)500 ℃；(e)800 ℃

表 3.7　100 ℃热处理工艺对 MNP 中氧空位含量的影响

样品	$2\theta/(°)$	δ	化学式($Fe_{3-\delta}O_4$)	平均
磁性壳聚糖	30.16	0.108	$Fe_{2.892}O_4$	$Fe_{2.902}O_4$
	35.48	0.057	$Fe_{2.943}O_4$	
	43.12	0.056	$Fe_{2.944}O_4$	
	57.20	0.172	$Fe_{2.828}O_4$	
100 ℃处理磁性壳聚糖	30.14	0.081	$Fe_{2.919}O_4$	$Fe_{2.931}O_4$
	35.48	0.034	$Fe_{2.966}O_4$	
	43.20	0.056	$Fe_{2.944}O_4$	
	57.10	0.105	$Fe_{2.895}O_4$	

　　利用扫描电镜表征了原位矿化合成磁性壳聚糖复合材料经 800 ℃热处理 2 h 后α-Fe_2O_3的分布状况。原位矿化合成复合材料热处理后的形貌（图 3.30）与组装矿化（图 3.19）存在显著的区别。由外而内 α-Fe_2O_3 含量表现出逐渐降低的趋势，外部 α-Fe_2O_3 较致密，而内部 α-Fe_2O_3 颗粒之间存在显著的孔洞。由外而内选择了 B，C，D 和 E 4 个区域，利用 Image Pro Plus 6.0 分析软件对四个区域孔洞所占面积和 α-Fe_2O_3 粒径进行了统计。四个区域放大形貌表明，α-Fe_2O_3 均以球形为主，孔洞面积分别为 5.3%，7.1%，18.1% 和 26.4%，颗粒的平均粒径分别为 0.69 μm，0.52 μm，0.49 μm 和 0.51 μm。可见，由外而内孔洞所占面积逐渐增加，说明 α-Fe_2O_3

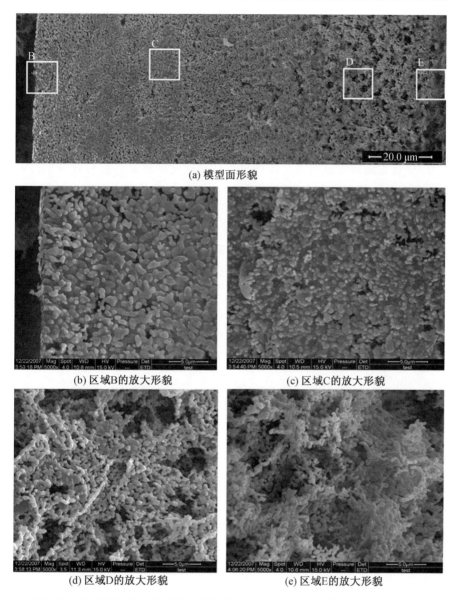

(a) 模型面形貌

(b) 区域B的放大形貌

(c) 区域C的放大形貌

(d) 区域D的放大形貌

(e) 区域E的放大形貌

图3.30 原位矿化方法合成磁性壳聚糖复合材料经800℃热处理后SEM形貌

的含量逐渐下降,而颗粒的粒度变化不大。这说明热处理前原位矿化策略合成复合材料中矿化MNP分布由外而内逐渐降低。

原位矿化合成复合材料中矿化MNP分布由外而内逐渐降低归因于壳聚糖水凝胶中的反应扩散过程。壳聚糖水凝胶的结构限制了OH^-,$Fe(II)$

和 Fe(Ⅲ)的扩散速率,从而使 MNP 矿化过程具有了反应扩散现象的特征。OH⁻由壳聚糖水凝胶表层向内部扩散,Fe(Ⅱ)和 Fe(Ⅲ)由壳聚糖水凝胶内部向表层扩散,OH⁻与 Fe(Ⅱ)和 Fe(Ⅲ)相遇并反应生成 CS–MNP。上述反应扩散过程最终导致壳聚糖中矿化 MNP 分布由外而内逐渐降低。

此外,研究原位矿化合成复合材料热处理后形貌过程中发现复合材料存在自发分层的现象,如图 3.31 中虚线位置所示。图 3.31(a)和(b)为磁性壳聚糖复合材料纵剖面热处理后的 SEM 形貌,距外表面 20 μm 处沿棒材中轴线方向存在显著的分层现象。将磁性壳聚糖复合材料在分层位置处剥离,形貌如图 3.31(c)和(d)所示。可见,材料具有以中轴线为中心的层状结构。原位矿化合成的复合材料具有自发分层的现象,从而为原位矿化构建同心层状复合材料提供了可能。

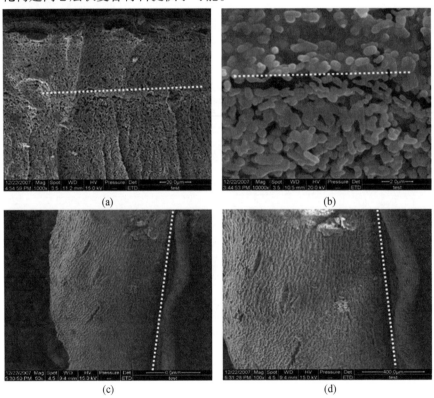

(a)　　　　　　　　　　　　(b)

(c)　　　　　　　　　　　　(d)

图 3.31　原位矿化方法合成磁性壳聚糖复合材料经 800 ℃热处理后层状结构的 SEM 形貌

综上可得如下结论:

(1)利用壳聚糖的螯合作用,为壳聚糖水凝胶为矿化介质,可以在温和条件下(无搅拌、无加热、无表面活性剂、无有机溶剂和无保护气氛),矿化合成较高饱和磁化强度的 MNP,且通过矿化参数调节,可矿化合成球形、方形和菱形 MNP。

(2)壳聚糖水凝胶中,采用组装矿化可获得粒径约为 10 nm 且原位包覆了质量分数为 30.2% 的壳聚糖的 MNP。矿化 MNP 表面壳聚糖层将改善其细胞相容性并为其进一步功能化提供了可能。由于壳聚糖对铁离子的螯合作用存在饱和,提高铁离子溶液浓度对提高复合材料中 MNP 的含量作用不显著。pH 是影响矿化 MNP 结晶度、形貌和饱和磁化强度的关键因素。pH 由 1.0 升高至 3.0,矿化 MNP 转变为方形,并伴随结晶度和饱和磁化强度的降低。低 pH 有利于获得高结晶度且高饱和磁化强度的矿化 MNP,pH=1.0 时矿化合成 MNP 的 M_s 达到了 51.6 emu/g,为块体 Fe_3O_4 的 56%。

(3)壳聚糖水凝胶中,采用原位矿化可合成粒径为 10~30 nm、表面壳聚糖层质量分数为 37.9% 的 MNP。pH 是影响合成的关键因素。pH 由 1.0 升高至 3.0,实现了球形、方形和菱形 MNP 的矿化合成,并伴随结晶度和饱和磁化强度的下降,但下降趋势小于离子组装法。

(4)组装矿化合成复合材料中 MNP 分布均匀;而原位矿化合成复合材料中 MNP 含量由外而内表现出显著的下降趋势,且磁性壳聚糖复合材料存在自发分层的现象,表现出反应扩散过程的特征。原位矿化为研究壳聚糖水凝胶中的反应扩散过程和构建同心层状复合材料提供了可能。

3.3 壳聚糖中 MNP 的矿化原理

关于无机合成机理研究,人们已经认识到大分子中官能团对无机合成的调控作用,但是现有研究主要集中在溶液体系内微量大分子的使用对无机物形貌、物相的影响,而对水凝胶状态下大分子官能团对无机合成影响的研究较少。此外,目前水凝胶的研究体系主要为明胶、琼脂糖或海藻酸等,该类水凝胶中官能团主要为含氧官能团(羟基或者羧基),对金属离子螯合能力较弱,而对壳聚糖(氨基多糖)研究进行得较少。本节将介绍壳聚糖水凝胶吸附铁离子形成矿化前驱体的机理,以及矿化前驱体的演化机理,获得具有螯合金属离子能力的壳聚糖水凝胶中 MNP 的矿化原理。

壳聚糖水凝胶中 MNP 的矿化原理分 4 部分进行描述:溶液体系无机物矿化、凝胶体系无机物矿化、壳聚糖内矿化前驱体的形成和矿化前驱体的演化。

3.3.1 溶液体系无机物矿化

国内外研究者针对溶液体系内无机物矿化进行了广泛研究,主要集中在溶液中微量或痕量有机分子的使用可以改变晶体生长过程及其最终形貌,并且提出有机分子对不同方向晶体(或晶面)生长动力学所造成的各向异性作用是诱导合成的基本途径,随着研究的深入,这种观点被众多实验结果证实,并逐步成为共识[80,81]。

溶液体系无机物矿化研究主要集中在碳酸钙、羟基磷灰石和草酸钙等体系,且主要研究微量有机分子(0.1 g/L 左右)的应用对无机合成的调控作用[82-85]。碳酸钙具有良好的取向性和晶体外形,成为溶液体系无机物矿化研究中采用的主要无机体系。国内外研究者对碳酸钙矿化的研究比较全面,包括各种添加剂、氨基酸及离子对合成的影响等。Fu 等[86]研究了鲍鱼珍珠层蛋白对碳酸钙生长的影响,AP8-α 和 AP8-β 的存在显著的影响了碳酸钙沿 c 轴方向的生长。焦云峰[87]研究了胶原蛋白和镁离子协同作用对碳酸钙生长过程的调控,随着镁离子的加入,碳酸钙的形状由纺锤体转变为哑铃型和球形。一般认为有机分子是通过以下过程调控无机合成的:溶液中存在的有机分子通过固定在扭折区或台阶区来阻止离子结合到晶体晶面上,这种干扰作用导致晶体生长被抑制,同时改变晶体的性质和形貌;在有机分子含量非常高的情况下,台阶沿晶体表面的扩展被抑制,从而使表面变得不规则,晶体停止生长。

有机分子调控合成金属纳米晶、硫化物和氧化物纳米颗粒方面也有一些研究。Kelley 等[88]研究表明 RNA 可以很好地控制晶粒尺寸并给出了 CdS 晶粒生长与 RNA 次生结构之间的关系。研究发现,折叠的野生型 tRNA(wtRNA)和展开型突变 tRNA(mtRNA)均可以控制溶液中自发沉淀 CdS 晶粒的形成,但是获得的 CdS 晶粒的平均粒径和粒度分布却显然不同。wtRNA 的存在导致了单峰分布的 6 nm 大小的 CdS 晶粒的形成,而 mtRNA 则调控获得了双峰分布的 7~11.5 nm 的晶粒。Wei 等[89]以壳聚糖矿化合成了单晶的金纳米片,该纳米片以{111}所在平面为基底进行生长,厚度约 50 nm。Wei 认为壳聚糖上的极性基团与 Au 纳米晶核的{111}晶面发生吸附,从而导致纳米片的生成。Yu 等[90]研究了聚甲基丙烯酸调控合成 $PbWO_4$ 微晶,并通过改变聚甲基丙烯酸的用量实现了不同形貌 $PbWO_4$ 的合成,当质量浓度由 0.5 g/L 提高到 2.0 g/L 时,$PbWO_4$ 的形状实现了由针状到片层状最后到球状的转变。

有机分子调控矿化或调控无机合成实际上是以晶体生长理论为基础

来实现的,所以对晶体生长理论的深入理解,有利于矿化机理的研究。一般认为有机分子对某种无机晶粒或无机晶粒的某一晶面有专一的亲和力,从而使晶粒正常生长中的某一性能被孤立起来,如大小、分布、形状、生长速率和多形变体的形成等,实现对晶粒生长的调控合成(图 3.32)[91]。

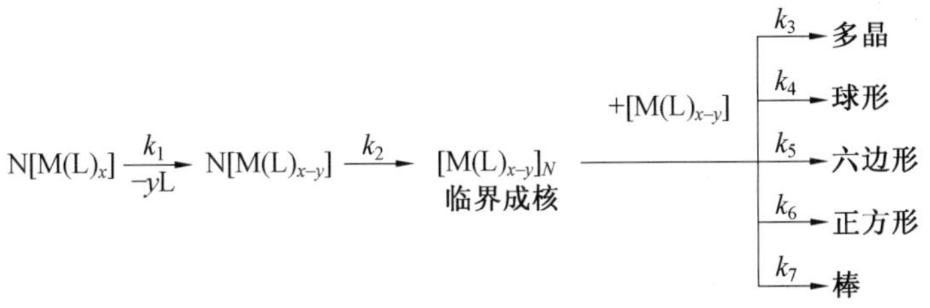

图 3.32　有机分子调控晶体形核生长过程示意图[91]

图 3.32 中 $M(L)_x$ 表示某金属络合物前驱体,$M(L)_{3-y}$ 中 y 表示生成晶核单体过程中配合体失去的数量,如果 $y=x$ 表示自由金属单体出现。单体形成并结合从而实现晶粒生长。一般认为,晶核形成控制着最终晶粒的大小分布和形状,如 1950 年的 Lamer 提出,晶粒的平均粒径和粒度分布由晶核形成的速率决定[92]。快速的爆炸形核可获得窄分布的颗粒,而慢速形核之后的快速长大获得单分散的颗粒。一旦晶核形成,晶粒最终的形状将由接下来的热力学或动力学过程控制。热力学控制方式中,单体将在最高能量的晶面进行生长直到转变为较稳定的晶面。动力学控制方式中,单体向各个晶面生长的速度决定最终的晶粒形状,而晶面生长速度受前驱体浓度的影响。有机分子可以通过加速或延缓单体的生成速度,改变单体的浓度,来改变晶体的形核和生长过程:若有机分子与金属前驱体之间发生强烈的相互作用,可以起到阻止形核的作用(图 3.32 中 $k_1 \sim k_2$);若有机分子与晶核的某一晶面相结合,可以加速或延缓单体在该晶面的生长速率(图 3.32 中 $k_3 \sim k_7$),从而获得各向异性的晶粒。

有机分子与矿物之间的作用是相当复杂的,因此,迄今为止矿化研究主要集中在碳酸钙、羟基磷灰石、金属纳米晶、硫化物及氧化物等几个体系。由于 MNP 晶体形状较难控制,目前有关 MNP 矿化合成的研究大都集中在粒径的控制方面,形貌调控研究较少。

3.3.2　凝胶体系无机物矿化

无机合成的介质主要有气相、液相、固相以及水凝胶相。人们从自然界的有机-无机纳米复合材料(例如趋磁细菌磁小体、骨骼和贝壳等)中得到启发,将其应用于无机材料的合成,从而获得了一种新方法——凝胶体系内无机物矿化。凝胶内矿化不仅仅是一种生物友好的合成方法,还具有高选择性,从而为特定结构、特定性能、纳米尺度材料的获得提供了可能[93]。

1. 凝胶内矿化的特点

与液相中无机合成方法相比,凝胶内矿化一般无须加热,无须搅拌,反应条件温和。凝胶内矿化的优势还体现在以下几个方面。

(1)力学性能设计:水凝胶可对其合成的材料进行强度和韧性的修饰,以满足应用需要。

(2)调控形核和生长:水凝胶可控制无机相形核位点和组织形式、无机相的结构和晶体学取向。

(3)无机相稳定化:通过溶解或相转变达到无机相的稳定。

(4)空间组织:水凝胶可为无机合成提供具有半渗透功能微环境的空间分割。

现阶段凝胶内矿化的研究可以分为以下 3 个方面。

(1)有机分子与晶体形核生长关系研究。主要研究溶液状态下有机分子对晶体形核生长的调控作用。该方面研究开展较早,研究比较深入。人们已经认识到大量有机分子或官能团与无机合成的关系,而且生物学家的加入使这一研究已经发展到蛋白质和氨基酸的水平。但是有机分子或官能团与无机颗粒之间的作用是相当复杂的,迄今为止仍没有明确的对应关系来确定这种影响。

(2)有机-无机界面分子识别。凝胶内矿化不同于溶液内晶粒的形核与生长。凝胶中进行的矿化合成反应有其自身的特点,如相对溶液态较慢的反应速率,水凝胶控制下离子扩散,晶体生长受凝胶空间限制等,这使已知的众多溶液矿化规律在水凝胶体系中是不适用的。因此,研究水凝胶中晶体形核、生长及微结构的有序组装成为凝胶内矿化研究中一个重要的方面。在该方面最具代表性理论的就是 S. Mann 的有机-无机界面的分子识别理论。

(3)凝胶中的反应扩散过程。凝胶内矿化实际上是凝胶介质中进行的反应扩散过程。凝胶中的反应扩散过程可以近似地模拟生物体的矿化反应条件,从而为生物体内无机物形成和有机-无机复合方面的研究提供便利条件(例如模拟人体中结石产生的原因、骨骼同心层状结构的形成、珍珠的形成等),同时为有序结构有机-无机纳米复合材料构建提供可能。

2. 有机-无机界面分子识别

1965 年,Henish 在水凝胶中成功地得到了酒石酸钙的单晶,并撰写了《水凝胶法晶体生长》一书,详细阐述了凝胶中制备无机晶体的过程。在此书后形成了研究凝胶内矿化研究的热潮[94,95]。近 20 年来,凝胶内矿化研究的一个重要进展是认识到了凝胶基质对无机合成的调控作用,即水凝胶通过有机-无机界面分子识别在晶体形核、生长及微结构的有序组装方面起着关键的作用[96]。

Yang 等[97]以琼脂糖水凝胶为基质研究了 $CaCO_3$ 晶粒的矿化过程,并探讨了琼脂糖水凝胶中 $CaCO_3$ 矿化的规律。当反应温度为 30 ℃时,首先形成斜方六面体的方解石。由于琼脂糖水凝胶中离子扩散速度小于溶液态,方解石六面体附近的离子浓度出现了不均衡,即面心附近离子浓度显著低于六面体 8 个角附近离子浓度,从而导致了晶粒的各向异性生长,最终获得了"八臂" $CaCO_3$ 晶粒。Zhang 等[98]研究了在壳聚糖水凝胶中合成 Ag 纳米颗粒,实现了温和条件下(常温、常压且非毒性环境)单分散的 Ag 纳米颗粒的合成。通过调节壳聚糖浓度和 $AgNO_3$ 的用量,实现了不同粒径的球形、三角形和六角形 Ag 纳米颗粒的合成,然而未讨论壳聚糖水凝胶中合成 Ag 纳米颗粒机制。Daniel 等[99]利用角叉菜胶多聚糖水凝胶合成了 MNP,主要研究了角叉菜胶多聚糖不同构型和不同浓度对 MNP 形貌的影响。该研究证实了角叉菜胶多聚糖的使用有利于获得小粒径 MNP,并认为角叉菜胶中硫酸根与铁离子间的相互作用是角叉菜胶诱导合成 MNP 的主要原因。

该方面研究最具代表性的理论就是 S. Mann 的有机-无机界面分子识别理论[100]。水凝胶中有机基质与无机晶体离子相互作用,从而直接参与控制无机相的形核和生长,即"分子识别"。这些相互作用包括电荷匹配、极性、结构和立体化学,这些作用的存在可以转换成对晶体的形核速率、结晶学位点、矿物相结构和晶体学取向的控制。

(1)无机相形核的空间定位和生长的空间约束。水凝胶为晶体的形核提供一个有效中心,晶体就在这个有效中心处形成,同时水凝胶又对晶体生长在空间上予以约束和限制,从而使晶体的形状及尺寸都得到控制。

(2)晶体形核位点。水凝胶中有机基质与无机晶体离子存在着静电、结构和立体化学上的互补,从而使有机-无机界面处离子具有较低的成核活化能。

(3)晶体生长的局域化学控制。晶体生长的局域化学控制主要是指在有机-无机界面附近的化学微环境,水凝胶通过控制晶体生长所需离子的存在状态和离子的扩散速率,实现晶体生长的调控。

近年来,在有机-无机界面分子识别的基础上提出了一个普适的模型,既能够解释有机基质的结构,也能够理解其功能。它最简单的形式如下:基质由疏水性占优势的交联构架组成(骨胶原和纤维素等),表面固定有亲水性分子集团(蛋白质和氨基酸等)。疏水性构架提供水凝胶结构,亲水性分子实现水凝胶诱导无机合成作用。有机-无机界面分子识别理论的提出使人们在水凝胶诱导无机合成方面的研究得到了较大的发展,很好地解释了水凝胶诱导无机合成的过程。但该理论涉及复杂的有机-无机界面问题,而界面状态的表征是很困难的,所以该理论的验证和发展仍然需要进行大量工作。

3.3.3　壳聚糖内矿化前驱体的形成

壳聚糖的一个重要性质是壳聚糖分子氨基和羟基对金属离子的螯合作用。Trimukhe 等[101]制备了壳聚糖-金属离子螯合物(CS-M)并研究了不同 CS-M(CS-Cu(II),CS-Cd(II),CS-Pb(II)和 CS-Mn(II))的形貌以及结晶学特征。但关于 CS-Fe 的研究进行得较少,而且 CS-M 的研究主要关注其在环境污水处理领域的应用[102,103]。

壳聚糖内矿化前驱体(CS-Fe(II,III))的形成实际上为壳聚糖吸附铁离子的动力学和热力学过程。下面将分别介绍壳聚糖水凝胶对 Fe(II,III)的吸附等温线和吸附动力学曲线,并给出 Fe(III),Fe(II)在壳聚糖水凝胶中的有效扩散系数,揭示壳聚糖水凝胶对 Fe(III),Fe(II)和 Fe(II,III)的吸附方式和机制。

1. 壳聚糖水凝胶对 Fe(III),Fe(II)的吸附等温线

不同吸附质与吸附剂的组合可获得各种不同形状的吸附等温线,而吸附等温线的形状可以反映出吸附剂表面结构、孔结构和吸附剂-吸附质之间的相互作用。通过解析吸附等温线即可揭示吸附质吸附到吸附剂表面的机制。

壳聚糖水凝胶对 Fe(III)或 Fe(II)吸附等温线的测量过程如下。首先制备戊二醛交联的壳聚糖水凝胶,其中壳聚糖交联度为 20%,将交联后水凝胶分割为 5 mm×5 mm×5 mm 凝胶块;室温下(25 ℃)将水凝胶置于浓度为 C_e 的 Fe(III)或 Fe(II)溶液中浸泡 4 h,用去离子水冲洗以去除表面铁离子,称取烘干后质量,记为 M_1;然后将该水凝胶块溶解,采用 ICP 测量其 Fe 含量,记为 M_2。该浓度 C_e 下壳聚糖的饱和吸附量 $Q_e = M_2/(M_1-M_2)$。

图 3.33 所示为 25 ℃壳聚糖水凝胶对 Fe(III),Fe(II)的吸附等温线。

由图 3.33 的曲线形状,按照 BDDT 分类方法可知,壳聚糖水凝胶对 Fe(III),Fe(II)的吸附等温线均为 I 型等温线。在 $C_e < 50$ mmol/L 区间内,吸附曲线饱和吸附量 Q_e 迅速上升;当 C_e 达到 100 mmol/L 时,Q_e 基本达到最大值。图 3.33 中曲线(a)和(b)对比表明,壳聚糖水凝胶对相同 C_e 的 Fe(III)饱和吸附量略大于 Fe(II)。

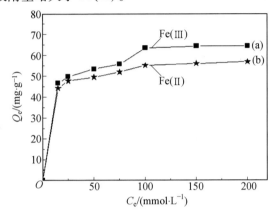

图 3.33　25 ℃下壳聚糖水凝胶对 Fe(III),Fe(II)的吸附等温线

利用 Langmuir 理论和 Freundlich 理论对壳聚糖水凝胶吸附 Fe(III),Fe(II)的吸附等温线进行解析,以揭示壳聚糖水凝胶对 Fe(III),Fe(II)的吸附方式和机制。

Langmuir 理论[104]是 Langmuir 在 1918 年基于动力学理论推导出的单分子吸附等温式。该理论认为,在吸附剂表面存在能够吸附分子、原子或离子的特定吸附位(adsorption site)。吸附位可均匀分布在吸附剂的整个表面,也可非均匀分布。按照 Langmuir 理论,吸附质并不是均匀吸附在吸附剂整个表面,而只能吸附在其特定位置(即吸附位),此为特异吸附(specificadsorption)。因此 Langmuir 理论认为吸附剂对吸附质的吸附存在饱和。一旦吸附位被吸附质完全占据,吸附结束。饱和吸附量可由式(3.5)或(3.6)表示。

$$Q_e = \frac{K_L C_e}{1 + a_L C_e} \tag{3.5}$$

或

$$\frac{C_e}{Q_e} = \frac{1}{K_L} + \frac{a_L}{K_L} C_e \tag{3.6}$$

式中　Q_e——饱和吸附量,mg/g;

　　　C_e——吸附质的浓度,mmol/L;

K_L——Langmuri 吸附常数，L/mol；

a_L——Langmuri 吸附常数，L/mmol。

根据式(3.7)，若用 C_e/Q_e 与 C_e 作直线，斜率和截距分别为 a_L/K_L 和 $1/K_L$。其中 K_L/a_L 为理论单分子层饱和吸附量 Q_0。

壳聚糖水凝胶对 Fe(III)，Fe(II)的吸附数据利用 Langmuir 理论公式进行解析，结果如图 3.34 所示。解析结果表明，壳聚糖水凝胶对 Fe(III)，Fe(II)的吸附数据 C_e/Q_e 与 C_e 在测试浓度范围内均具有线性关系，且拟合优先度较高(分别为 99.4% 和 99.9%)，说明壳聚糖水凝胶对 Fe(III)，Fe(II)的吸附均符合 Langmuir 理论。吸附常数 a_L，K_L 和饱和吸附量 Q_0 见表 3.8，其中壳聚糖水凝胶吸附 Fe(III)的饱和吸附量 Q_0 为 68.6 mg/g，壳聚糖水凝胶吸附 Fe(II)的饱和吸附量 Q_0 为 58.3 mg/g。可见，壳聚糖水凝胶吸附 Fe(II)饱和吸附量略低于壳聚糖水凝胶吸附 Fe(III)的饱和吸附量。

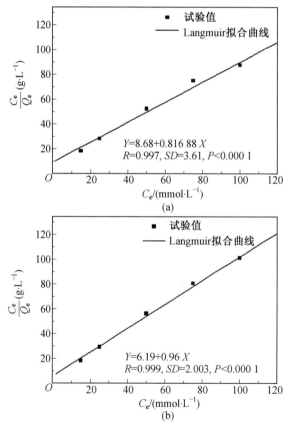

图 3.34　壳聚糖水凝胶对 Fe(III)，Fe(II)吸附等温线的 Langmuir 理论解析

表 3.8　壳聚糖水凝胶吸附 Fe(Ⅲ),Fe(Ⅱ)的 Langmuir 吸附常数

样品	$a_L/(\mathrm{L \cdot mmol^{-1}})$	$K_L/(\mathrm{L \cdot mol^{-1}})$	$Q_0/(\mathrm{mg \cdot g^{-1}})$	R^2
CS–Fe(Ⅲ)	0.094	0.115	68.6	0.994
CS–Fe(Ⅱ)	0.155	0.162	58.3	0.999

Freundlich 吸附理论为经验公式,它假定吸附是在非均匀表面上发生的,Freundlich 吸附理论表达式为

$$Q_e = K_F C_e^{1/n} \tag{3.7}$$

式中　Q_e——饱和吸附量,mg/g;

　　C_e——吸附质的浓度,mmol/L;

　　K_F——Freundlich 吸附常数;

　　$1/n$——异质因子。

K_F 与 $1/n$ 为依赖于吸附剂、吸附质的种类和吸附温度的常数。Freundlich吸附理论的线性表达式为

$$\ln Q_e = \ln K_F + \frac{1}{n}\ln C_e \tag{3.8}$$

按照 Freundlich 理论,$\ln Q_e$ 与 $\ln C_e$ 具有线性关系,斜率和截距分别为 $1/n$ 和 $\ln K_F$。由此可见,Freundlich 吸附理论认为吸附剂对吸附质的吸附量会随着吸附质浓度的增加而增加。图 3.35 所示为壳聚糖水凝胶对 Fe(Ⅲ),Fe(Ⅱ)的吸附数据的 Freundlich 理论解析。

图 3.35(a)表明,按照 Freundlich 吸附理论,在试验选取的浓度范围内(0~200 mmol/L)壳聚糖水凝胶对 Fe(Ⅲ)的吸附不符合线性关系,但如果将吸附数据进行分段处理(区域 1 和区域 2),则两个分段符合 Freundlich 吸附理论。图 3.35(b)表明,壳聚糖水凝胶对 Fe(Ⅱ)的吸附按照 Freundlich 吸附理论解析结果与 Fe(Ⅲ)类似,分段符合 Freundlich 吸附理论。

表 3.9 给出了 Fe(Ⅲ),Fe(Ⅱ)的 Freundlich 吸附常数 K_F,异质因子$1/n$ 和拟合优先度 R^2。铁离子浓度为 15~50 mmol/L 时,壳聚糖水凝胶对 Fe(Ⅲ),Fe(Ⅱ)的吸附符合 Freundilich 理论,其拟合优先度 R^2 分别为0.998 和 0.974,这说明该浓度区间壳聚糖水凝胶对 Fe(Ⅲ),Fe(Ⅱ)的吸附量随着浓度增加而增加。铁离子浓度 75~150 mmol/L 时,异质因子 $1/n$ 仅仅为 0.002 和 0.025,表明该浓度区间壳聚糖水凝胶对 Fe(Ⅲ),Fe(Ⅱ)的吸附量随着浓度增加变化不大。

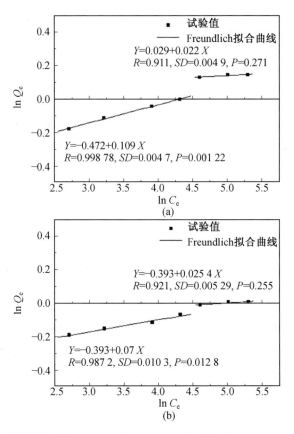

图 3.35　壳聚糖水凝胶对 Fe(Ⅲ),Fe(Ⅱ)的吸附数据的 Freundlich 理论解析

表 3.9　Fe(Ⅲ),Fe(Ⅱ)的 Freundlich 吸附常数 K_F,异质因子 $\dfrac{1}{n}$ 和拟合优先度 R^2

样品	浓度区间	K_F	$1/n$	R^2
CS–Fe(Ⅲ)	1	0.626	0.109	0.998
	2	1.03	0.002	0.830
CS–Fe(Ⅱ)	1	0.677	0.07	0.974
	2	0.881	0.025	0.848

　　Langmuir 理论和 Freundlich 理论解析结果对比表明,壳聚糖水凝胶对 Fe(Ⅲ),Fe(Ⅱ)的吸附均符合 Langmuir 理论,即壳聚糖水凝胶对 Fe(Ⅲ),Fe(Ⅱ)的吸附存在饱和,当壳聚糖水凝胶所有吸附位均饱和之后,增加 Fe(Ⅲ),Fe(Ⅱ)的浓度对提高壳聚糖水凝胶对 Fe(Ⅲ),Fe(Ⅱ)吸附量作用

不明显。壳聚糖水凝胶吸附 Fe(III) 和 Fe(II) 的饱和吸附量 Q_0 分别为 68.6 mg/g 和 58.3 mg/g。壳聚糖水凝胶对 Fe(III)，Fe(II) 的吸附符合 Langmuir 理论,从而很好地解释了图 3.12,即壳聚糖水凝胶对铁离子的吸附存在饱和,提高铁离子的浓度不能显著地提高磁性壳聚糖复合材料中 MNP 的含量。

2. 壳聚糖水凝胶对 Fe(III)，Fe(II) 的吸附动力学

吸附质在吸附剂上的吸附存在 3 个基本过程:①吸附质在吸附剂表面液膜内扩散;②吸附质在吸附剂粒子内的扩散;③吸附质在吸附剂内细孔表面吸附。这 3 个基本过程对吸附的控制作用因吸附体系不同而不同。根据吸附动力学曲线的解析可获得 3 个基本过程在吸附过程中所起到的作用,从而获得吸附剂对吸附质的吸附机制[105]。本节主要研究壳聚糖水凝胶对 Fe(III)，Fe(II) 的吸附动力学曲线,并对吸附动力学过程进行解析,从而获得吸附过程的控制方式以及 Fe(III)，Fe(II) 在壳聚糖水凝胶中的有效扩散系数。

壳聚糖水凝胶对 Fe(III)，Fe(II) 的吸附动力学曲线的测量方式如下。首先制备 GLA 交联的壳聚糖水凝胶,其中壳聚糖交联度为 20%,并将水凝胶分割为 5 mm×5 mm×5 mm 大小的水凝胶块;将 30 块水凝胶置于一定浓度 C_e 的 Fe(III) 或 Fe(II) 溶液中(溶液体积足够多以保证溶液浓度变化可忽略),选取不同的时间点取出 5 块水凝胶,用去离子水冲洗 3 次以去除表面铁离子,置于 60 ℃ 干燥箱中干燥,并称取干燥后凝胶质量,记为 M_1;将干燥后水凝胶块溶解,利用 ICP 测量其 Fe 含量,记为 M_2。该时间点的吸附量 $Q_t = M_2/(M_1 - M_2)$。

图 3.36 所示为壳聚糖水凝胶对不同浓度 Fe(III)，Fe(II) 的吸附动力学曲线——Q_t 与 $t^{1/2}$ 关系图。线性拟合结果表明,不同浓度 C_e(15 mmol/L, 25 mmol/L, 50 mmol/L, 75 mmol/L 和 150 mmol/L)Fe(III)，Fe(II) 吸附量 Q_t 与 $t^{1/2}$ 均表现出良好的线性关系,且拟合直线基本通过原点,从而证明壳聚糖水凝胶对 Fe(III)，Fe(II) 的吸附过程不是由水凝胶内细孔表面吸附控制。此外,随着 Fe(III)，Fe(II) 浓度 C_e 的增加,吸附曲线的斜率逐渐升高,这表明壳聚糖水凝胶表面液膜内扩散不是关键控制过程。因此,壳聚糖水凝胶对不同浓度 Fe(III)，Fe(II) 的吸附动力学均为粒子内扩散控制的吸附过程。

液相中粒子内物质移动的研究落后于气相吸附,目前在理论上还没有计算扩散系数的成熟方法,只能通过试验测定的方法获得有效扩散系数。对水凝胶中物质移动的研究进行得更少,所以沿用了液相中有效扩散系数

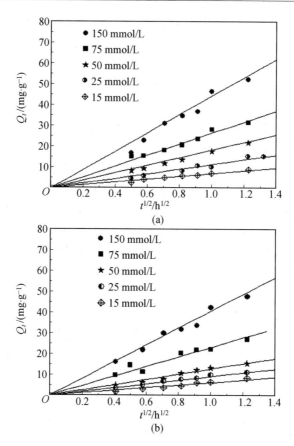

图 3.36　壳聚糖水凝胶对不同浓度 Fe(Ⅲ),Fe(Ⅱ)的吸附动力学曲线

的测定方法(Dunwald-Wagner 方法[106]),解析壳聚糖水凝胶对 Fe(Ⅲ),Fe(Ⅱ)的吸附动力学过程,从而获得壳聚糖水凝胶中 Fe(Ⅲ),Fe(Ⅱ)的有效扩散系数。

Dunwald-Wagner 方法具体如下。在浓度一定时,平衡接近率 α(吸附时间 t 时的吸附量与饱和吸附量之比)为

$$\alpha = \frac{Q_t}{Q_e} = 1 - \frac{6}{\pi^2}\sum_{n=1}^{\infty}\left[\frac{1}{n^2}\exp(-n^2 kt)\right] = \frac{\pi^2}{R^2}D'_i \cdot t = kt \qquad (3.9)$$

$$k = \frac{\pi^2}{R^2}D'_i \qquad (3.10)$$

式中　　Q_t —— 时间 t 时的吸附量,mg/g;

$\qquad Q_e$ —— 吸附剂对吸附质的饱和吸附量,mg/g;

$\qquad R$ —— 吸附剂的平均粒子半径,cm;

D_i——以吸附量为基准的有效扩散系数，cm^2/s。

表 3.10 给出了 Dunwald – Wagner 式中 α 与 kt 的关系。根据表 3.10 查得与试验测量值 α 相对应的 kt 值，用 kt 对 t 作图，由直线的斜率 k 基于式 (3.10) 即可计算有效扩散系数 D'_i。

表 3.10 Dunwald–Wagner 式中 α 与 kt 的关系

α	kt	α	kt	α	kt
0.05	0.002 22	0.15	0.021 0	0.25	0.062 3
0.06	0.003 20	0.16	0.024 1	0.26	0.067 8
0.07	0.004 39	0.17	0.027 4	0.27	0.073 5
0.08	0.005 76	0.18	0.030 9	0.28	0.0796
0.09	0.007 35	0.19	0.034 6	0.29	0.086 1
0.10	0.009 10	0.20	0.038 5	0.30	0.092 8
0.11	0.011 0	0.21	0.042 8	0.31	0.099 7
0.12	0.013 1	0.22	0.047 3	0.32	0.107
0.13	0.015 5	0.23	0.052 1	0.33	0.115
0.14	0.018 1	0.24	0.057 1	0.34	0.123

图 3.37 为 Fe(III) 浓度为 15 mmol/L 和 25 mmol/L 时 kt 与 t 的关系图，并将数据进行了线性拟合。结果表明，两种浓度下 kt 与 t 均表现出良好的线性关系，拟合优先度 R 分别为 0.998 和 0.984。根据拟合直线的斜率 k，结合式 (3.10)，可得两种浓度下 Fe(III) 的有效扩散系数 D'_i 分别为 $1.43 \times 10^{-7} cm^2/s$ 和 $4.28 \times 10^{-7} cm^2/s$。

图 3.38 为 Fe(II) 浓度为 15 mmol/L 和 25 mmol/L 时 kt 与 t 的关系图，并将数据进行了线性拟合。两种浓度下 kt 与时间 t 均表现良好的线性关系，拟合优先度 R 分别为 0.994 和 0.983。根据拟合直线的斜率 k 并结合公式 (3.11)，可以计算出 Fe(II) 的有效扩散系数 D'_i 分别为 $1.12 \times 10^{-7} cm^2/s$ 和 $3.17 \times 10^{-7} cm^2/s$，略低于同浓度 Fe(III) 的有效扩散系数。

3. 矿化前驱体的形成

壳聚糖水凝胶对 Fe(III)，Fe(II) 的吸附均符合 Langmuir 理论，即壳聚糖水凝胶对 Fe(III)，Fe(II) 的吸附均存在饱和，饱和吸附量分别为 68.6 mg/g 和 58.3 mg/g。壳聚糖水凝胶对不同浓度 Fe(III)，Fe(II) 的吸附动力学曲线表明 Q_t 与 $t^{1/2}$ 线性关系良好，且线性拟合直线基本通过原

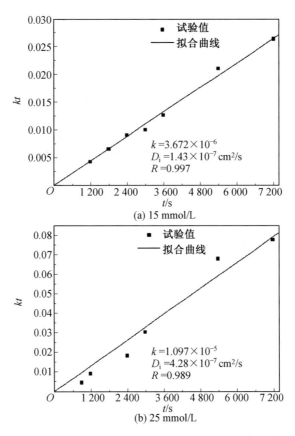

图 3.37 壳聚糖水凝胶吸附不同浓度 $Fe(III)$ 时 kt 与 t 关系图

点,皆为粒子内扩散控制的吸附过程。相同浓度下 $Fe(III)$,$Fe(II)$ 的有效扩散系数 D'_i 接近,$Fe(II)$ 略低于 $Fe(III)$。因此,壳聚糖水凝胶对 $Fe(III)$,$Fe(II)$ 的吸附过程及控制机制是一致的。

为了确定 $CS\text{-}Fe(II,III)$ 的形成过程,研究了壳聚糖水凝胶吸附 $Fe(II)$,$Fe(III)$ 混合溶液($Fe(II,III)$:$Fe(III)$ 浓度为 100 mmol/L,$Fe(II)$ 浓度为 50 mmol/L)的吸附动力学曲线,结果如图 3.39 所示。图 3.39 中同时给出了浓度为 150 mmol/L 的 $Fe(III)$,$Fe(II)$ 的吸附动力学曲线。3 条曲线对比表明,壳聚糖对 $Fe(II,III)$ 吸附动力学曲线 Q_t 与 $t^{1/2}$ 呈线性关系,且斜率与同浓度下 $Fe(III)$,$Fe(II)$ 相似,表明壳聚糖水凝胶对 $Fe(II)$,$Fe(III)$ 不存在选择性吸附。壳聚糖水凝胶对 $Fe(II)$,$Fe(III)$ 不存在选择性吸附保证了离子组装法中 $CS\text{-}Fe(II,III)$ 中 $Fe(III)$ 和 $Fe(II)$ 比例接近 2:1。

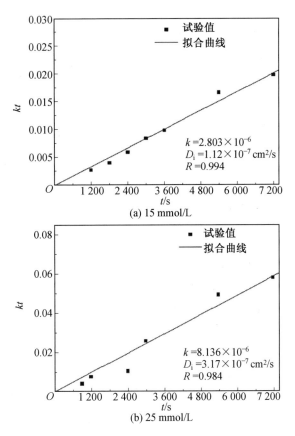

(a) 15 mmol/L

(b) 25 mmol/L

图 3.38　壳聚糖水凝胶吸附不同浓度 Fe(II)时 kt 与 t 关系图

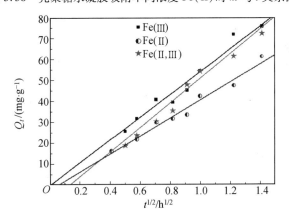

图 3.39　壳聚糖水凝胶对 Fe(III),Fe(II)和 Fe(II,III)的吸附动力学

3.3.4　矿化前驱体的演化

壳聚糖水凝胶通过离子组装法或原位矿化方法吸附 Fe(II),Fe(III),按照 Langmuir 理论,吸附达到饱和后形成 CS-Fe(II,III);然后 CS-Fe(II,III)在碱处理作用下转化为 CS-MNP。本节将研究碱处理中 CS-Fe(II,III)演化为 CS-MNP 的机理。

CS-Fe(II,III)的演化研究过程如下。首先分别制备 CS-Fe(II),CS-Fe(III)和 CS-Fe(II,III),然后将 CS-Fe(II),CS-Fe(III)和 CS-Fe(II,III)进行碱处理,利用 XRD,FTIR 和 XPS 分析手段研究 CS-Fe(II),CS-Fe(III)和 CS-Fe(II,III)的演化。

1. 物相转化

壳聚糖、CS-Fe(II),CS-Fe(III)和 CS-Fe(II,III)的 XRD 图谱如图 3.40 所示。壳聚糖分子内和分子间氢键作用使壳聚糖在 20° 出现衍射峰(图 3.40 虚线位置)。当壳聚糖吸附 Fe(II)形成 CS-Fe(II)(图 3.40(b)),壳聚糖的衍射峰完全消失,取而代之的是针铁矿和纤铁矿的衍射峰。当壳聚糖吸附 Fe(III)形成 CS-Fe(III)(图 3.40(c)),壳聚糖的衍射峰同样完全消失,而出现了 β-羟基氧化铁的衍射峰,这说明 CS-Fe(III)主要以 β-羟基氧化铁的形式存在。CS-Fe(II,III)的衍射图谱中(图 3.40(d)),壳聚糖的衍射峰消失,在 25° 和 38° 附近出现两个显著的非晶衍射峰。上述结果表明,CS-Fe(II),CS-Fe(III)和 CS-Fe(II,III)中壳聚糖的衍射峰均未出现,这是由于 Fe(II),Fe(III)与壳聚糖中的官能团发生了某种相互作

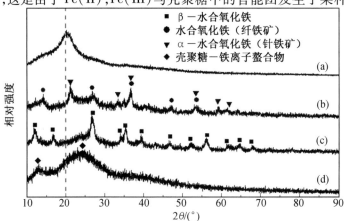

图 3.40　壳聚糖及壳聚糖-铁离子螯合物的 XRD 图谱

(a) 壳聚糖 (b) CS-Fe(II); (c) CS-Fe(III); (d) CS-Fe(II,III)

用,从而破坏了壳聚糖本身的氢键,导致壳聚糖衍射峰消失。

碱处理后壳聚糖、CS-Fe(Ⅱ),CS-Fe(Ⅲ)和 CS-Fe(Ⅱ,Ⅲ)的 XRD 图谱如图 3.41 所示。壳聚糖经碱处理(图 3.41(a)),20°附近衍射峰显著增强,说明碱处理可促进壳聚糖分子内或分子间氢键的形成,分子规整度提高,衍射增强。CS-Fe(Ⅱ)经碱处理(图 3.41(b)),针铁矿和纤铁矿的衍射峰仍然存在,衍射峰强度有所增强;此外,壳聚糖的衍射峰重新出现。碱处理后,CS-Fe(Ⅲ)的 XRD 图谱也存在与碱处理后 CS-Fe(Ⅱ)类似的特征(图 3.41(c))。CS-Fe(Ⅱ,Ⅲ)碱处理后转化为 MNP,而且壳聚糖的衍射峰出现(图 3.41(d))。可见 CS-Fe(Ⅱ)和 CS-Fe(Ⅲ)的形成均破坏了壳聚糖中原有的氢键结构,从而使壳聚糖衍射峰消失;而碱处理使 Fe(Ⅱ),Fe(Ⅲ)与壳聚糖之间的作用减弱或者消失,壳聚糖氢键作用部分恢复重建,从而壳聚糖的峰重新出现。但是碱处理后 CS-Fe(Ⅱ),CS-Fe(Ⅲ)和 CS-Fe(Ⅱ,Ⅲ)中壳聚糖衍射峰的强度显著低于纯壳聚糖的衍射强度。这归因于碱处理所生成铁氧化物与壳聚糖官能团之间存在一定的相互作用,使壳聚糖氢键作用减弱。这一点在图 3.41 中也得到了体现:随着 MNP 含量的增加,壳聚糖的衍射峰强度降低。

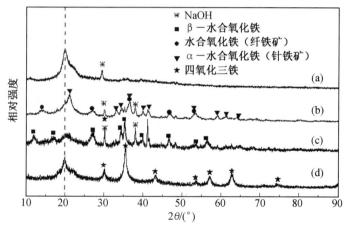

图 3.41　碱处理后壳聚糖及壳聚糖-铁离子螯合物的 XRD 图谱
(a)壳聚糖;(b) CS-Fe(Ⅱ);(c) CS-Fe(Ⅲ);(d) CS-Fe(Ⅱ,Ⅲ)

2. 壳聚糖官能团状态转化

XRD 结果表明,壳聚糖与 Fe(Ⅱ),Fe(Ⅲ)及 MNP 之间存在相互作用,利用 FTIR 分析了壳聚糖中官能团在该相互作用中的地位。壳聚糖,CS-Fe(Ⅱ),CS-Fe(Ⅲ)和磁性壳聚糖复合材料的 FTIR 图谱如图 3.42 所示,吸收峰归属见表 3.11。

表 3.11　壳聚糖,CS–Fe(Ⅱ),CS–Fe(Ⅲ)和磁性壳聚糖复合材料的 FTIR 吸收峰归属

样品	吸收峰/cm^{-1}	吸收峰归属
壳聚糖	1 076	νC—O
	1 595	—NH$_2$
	1 652	—NH—C
	1 378,2 879 和 2 920	νCH
	3 370	—NH$_2$ 和—OH
CS–Fe(Ⅱ)	1 073	νC—O
	1 519, 1 622	—NH$_2$—Fe
	1 379,2 865 和 2 909	νCH
	3 389	—NH$_2$,—OH
CS–Fe(Ⅲ)	1 079	νC—O
	1 522, 1 623	—NH$_2$—Fe
	1 372,2 885 和 2 919	νCH
	3 425	—NH$_2$ 和—OH
磁性壳聚糖	1 079	νC—O
	1 652	—NH—C
	1 382,2 865 和 2 924	νCH
	3 387	—NH$_2$,—OH

对比图 3.42 曲线(a)~(d)表明,1 076 cm^{-1},1 378 cm^{-1},2 879 cm^{-1} 和 2 920 cm^{-1}处吸收峰位置未发生明显偏移,分别对应壳聚糖 νC—O 和 νCH 振动吸收峰,说明 C—O 和 CH 未参与壳聚糖与铁离子或 MNP 相互作用。而与—NH$_2$ 有关的 FTIR 吸收峰发生了明显变化(图 3.42 中 1 800~1 400 cm^{-1}区间)。1 800~1 400 cm^{-1}区间由左向右 4 条虚线所对应波数分别为 1 652cm^{-1},1 623 cm^{-1},1 595 cm^{-1}和 1 519 cm^{-1}。壳聚糖的红外图谱中,1 595 cm^{-1}为自由氨基的振动吸收峰(图 3.42(a));当壳聚糖吸附 Fe(Ⅲ),Fe(Ⅱ)后(图 3.42(b)和(c)),自由氨基的振动吸收峰消失,而在 1 520 cm^{-1}和 1 620 cm^{-1}出现了新的吸收峰,该吸收峰为—NH$_2$螯合铁离子形成的新基团(—NH$_2$—Fe)引起的。在磁性壳聚糖复合材料中(图 3.42 (d)),1 520 cm^{-1}和 1 620 cm^{-1}吸收峰消失,但是并未发现自由氨基的吸收

峰。可见,磁性壳聚糖复合材料中氨基与 MNP 存在相互作用,但是该作用不同于螯合作用。

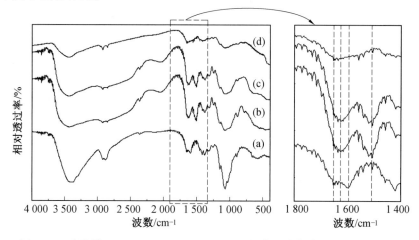

图 3.42 壳聚糖、CS-Fe(II)、CS-Fe(III)及磁性壳聚糖复合材料的 FTIR 图谱
(a) 壳聚糖; (b) CS-Fe(II); (c) CS-Fe(III); (d) 磁性壳聚糖

3. 元素结合能状态转化

XPS 是用来描述元素结合能状态的一种分析手段,它可以给出吸附位以及相互作用的详细信息。用 XPS 研究了壳聚糖,CS-Fe(II),CS-Fe(III)及磁性壳聚糖复合材料的元素组成及其结合能的变化,根据结合能的变化状况研究氨基与羟基在合成中的作用,阐述 CS-Fe(II,III)演化机制,各元素的 XPS 结合能及归属见表 3.12。壳聚糖,CS-Fe(II),CS-Fe(III)及磁性壳聚糖复合材料中 C 元素的结合能基本一致,这说明 C 元素没有参与壳聚糖与 Fe(II),Fe(III)和 MNP 的相互作用。然而 N 元素和 O 元素的结合能发生了显著变化。

表 3.12 壳聚糖,CS-Fe(II),CS-Fe(III)和磁性壳聚糖中各元素的 XPS 结合能及归属

元素	结合能(eV)｛原子数分数/%｝				归属
	壳聚糖	CS-Fe(II)	CS-Fe(III)	磁性壳聚糖	
C 1s	284.6 ｛10.5｝	284.3｛ 8.7｝	284.1｛ 9.5｝	284.9 ｛10.0｝	C—C
C 1s	286.3 ｛31.6｝	285.9｛30.5｝	286.1｛34.5｝	286.5 ｛30.4｝	C—OH, C—NH₂
C 1s	287.9 ｛8.0｝	288.2｛9.6｝	287.9｛ 7.6｝	288.1｛ 7.5｝	O—C—O
C 1s 合计	｛50.1｝	｛48.8｝	｛48.3｝	｛46.9｝	
O 1s				529.9 ｛ 4.0｝	Fe—O

续表3.12

元素	结合能(eV){原子数分数/%}				归属
	壳聚糖	CS-Fe(II)	CS-Fe(III)	磁性壳聚糖	
O 1s	531.3 {25.2}	531.0 {14.0}	531.3 {12.0}	531.1 {5.0}	—OH
O 1s	533.6 {14.7}	533.3 {21.9}	533.2 {25.0}	533.2 {31.0}	C—O—C, —OH—O, —OH—N, —OH—Fe
O 1s 合计	{39.7}	{37.1}	{35.7}	{38.3}	
N 1s	397.7 {4.0}	397.9 {1.7}	397.9 {2.1}		—NH$_2$
N 1s	399.5 {6.0}	399.7 {3.9}	399.4 {6.6}	399.6 {10.1}	—NH$_2$—O, —NH$_2$—Fe
N 1s		402.1 {1.1}	401.6 {2.7}		—NH$_2$—Fe
N 1s 合计	{10.2}	{9.7}	{11.2}	{10.1}	
Fe 2p		711.3 {4.4}	711.2 {4.8}	710.6 {4.7}	Fe—N, Fe—O
Fe 2p 合计		{4.4}	{4.8}	{4.7}	

图 3.43 为壳聚糖,CS-Fe(II),CS-Fe(III)及磁性壳聚糖复合材料中 N 1s 的 XPS 图谱对比。结果表明,CS-Fe(II)和 CS-Fe(III)的 N 1s 结合能状态相似,但是壳聚糖、壳聚糖-铁离子螯合物(CS-Fe(II)和 CS-Fe(III))和磁性壳聚糖复合材料三者 N 1s 结合能状态存在显著不同。

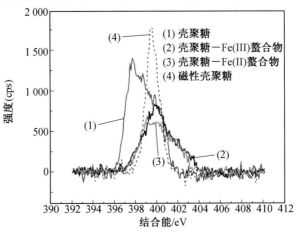

图 3.43　壳聚糖,CS-Fe(II),CS-Fe(III)及磁性壳聚糖复合材料中
N 1s 的 XPS 图谱对比

利用分峰软件对壳聚糖,CS-Fe(Ⅱ),CS-Fe(Ⅲ)和磁性壳聚糖复合材料的 N 1s 谱图进行分峰拟合,结果如图 3.44 所示。图 3.44(a)表明,壳聚糖中 N 1s 存在两种形式的结合能:397.7 eV 和 399.5 eV,其中 397.7 eV 为自由氨基中 N 结合能(—NH_2),399.5 eV 为参与氢键的氨基中 N 结合能(—NH_2—O)。然而 CS-Fe(Ⅱ)中 N 1s 结合能状态发生了显著变化(图 3.44(b)),—NH_2—O 形式结合能仍然出现,但是—NH_2完全消失,而且出现了 402.0 eV 的新结合能形式。发生这种变化的原因是—NH_2与 Fe(Ⅱ)发生了螯合,—NH_2中 N 提供孤对电子给 Fe(Ⅱ),表现为失电子的趋势,从而使 N 1s 结合能由 397.7 eV 升高至 402.0 eV。因此 402.0 eV 为氨基与铁离子螯合(—NH_2—Fe(Ⅱ))的结合能形式。CS-Fe(Ⅲ)中 N 1s 结合能与 CS-Fe(Ⅱ)中 N 1s 类似,表明—NH_2与 Fe(Ⅲ)同样存在螯合作用(图 3.44(c))。图 3.44(d)为磁性壳聚糖复合材料的 N1s 的 XPS 图谱,可以认

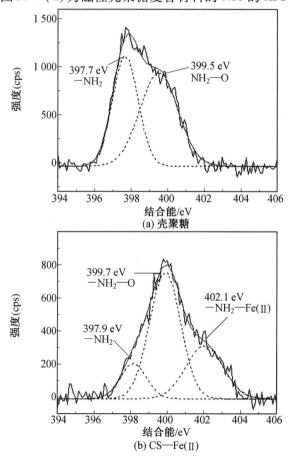

(a) 壳聚糖

(b) CS—Fe(Ⅱ)

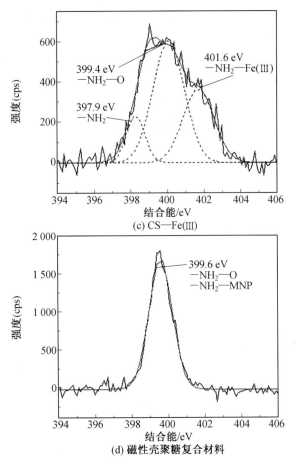

(c) CS—Fe(Ⅲ)

(d) 磁性壳聚糖复合材料

图 3.44　不同材料的 N 1s 的 XPS 图谱分峰

为仅存在一种形式的结合能 399.8 eV。—NH₂—Fe(Ⅱ)或—NH₂—Fe(Ⅲ)
的结合能状态完全消失,而且—NH₂的结合能状态并没有出现,这可能是
由于—NH₂与 MNP 存在某种程度的相互作用。因此,399.8 eV 结合能为
氢键氨基中 N 结合能(—NH₂—O)和与 MNP 相互作用氨基中 N 结合能
(—NH₂—MNP)的综合。

　　图 3.45 所示为壳聚糖,CS-Fe(Ⅱ),CS-Fe(Ⅲ)和磁性壳聚糖复合材
料的 O 1s 的 XPS 图谱,结果表明结合能位置未发生显著偏移,但是 531 eV
和 533 eV 结合能所占比例存在较显著的区别。利用分峰软件对壳聚糖,
CS-Fe(Ⅱ),CS-Fe(Ⅲ)和磁性壳聚糖复合材料的 O 1s 谱图进行分峰拟合,
结果如图 3.46 所示。壳聚糖中 O 1s 的 XPS 谱呈现两种形式结合能,分别
为 531.3 eV 和 533.6 eV(图 3.46(a))。其中 531.3 eV 为羟基中 O 结合

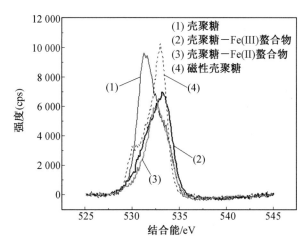

图 3.45 壳聚糖,CS-Fe(Ⅱ),CS-Fe(Ⅲ)及磁性壳聚糖
复合材料中 O 1s 的 XPS 图谱对比

能(—OH),533.6 eV 为羰基中 O 结合能(C—O—C)以及参与氢键的羟基中 O 结合能(—OH—O 或—OH—N)。CS-Fe(Ⅱ)和 CS-Fe(Ⅲ)中 O 1s 谱图同样包含 531.3 eV 和 533.3 eV 结合能,但二者的比例发生了显著的变化(图 3.46(b)和(c))。在壳聚糖中 531.3 eV 和 533.6 eV 二者所占比例分别为 25.2% 和 14.7%;而 CS-Fe(Ⅱ)中 531.0 eV 和 533.0 eV 所占比例为 14.0% 和 21.9%;CS-Fe(Ⅲ)中 531.3 eV 和 533.2 eV 所占比例为 12.0% 和 25.0%(表 3.12)。可见,CS-Fe(Ⅱ)和 CS-Fe(Ⅲ)中 O 1s 谱图中 531.0 eV 结合能状态含量显著降低,相对应的 533.3 eV 所占比例显著升高。二者比例发生变化的原因为羟基与铁离子发生了显著的相互作用引起的。羟基中 O 孤对电子进入铁的空轨道,必然引起 O 结合能的升高,从而使部分羟基中 O 的结合能达到了 533 eV 左右,引起二者比例的变化。

在磁性壳聚糖复合材料中 O 1s 包含 3 种形式结合能:529.9 eV、531.1 eV 和 533.2 eV。529.9 eV 为 MNP 中 O 结合能(Fe—O),531.1 eV 为羟基中 O 结合能(—OH),而 533.2 eV 为羰基中 O 原子结合能(C—O—C)、参与氢键的羟基中 O 结合能(—OH—O 和—OH—N)和与 MNP 相互作用羟基 O 结合能(—OH—MNP)的综合。

综上所述,在壳聚糖中存在大量的自由氨基和羟基,二者均以较低结合能形式存在,部分氨基和羟基参与形成壳聚糖分子内和分子间氢键。当壳聚糖与铁离子发生螯合形成 CS-Fe(Ⅱ)和 CS-Fe(Ⅲ)之后,自由氨基中的 N 原子和自由羟基中 O 原子的孤对电子进入铁的空轨道成为共用电

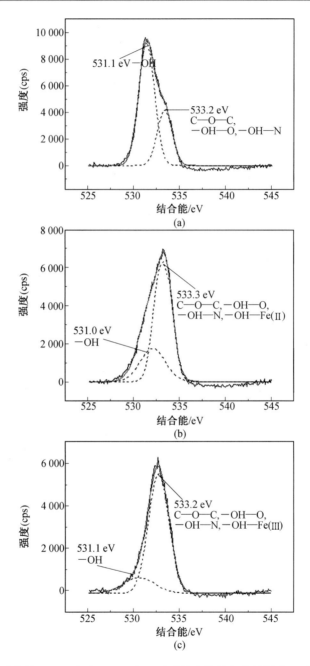

图 3.46 壳聚糖,CS-Fe(Ⅱ),CS-Fe(Ⅲ)及磁性壳聚糖复合材料中 O 元素 XPS 图
谱分峰结果

子,从而使 N 原子和 O 原子表现为失电子的趋势,引起其结合能提高。在碱处理 CS-Fe(Ⅱ,Ⅲ)转化为 CS-MNP 的过程中,氨基与铁离子和羟基与铁离子之间的螯合作用消失,然而该部分氨基和羟基并未以自由氨基和自由羟基存在或参与形成壳聚糖分子内和分子间氢键,而是与合成的 MNP 形成一定的相互作用。

3.3.5　壳聚糖中 MNP 的矿化原理

通过壳聚糖水凝胶吸附 Fe(Ⅲ),Fe(Ⅱ)等温线和动力学研究,阐明了 CS-Fe(Ⅱ,Ⅲ)的形成过程和机制。吸附等温线解析结果表明,壳聚糖水凝胶对 Fe(Ⅲ),Fe(Ⅱ)的吸附均符合 Langmuir 理论,即壳聚糖对 Fe(Ⅲ)和 Fe(Ⅱ)吸附存在饱和,饱和吸附量 C_e 分别为 68.6 mg/g 和 58.3 mg/g。壳聚糖水凝胶吸附 Fe(Ⅲ),Fe(Ⅱ)动力学研究表明,壳聚糖水凝胶对不同浓度 Fe(Ⅲ),Fe(Ⅱ)的吸附动力学皆为粒子内扩散控制的吸附过程,且相同浓度下 Fe(Ⅲ),Fe(Ⅱ)的有效扩散系数 D_i' 接近,Fe(Ⅱ)略低于 Fe(Ⅲ)。

采用 XRD,FTIR 和 XPS 表征了碱处理前后壳聚糖,CS-Fe(Ⅱ),CS-Fe(Ⅲ)和 CS-Fe(Ⅱ,Ⅲ)的变化,揭示了 CS-Fe(Ⅱ,Ⅲ)演化为 CS-MNP 的过程和机制。CS-Fe(Ⅱ,Ⅲ)演化为 CS-MNP 的过程中,壳聚糖除提供反应介质外,其氨基和羟基对 MNP 的形核生长具有至关重要的作用。FTIR 和 XPS 结果表明,壳聚糖水凝胶的氨基和羟基与 Fe(Ⅲ),Fe(Ⅱ)均存在螯合作用,被氨基和羟基螯合的铁离子为 MNP 提供形核位点且氨基和羟基原位修饰 MNP 晶核,实现了壳聚糖原位包覆 MNP 的合成。通过吸附等温线和吸附动力学曲线研究了 CS-Fe(Ⅱ,Ⅲ)的形成过程,利用 XRD,FTIR 和 XPS 手段阐述了 CS-Fe(Ⅱ,Ⅲ)演化机制,获得了壳聚糖中官能团在 CS-Fe(Ⅱ,Ⅲ)形成演化中的调控作用,阐明了壳聚糖水凝胶诱导合成 CS-MNP 的机理。图 3.47 为壳聚糖水凝胶诱导合成 CS-MNP 的机理示意图。

壳聚糖粉体中,氨基和羟基的存在形式以自由态为主,部分以氢键的形式存在。当壳聚糖水凝胶浸泡于铁离子溶液中,由于壳聚糖中的氨基和羟基的螯合作用,铁离子进入壳聚糖水凝胶内部;壳聚糖水凝胶吸附 Fe(Ⅲ),Fe(Ⅱ)形成 CS-Fe(Ⅱ,Ⅲ),且壳聚糖水凝胶对 Fe(Ⅲ),Fe(Ⅱ)的吸附过程及控制机制是一致的。壳聚糖水凝胶对 Fe(Ⅲ),Fe(Ⅱ)的吸附均符合 Langmuir 理论,饱和吸附量分别为 68.6 mg/g 和 58.3 mg/g。壳聚糖水凝胶对不同浓度 Fe(Ⅲ),Fe(Ⅱ)的吸附动力学皆为粒子内扩散控制的吸附过程,且相同浓度下 Fe(Ⅲ),Fe(Ⅱ)的有效扩散系数接近,Fe(Ⅱ)略低于 Fe(Ⅲ)。

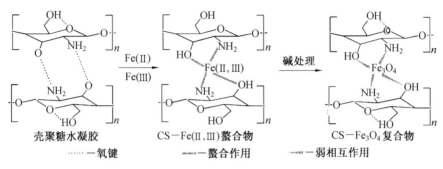

图 3.47　壳聚糖水凝胶诱导合成 CS-MNP 的机理示意图

在碱处理 CS-Fe(Ⅱ,Ⅲ)的过程中,被氨基和羟基螯合的铁离子提供形核位点,形成 MNP 晶核;由于氨基和羟基的螯合作用及壳聚糖水凝胶的空间位阻作用,壳聚糖水凝胶中铁离子的扩散能力较低,铁离子只能扩散到邻近的晶核并析晶。壳聚糖水凝胶中氨基和羟基的均匀分布,保证了 MNP 晶核在水凝胶中的均匀分散。碱处理后氨基和羟基与铁离子的螯合作用消失,但是 FTIR 和 XPS 结果表明,氨基和羟基与 MNP 仍然存在一定的相互作用,从而形成壳聚糖原位包覆的 MNP(CS-MNP)。

3.4　矿化法构建壳聚糖/MNP 层状复合材料

前面介绍了原位矿化合成复合材料中 MNP 的分布,从 MNP 的分布情况可见,MNP 含量由外向内表现出显著的下降趋势,且磁性壳聚糖复合材料存在自发分层的现象,表现出反应扩散过程的特征。原位矿化为研究壳聚糖水凝胶中的反应扩散过程和构建同心层状复合材料提供了可能。本节主要介绍如何基于壳聚糖水凝胶中进行的反应扩散过程构建同心层状磁性壳聚糖水凝胶(CL-MCS),并阐述利用反应扩散过程构建 CL-MCS 的规律及机制。

3.4.1　反应扩散过程

水凝胶中反应扩散过程的研究可以追溯到 1896 年。这一年,Liesegang 观察到了微溶盐类在水凝胶中周期性结晶的现象,即后来的 Liesegang Ring 现象。之后,人们开始了对水凝胶中反应扩散过程的研究,并发现水凝胶中进行的反应扩散过程(reaction-diffusion process)在有序组装、有序结构的构建方面具有其他方法所不具备的优势。

反应扩散过程在自然界中广泛存在,例如骨结构的形成、翼结构的生成、动物皮肤纹理、结石的形成以及岩石花纹等,可用于获得分子尺度或宏观的有序空间结构和瞬间结构,以其独特的美学特性、动力学特性及与生命现象相关性和理论挑战性得到了人们的广泛关注。人们在模拟胆结石的环状结构形成过程发现,同时出现了环状结构与分形图案共存的现象。从环状结构的形成过程来看,每个环的形成是在某一确定的圆半径上从中心向外沿着不同的方向同时发生。

近年来 Grzybowski[107]基于反应扩散过程,通过 WETS(Wet stamping)方法获得了复杂可控结构(图 3.48(a))。该方法将含有一种或多种化学成分的印章与含有可与印章成分发生化学反应物质的明胶接触。两种水凝胶含水率不同,导致两种材料之间存在渗透压,引起直接物质输运。印章中的反应物进入明胶,并与溶质分子发生反应,形成有序排列的图案。Grzybowski 认为其构建机理如下。一旦印章接触明胶的表面,$Cu(II)$ 比 $Fe(III)$ 更快地进入明胶,并与 $[Fe(CN)_6]^{4-}$ 发生反应形成褐色沉淀($Cu_2[Fe(CN)_6]$)。当 $Fe(III)$ 进入 $[Fe(CN)_6]^{4-}$ 已耗尽的区域后,使该区域中$Fe(III)$浓度远远大于 $Cu(II)$;在浓度梯度的影响下 $Fe(III)$ 往前扩散并形成蓝色沉淀($Fe_4[Fe(CN)_6]_3$)。此外,由于印章中两种离子的浓度是相同的,两种离子进入明胶的量是相当的,$Cu(II)$ 首先生成沉淀必然引起 $Cu(II)$ 的迁移会首先停止。以上两种过程共同作用的结果就是 $Fe(III)$ 的扩散最终超过 $Cu(II)$,形成 $Fe_4[Fe(CN)_6]_3$ 围绕 $Cu_2[Fe(CN)_6]$。通过改变离子的种类和印章的形状可获得多种颜色的复杂结构。

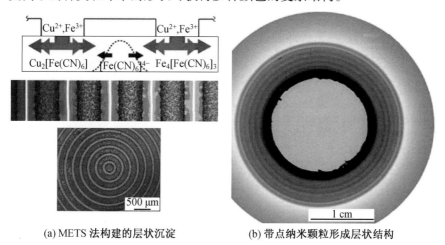

(a) METS 法构建的层状沉淀　　　(b) 带点纳米颗粒形成层状结构

图 3.48　水凝胶中反应扩散过程

Lagzi 等[108]进一步发展了反应扩散过程,将传统反应扩散过程中正电解质和负电解质用带正电荷和负电荷的纳米颗粒(Au,Ag)代替,实现了琼脂糖水凝胶中纳米颗粒环的构建(图 3.48(b))。Lagzi 认为,带电纳米颗粒环结构的形成机理有别于传统反应扩散过程机理。传统反应扩散过程认为,正、负电解质所生成的沉淀物溶度积的存在是产生 Liesegang Rings 的根本原因。在纳米颗粒环结构的形成过程中,带正、负电荷的纳米颗粒相遇形成电中性纳米颗粒,此时电中性纳米颗粒并未以沉淀的形式立刻聚集。只有当电中性纳米颗粒的浓度达到特定值 C^*(大于 33 nmol/mL)时,纳米颗粒聚集并析出形成环结构。

3.4.2　矿化法制备同心层状复合材料

基于反应扩散过程,以壳聚糖溶液或 CS-Fe(Ⅱ,Ⅲ)为原材料,采用矿化法构建同心层状水凝胶,构建过程如图 3.49 所示。

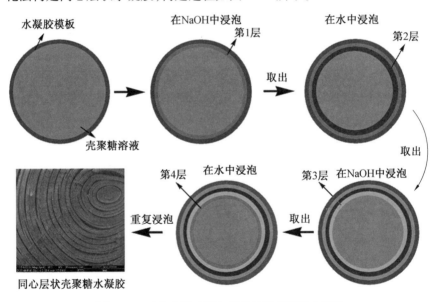

图 3.49　矿化法构建同心层状结构壳聚糖水凝胶

首先,将壳聚糖溶液或者 CS-Fe(Ⅱ,Ⅲ)注入预先制备的壳聚糖膜中,并置于1.25 mol/L 的 NaOH 溶液中碱处理一段时间 T,由于壳聚糖的去质子化或 CS-Fe(Ⅱ,Ⅲ)中和反应形成第 1 层;然后,将水凝胶棒取出,并置于去离子水中浸泡一段时间 T,形成第 2 层。以上过程为一个周期,该周期重复 n 次,直至 $2nT \geqslant 2$ h,从而实现矿化法制备同心层状壳聚糖水凝胶

（CL-CS）或同心层状磁性壳聚糖水凝胶（CL-MCS）。

1. 壳聚糖水凝胶中的反应扩散

德国物理学家 Adolf Fick 于大量扩散现象研究的基础上，对扩散现象做出了定量的描述，并提出了浓度场下物质扩散的动力学方程 —— 菲克第一定律和菲克第二定律[109]。菲克第一定律和第二定律定量描述了质点扩散的宏观行为。其中菲克第二定律描述了浓度 C、扩散时间 t 和扩散前沿位置 x 之间的关系，可准确地描述浓度随时间和位置的变化，得到较为广泛的应用，其表达式为

$$\frac{\partial C}{\partial t} = \frac{\partial}{\partial x}\left(D\,\frac{\partial C}{\partial x}\right) \tag{3.11}$$

式中　C—— 扩散物质的浓度，mol/L；

　　　t—— 扩散进行的时间，s；

　　　x—— 扩散介质中扩散前沿的位置，m。

如果扩散系数 D 与浓度无关，则菲克第二定律可写成

$$\frac{\partial C}{\partial t} = D\,\frac{\partial^2 C}{\partial x^2} \tag{3.12}$$

一般称式（3.12）为菲克第二定律。从形式上看，菲克第二定律表示在扩散过程中某点的浓度随时间的变化率与浓度分布曲线在该点的二阶导数成正比。

若不考虑 OH^- 在壳聚糖水凝胶中的反应，t 时刻的 OH^- 的浓度分布 $C_{OH^-}(x,t)$ 求解过程如下。对式（3.12）采用玻耳兹曼变换，令 $\lambda = x/\sqrt{t}$，则

$$\frac{\mathrm{d}C_{OH^-}}{\mathrm{d}\lambda} = a'\exp\left(-\frac{\lambda^2}{4D}\right) \tag{3.13}$$

将上式积分，得

$$C_{OH^-} = a'\int \exp\left(-\frac{\lambda^2}{4D}\right)\mathrm{d}\lambda + b$$

令 $\beta = \lambda/(2\sqrt{D})$，则

$$C_{OH^-} = a\int \beta_0 \exp(-\beta^2)\mathrm{d}\beta + b$$

利用初始条件 $t = 0$ 时，对于 $x > 0$ 和 $x < 0$ 的任意点分别有

$$C_{OH^-} = C_1 = a\int_0^{+\infty} \mathrm{e}^{-\beta^2}\mathrm{d}\beta + b$$

$$C_{OH^-} = C_2 = a\int_0^{-\infty} \mathrm{e}^{-\beta^2}\mathrm{d}\beta + b$$

故

$$C_1 = a\frac{\sqrt{\pi}}{2} + b,\, C_2 = -a\frac{\sqrt{\pi}}{2} + b$$

求出积分常数 a, b 分别为

$$a = \frac{C_1 - C_2}{\sqrt{\pi}},\, b = \frac{C_2 + C_1}{2}$$

并代入上式可得

$$C_{OH^-} = \frac{C_2 + C_1}{2} - \frac{C_2 - C_1}{2} \cdot \frac{2}{\sqrt{\pi}} \int \beta_0 \exp(-\beta^2)\,\mathrm{d}\beta$$

其中的积分函数为高斯误差函数,用 $\mathrm{erf}(\beta)$ 表示,定义为

$$\mathrm{erf}(\beta) = \frac{2}{\sqrt{\pi}} \int \beta_0 \exp(-\beta^2)\,\mathrm{d}\beta$$

这样上式可改为

$$C_{OH^-} = \frac{C_2 + C_1}{2} - \frac{C_2 - C_1}{2} \cdot \mathrm{erf}(\beta) \tag{3.14}$$

式(3.14)即为不考虑 OH^- 在壳聚糖水凝胶中反应时 C_{OH^-} 随 $\beta = \lambda/(2\sqrt{D})$ 的变化关系式。

OH^- 扩散进入壳聚糖水凝胶内部,与质子化壳聚糖($CS-NH_3^+$)发生反应并生成去质子化壳聚糖($CS-NH_2$)。壳聚糖水凝胶中反应扩散过程 OH^- 的浓度 C_{OH^-} 可由式(3.16)表示。

$$CS-NH_3^+ + OH^- \xrightarrow{k} CS-NH_2 + H_2O \tag{3.15}$$

$$\frac{\partial C_{OH^-}}{\partial t} = D_{OH^-} \frac{\partial^2 C_{OH^-}}{\partial x^2} - kC_{CS-NH_3^+} \cdot C_{OH^-} \tag{3.16}$$

初始条件为

$$C_{OH^-} = 1.25 \text{ mol/L},\ C_{CS-NH_3^+} = 0.25 \text{ mol/L}$$

左边界条件为

$$\frac{\partial C_{CS-NH_3^+}}{\partial x} = 0,\ C_{OH^-} = 1.25 \text{ mol/L}$$

右边界条件为

$$\frac{\partial C_{CS-NH_3^+}}{\partial x} = \frac{\partial C_{OH^-}}{\partial x} = 0$$

参数取值:$D_{OH^-} = 0.001 \text{ mm}^2/\text{s}$,$k = 0.001$。

根据式(3.16),模拟计算了未采用间断处理时 C_{OH^-} 在壳聚糖水凝胶中的分布曲线,表明了 OH^- 浓度 C_{OH^-}、反应扩散时间 t 和水凝胶中位置 X

之间的关系,如图 3.50 所示。图 3.50(a)表明随着反应扩散时间 t 的增加,OH^- 的扩散前沿逐渐向前移动,且前沿前进速度逐渐降低。图 3.50(b)给出了扩散时间为 2 h 时,壳聚糖水凝胶内部不同位置处 C_{OH^-} 随 t 的变化曲线。$X = 0$ 处(即水凝胶与 OH^- 溶液的边界处),C_{OH^-} 恒定为 1.25 mol/L;随着位置 X 的增加(即水凝胶由外层到中心),C_{OH^-} 逐渐降低。此外,对于任意 $X > 0$ 处,C_{OH^-} 随 t 的增加均表现出逐渐增加的趋势。

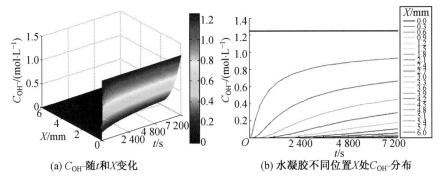

(a) C_{OH^-} 随 t 和 X 变化　　　　(b) 水凝胶不同位置 X 处 C_{OH^-} 分布

图 3.50　未采用间断碱处理时 C_{OH^-} 在壳聚糖水凝胶中的时空分布

间断碱处理条件下,溶液中 C_{OH^-} 变化如图 3.51(a)所示。水凝胶置于碱溶液中时,溶液中 $C_{OH^-} = 1.25$ mol/L;当水凝胶置于水溶液时,溶液中 $C_{OH^-} = 10^{-7}$ mol/L。相对应的,$X = 0$ 处(即水凝胶与溶液的边界处)水凝胶中 C_{OH^-} 变化如图 3.51(b)所示。水凝胶置于碱溶液时,边界处水凝胶中 C_{OH^-} 迅速上升到溶液中 OH^- 浓度(1.25 mol/L);当水凝胶置于水溶液时,水凝胶内部的 OH^- 表现为双向扩散,即 OH^- 同时向水凝胶内部扩散和向水溶液中扩散,因此 $X = 0$ 处水凝胶 C_{OH^-} 表现出逐渐降低的趋势,但 C_{OH^-} 并未下降为零。

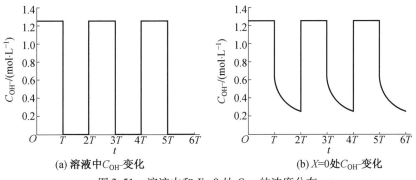

(a) 溶液中 C_{OH^-} 变化　　　　　　(b) $X=0$ 处 C_{OH^-} 变化

图 3.51　溶液中和 $X=0$ 处 C_{OH^-} 的浓度分布

图 3.52 为间断碱处理条件下($T=300$ s)时壳聚糖水凝胶中 C_{OH^-} 的时空分布,间断时间 $T=300$ s。图 3.52(a)和(b)表明,在 $0 \sim T$ 区间内,C_{OH^-} 在水凝胶中的分布规律与未间断处理时规律类似,水凝胶内部各点处 C_{OH^-} 随着反应扩散时间 t 的增加表现出逐渐增加的趋势;然而在 $T \sim 2T$ 区间内,由于溶液中 C_{OH^-} 降低为 0,水凝胶内部各点 C_{OH^-} 呈现下降的趋势。经 $6T$ 间断处理后 C_{OH^-} 分布表明(图 3.52(c)和(d)),水凝胶内部各点 C_{OH^-} 具有周期性分布。

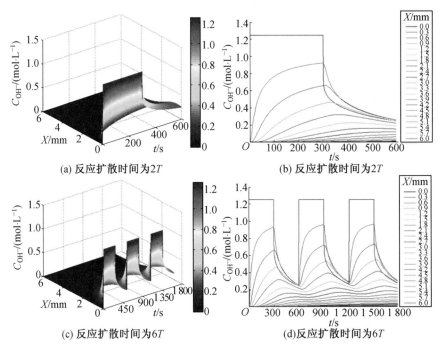

(a) 反应扩散时间为2T

(b) 反应扩散时间为2T

(c) 反应扩散时间为6T

(d) 反应扩散时间为6T

图 3.52 采用间断碱处理方式($T=300$ s)时壳聚糖水凝胶中 C_{OH^-} 的时空分布

不同间断时间 T 时经 2 h 间断处理后水凝胶内部各点 C_{OH^-} 分布如图 3.53 所示。结果表明,不同间断时间 T(120 s,300 s 和 600 s)时壳聚糖水凝胶中 C_{OH^-} 均表现为周期性分布,且间断时间 T 直接影响水凝胶中 C_{OH^-} 周期性分布的周期和振幅。间断时间 T 增加导致 C_{OH^-} 周期和振幅增大。因此,采用间断碱处理方式,通过调控间断时间 T 可实现壳聚糖水凝胶中 C_{OH^-} 可控周期性变化。

未采用间断碱处理和采用间断碱处理 OH^- 扩散前沿 X 随扩散时间 t 变化如图 3.54 所示。未间断碱处理(图 3.54(a))和间断碱处理(图 3.54(b))两种方式所获得的扩散前沿形状类似,扩散前沿随着时间的增加逐

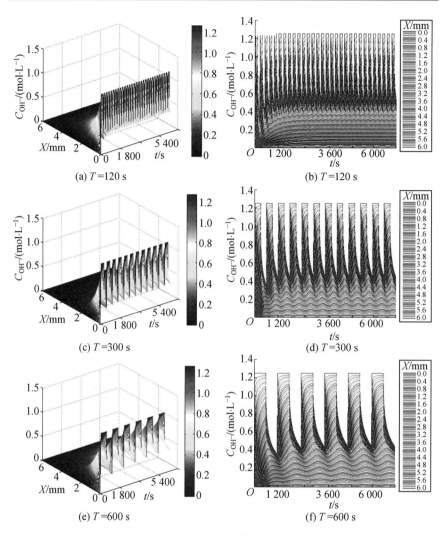

图 3.53 不同间断时间 T 时经 2 h 间断处理后水凝胶内部各点 C_{OH^-} 分布

渐前进,且扩散前沿的前进速度逐渐降低;当扩散进行到一定程度时,扩散前沿的前进速度变得非常缓慢,几乎停止移动。这是由于随着扩散距离的增加,扩散前沿处 C_{OH^-} 梯度逐渐降低,从而使扩散前沿的前进速度降低。对比图 3.54(a)和图 3.54(b)发现,相同时间相同位置处间断碱处理方式下 C_{OH^-} 低于未间断碱处理时 C_{OH^-}。这表明间断碱处理方式在形成周期性 C_{OH^-} 分布的同时,降低了 OH⁻ 在水凝胶中的扩散速度。

2. 同心层状壳聚糖水凝胶

基于间断碱处理方式,以质量分数为 4% 壳聚糖溶液为原料,采用不

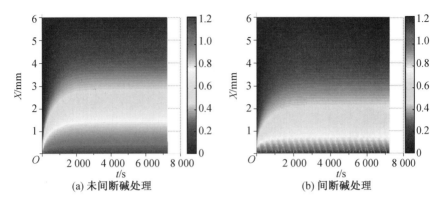

(a) 未间断碱处理　　　　　　　　　(b) 间断碱处理

图 3.54　未采用间断碱处理和采用间断碱处理 OH⁻ 扩散前沿 X 随扩散时间 t 变化

同间断时间 T(60 s, 120 s, 180 s, 240 s, 300 s, 600 s, 900 s, 1 800 s, 3 600 s 和 7 200 s)构建了 CL-CS,利用经典 Liesegang Rings 现象的时间定律和空间定律[111]对该层状结构进行了分析。

　　间断碱处理方法构建的 CL-CS 环境扫描电镜(ESEM)形貌如图 3.55 所示。图 3.55 清晰表明 CL-CS 具有同心层状结构。利用图像分析软件 Image Pro Plus 6.0 对该层状结构的层数和层厚进行了表征。CL-CS 共 76 层,内部层厚均匀(50±3.4)μm,最外侧两层层厚显著大于内部水凝胶层厚。最外侧两层较厚,归因于间断碱处理工艺。间断碱处理工艺中,壳聚糖溶液需要首先注入预先制备的壳聚糖膜中,该预先制备的壳聚糖膜呈碱性,OH⁻浓度约为 1 mol/L。因此,最外两层是由壳聚糖膜中 OH⁻ 的存在引起的。

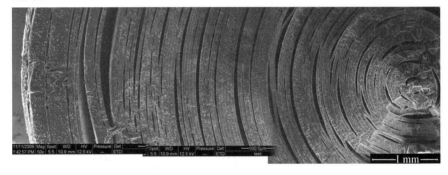

图 3.55　间断碱处理方法构建的 CL-CS 环境扫描电镜(ESEM)形貌(T=60 s)

　　通过调控间断时间 T 实现了系列 CL-CS 的构建,其层数 N 与间断时间 T 的关系如图 3.56 所示。随着间断时间 T 的增加,层数 N 呈递减的趋势,拟合结果表明层数 N 与间断时间 T 符合 $N = 76.8T^{-0.71}$,拟合优先度

$R^2 = 0.99$。可见,通过控制间断时间 T 可实现不同层数 CL-CS 的构建,从而为材料的不同应用需求提供了可能。

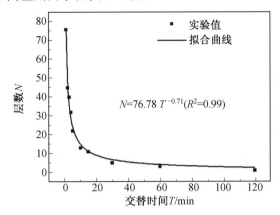

图 3.56　层数 N 与间断时间 T

CL-CS 层状结构与 Liesegang Rings 现象所形成图案非常相似,故根据 Liesegang Rings 现象的时间定律和空间定律分析了层位置/反应扩散时间关系与相邻层位置关系。

CL-CS 最外层定义为第 1 层,第 1 层到第 n 层的距离 X_n 定义为第 n 层的位置,反应扩散时间为 t。图 3.57(a)给出了 X_n 与 $t^{1/2}$ 的关系,结果表明第 n 层的位置 X_n 与反应扩散时间的平方根 $t^{1/2}$ 具有线性关系(拟合优先度 $R^2 = 0.99$),其线性拟合方程为 $X_n = 0.52 \cdot t^{1/2} - 0.70$。在研究相邻层位置的空间关系时发现,第 $n+1$ 层的位置 X_{n+1} 随第 n 层的位置 X_n 呈线性关系变化(图 3.57(b)),其线性拟合方程为 $X_{n+1} = 1.01X_n - 0.07$,空间系数 $P = X_{n+1}/X_n$,接近常数 1.01。可见,CL-CS 层状结构具有与 Liesegang Rings 现象相似的图案和规律,但是 CL-CS 层状结构和 Liesegang Rings 现象存在显著区别。Liesegang Rings 现象是描述水凝胶介质中无机沉淀物有序结构,而 CL-CS 是由有机沉淀(壳聚糖沉淀)形成的。

3. 同心层状壳聚糖/MNP 复合材料

未采用间断碱处理构建磁性壳聚糖复合材料水凝胶的 ESEM 形貌如图 3.58 所示。图 3.58(a)为磁性壳聚糖复合材料的纵剖面图,水凝胶具有多孔状结构,这是由于磁性壳聚糖复合材料形貌观察是在带有冷却台的环境扫描电镜上进行的。壳聚糖水凝胶中水分的质量分数约为 96%,由于扫描电镜样品室中的低真空度,壳聚糖水凝胶内部的水逐渐往外扩散。水分流失导致水凝胶中形成大量的孔洞。此外,磁性壳聚糖复合材料中未

161

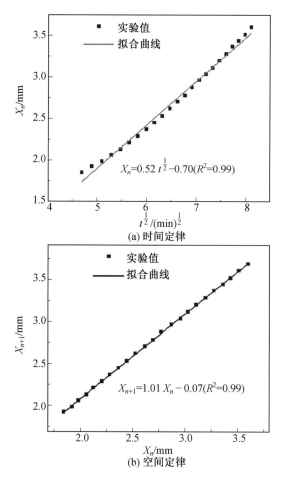

(a) 时间定律

(b) 空间定律

图 3.57 CL-CS 层状结构的时间定律和空间定律

发现任何形式的层状结构。

以 CS-Fe(II,III) 为原材料,间断时间 T 为 60 s,120 s,300 s,600 s 和 900 s 构建了 CL-MCS,利用 ESEM 对 CL-MCS 的形貌进行表征,并利用经典 Liesegang Rings 现象的时间定律和空间定律对层状结构进行了分析。

不同间断时间 T(60 s,120 s,300 s 和 600 s)构建 CL-MCS 横截面的 ESEM 形貌如图 3.59 所示。T 为 60 s 时(图 3.59(a))所构建水凝胶表现出同心层状结构的趋势,但层与层之间结合紧密,未出现类似于图 3.55 中 CL-CS 显著层状结构。图 3.59(b)(c)和(d)结果表明,T 为 120 s,300 s 和 600 s 时均构建了 CL-MCS,且层厚较均匀。此外,CL-MCS 的体积收缩显著高于 CL-CS,从而在 CL-MCS 层与层之间形成显著间隙,如图

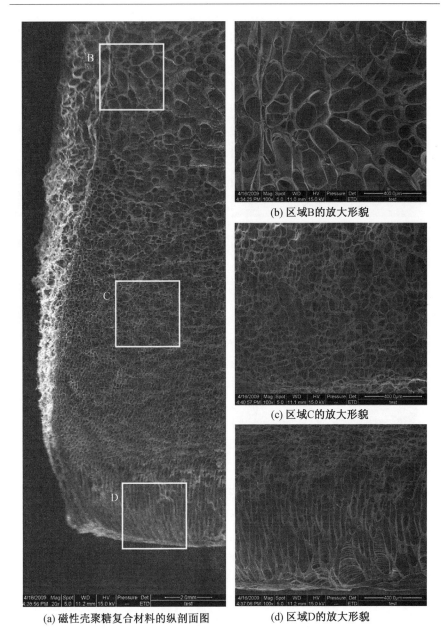

(a) 磁性壳聚糖复合材料的纵剖面图

(b) 区域B的放大形貌

(c) 区域C的放大形貌

(d) 区域D的放大形貌

图3.58 未采用间断碱处理构建磁性壳聚糖复合材料水凝胶的ESEM形貌

3.59(b)和(c)箭头所指区域。

不同间断时间 T 构建 CL-MCS 横截面 ESEM 形貌如图 3.60 所示。$T=60$ s 时, CL-MCS 表现出了同心层状结构的趋势, 但层与层之间未形成

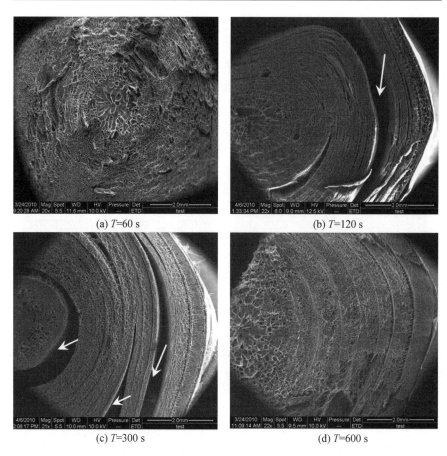

(a) T=60 s   (b) T=120 s

(c) T=300 s   (d) T=600 s

图 3.59 不同间断时间 T 构建 CL-MCS 横截面的 ESEM 形貌

显著间隙,这与图3.59形貌结果一致。T=120 s,300 s 和 600 s 时均构建了 CL-MCS,层厚均匀且层与层之间存在较显著的分界线。利用图像分析软件 Image Pro Plus 6.0 对该层状结构的层数和层厚进行了表征。$T=$120 s,300 s和600 s时构建 CL-MCS 层数分别为45,27 和 11,平均层厚分别为(80±4.2) μm、(140±7.3) μm 和(487±9.8) μm。

利用经典 Liesegang Rings 现象的时间定律和空间定律对 CL-MCS 层状结构进行了分析。层数 N 和间断时间 T 的关系如图 3.61 所示(T=60 s 时层间距不显著,故数据未采用)。随着间断时间 T 的增加,层数呈递减的趋势,拟合结果表明层数 N 与间断时间 T 符合:$N=79.7T^{0.73}$($R^2=0.99$)。通过控制间断时间 T 可实现不同层数 CL-MCS 的构建。

取最外层到第 n 层的距离为 X_n,定义为第 n 层位置,水凝胶置于

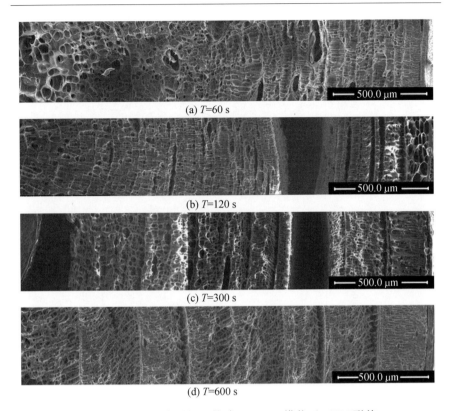

(a) T=60 s

(b) T=120 s

(c) T=300 s

(d) T=600 s

图 3.60 不同间断时间 T 构建 CL-MCS 横截面 ESEM 形貌

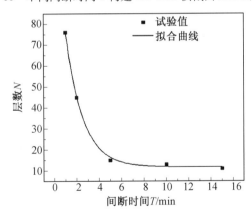

图 3.61 CL-MCS 构建过程层数 N 与间断时间 T 关系

NaOH 和水中时间和为时间 t。图 3.62(a)给出了 X_n 与 $t^{1/2}$ 的关系,结果表明第 n 层的位置 X_n 与反应时间的平方根 $t^{1/2}$ 符合线性关系(拟合优先度 $R^2 = 0.997$),其线性拟合方程为 $X_n = 0.37 \cdot t^{1/2} - 0.53$。第 $n+1$ 层的位置

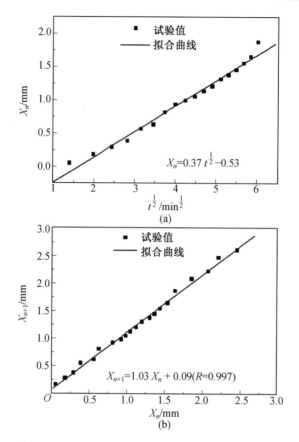

图 3.62 CL-MCS 层状结构的时间定律和空间定律

X_{n+1} 随第 n 层的位置 X_n 呈线性关系变化(图 3.62(b)),其线性拟合方程为 $X_{n+1}=1.03X_n+0.09$,空间系数 $P = X_{n+1}/X_n$ 接近常数 0.93。

综上所述,基于壳聚糖水凝胶中的反应扩散过程,采用间断碱处理的方式,通过调控间断时间 T 实现了 CL-CS 和 CL-MCS 的可控构建。CL-CS 和 CL-MCS 的层数 N 与间断时间 T 具有如下关系:$N=76.8T^{0.71}$ 和 $N=79.7T^{0.73}$。CL-CS 和 CL-MCS 的同心层状形貌表明,层位置 X_n 与反应时间的平方根 $t^{1/2}$ 具有线性关系,相邻层位置比为常数,与传统的无机沉淀体系中 Liesegang Rings 现象的时间定律和空间定律一致。基于有机沉淀反应——壳聚糖去质子化沉淀,实现了 CL-CS 和 CL-MCS 的构建。

4. MNP 矿化过程对同心层状结构的影响

采用间断碱处理的方法实现了 CL-CS 和 CL-MCS 的构建,且两种水凝胶的同心层状结构均符合时间定律和空间定律。然而,相同间断时间所获得的 CL-CS 和 CL-MCS 层状结构具有一定的差异性,该差异性的产生是由 MNP 的引入引起的。为了探讨 MNP 的引入对层状水凝胶结构的影响,图 3.63 为相同间断时间 T(60 s,120 s 和 300 s)制备的 CL-CS 和

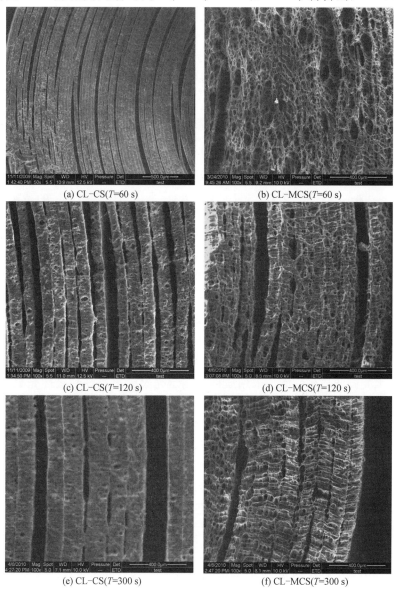

(a) CL-CS(T=60 s)

(b) CL-MCS(T=60 s)

(c) CL-CS(T=120 s)

(d) CL-MCS(T=120 s)

(e) CL-CS(T=300 s)

(f) CL-MCS(T=300 s)

图 3.63　相同间断时间 T(60 s,120 s,300 s)制备的 CL-CS 和 CL-MCS 的 ESEM 形貌对比

CL-MCS的 ESEM 形貌对比。当间断时间 $T = 60$ s 时，CL-CS 层厚为
$(50\pm3.4)\,\mu m$，然而 CL-MCS 仅表现出层状结构的趋势，未显现出清晰的
层状结构；间断时间 $T = 120$ s 时，CL-CS 层厚为 $(80\pm4.2)\,\mu m$，然而 CL-
MCS 层厚仅为 $(50\pm5.8)\,\mu m$；间断时间 $T = 300$ s 时，CL-CS 层厚为 $(140\pm7.3)\,\mu m$，而 CL-MCS 层厚为 $(90\pm6.4)\,\mu m$。可见，相同间断时间 T 构建
CL-MCS 的层厚显著低于 CL-CS 的层厚（表 3.13）。

表 3.13　不同间断时间 T 构建的 CL-CS 与 CL-MCS 的层数和层厚

时间/s	CL-CS		CL-MCS	
	层数	层厚/μm	层数	层厚/μm
60	76±5	50±3.4	——	——
120	46±3	80±4.2	48±3	50±5.8
300	22±2	140±7.3	24±2	90±6.4

此外，对比相同间断时间 T 时构建 CL-CS 和 CL-MCS 的形貌发现，
MNP 的引入导致 CL-MCS 层与层之间结合更加紧密。间断时间 T 为 60 s
时尤为显著，虽然 CL-MCS 表现出层状结构的趋势，但是层与层之间结合
紧密，未显现出明显层状结构。CS 与 MNP 之间的物理交联作用是导致该
现象的主要原因。MNP 不是弥散分布在水凝胶中，而是与壳聚糖分子中
官能团相互作用，对壳聚糖水凝胶起到物理交联的作用。

MNP 的物理交联作用不仅影响水凝胶的形貌和层状结构，而且可以
改变水凝胶的质构性能。采用质构仪测定壳聚糖水凝胶和磁性壳聚糖水
凝胶的质构性能，研究 MNP 的加入对质构性能的影响。利用英国 SMS 公
司 TA. XT Plus 质构仪测试了水凝胶的质构性能。未采用传统结构材料力
学性能测试方法，是由于传统结构材料力学性能测试方法关注材料的硬
度、弯曲强度和断裂韧性等，而水凝胶表征中更关注其凝胶强度、脆性和黏
附性等。质构仪为精确的量化测量仪器，可以对水凝胶样品的物性（硬度、
脆性、胶黏性、黏牙性、回复性、弹性和凝胶强度等）做出准确表述，且具有较好
的重复性和测量精密度，而且其实验方法已经制定了国际标准，如美国谷物化
学家协会（AACC）、国际凝胶测试协会（AOAC）和英国国家标准（BS）等。

选用测试程序为 MARMALADE，该程序适合测量水凝胶的强度、水凝
胶破裂强度和脆性，具有较好的重复性和测量精度，适合高含水量软物质
性能表征。测试探头选择 P/0.5 标准探头，压头速率为 1 mm/s，压力为5 kg，
压头位移为 15 mm。质构仪测定水凝胶质构性能典型曲线如图 3.64 所示。

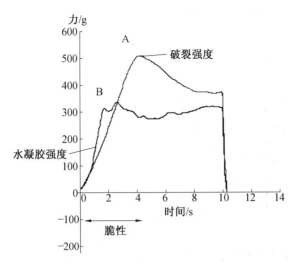

图 3.64 质构仪测定水凝胶质构性能的曲线

压头在一定触发压力下穿透水凝胶并到达设定的深度。在压头的前进过程中,随着时间的增加,压头的前进距离增加,从而所需的触发力存在增大的趋势;当水凝胶发生破裂时触发力会出现下降的趋势,直至水凝胶完全破裂,触发力变为 0,从而呈现出图 3.64 中所示的水凝胶强度与时间的关系图。其中,水凝胶破裂时的触发力被记为水凝胶破裂强度(rupture strength),水凝胶破裂时压头的位移被记为水凝胶的脆性(brittleness)。此外,图 3.64 中水凝胶破裂之前触发力与时间呈线性关系,取 3 mm 位移处的触发力为水凝胶强度(gel strength)。

壳聚糖水凝胶和含 MNP 壳聚糖水凝胶的凝胶质构性能测试谱图如图 3.65 所示。图 3.65 给出了质量分数为 4% 和质量分数为 3% 的壳聚糖水凝胶及质量分数为 3% 的壳聚糖水凝胶中引入不同 MNP 含量(3%(质量分数)CS+5%(质量分数)MNP,3%(质量分数)CS+10%(质量分数)MNP,3%(质量分数)CS+15%(质量分数)MNP 和 3%(质量分数)CS+20%(质量分数)MNP)的凝胶质构特性。图 3.65 中,(1)为 3 mm 位移处的触发力,记为水凝胶强度,单位为 g;(2)为水凝胶破裂时的触发力,记为凝胶破裂强度,单位为 g;(3)为水凝胶破裂时压头的位移,记为水凝胶的脆性,单位为 mm。

对比 4%(质量分数)CS 与 3%(质量分数)CS 发现,二者的凝胶强度相差不大(壳聚糖质量分数由 4% 下降到 3% 时水凝胶强度存在轻微的下降,由 85.6 g 下降到 83.4 g),然而破裂强度出现了急剧下降,由 422.3 g

169

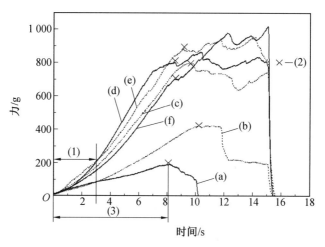

图 3.65　壳聚糖水凝胶和含 MNP 壳聚糖水凝胶的凝胶质构性能测试谱图
(1)凝胶强度；(2)破裂强度；(3)凝胶脆性

下降为 190.4 g。将 5%(质量分数)的 MNP 引入可极大提高水凝胶强度
和破裂强度,分别提高了 113% 和 321%。提高 MNP 的质量分数达到 10%
和 15% 时,水凝胶强度、破裂强度和黏附性略有上升。然而 MNP 的质量分
数达到 20% 时,水凝胶强度、破裂强度和黏附性均出现下降,这可能是由
于过高的 MNP 含量,导致壳聚糖自身氢键作用过分减弱引起的。此外,
MNP 的加入对壳聚糖水凝胶的脆性影响不大。壳聚糖水凝胶和含 MNP 壳
聚糖水凝胶的凝胶强度、破裂强度和脆性见表 3.14。

表 3.14　壳聚糖水凝胶和含 MNP 壳聚糖水凝胶的凝胶强度、破裂强度和脆性

样品	凝胶强度/g	破裂强度/g	脆性/mm
4%(质量分数)CS	85.6±1.6	422.3±24.6	10.3±0.7
3%(质量分数)CS	83.4±1.5	190.4±7.7	8.2±0.8
3%(质量分数)CS+ 5%(质量分数)MNP	177.6±9.9	799.4±23.0	9.5±0.9
3%(质量分数)CS+ 10%(质量分数)MNP	205.2±11.6	803.3±24.2	8.5±1.0
3%(质量分数)CS+ 15%(质量分数)MNP	216.3±12.5	888.1±18.5	9.1±0.8
3%(质量分数)CS+ 20%(质量分数)MNP	153.8±8.7	705.3±2.4.2	8.5±1.1

注:凝胶强度为 3 mm 位移处的触发力,单位为 g;破裂强度为凝胶破裂时的触发力,单
位为 g;脆性为凝胶破裂时的压头位移,单位为 mm

3.4.3 矿化法构建同心层状复合材料机理

同心层状水凝胶结构具有与经典 Liesegang Rings 现象一致的时间定律和空间定律。然而壳聚糖水凝胶中反应扩散与 Liesegang Rings 现象存在诸多不同之处,这决定了同心层状水凝胶的构建机制有别于 Liesegang Rings 现象。

Liesegang Rings 现象为两种电解质相遇后形成的有序空间图案,是化学反应中广泛存在的一种现象,但是它的出现需要特定的条件(例如较快的反应速率,特定的反应物浓度,反应物和热量等对流可忽略等)[112]。Liesegang Rings 现象是 1896 年发现的。在实验中,Liesegang 将 $AgNO_3$ 溶液滴加到含有 $K_2Cr_2O_7$ 的水凝胶上,几个小时之后发现,水凝胶中出现了同心环状的 $Ag_2Cr_2O_7$ 沉淀;如果反应是在试管中进行,则可以获得层状或者带状的沉淀。自 Liesegang Rings 现象发现至今,其机制一直困扰着广大科研工作者。在过去的几十年里,大量沉淀反应(铬酸盐沉淀、金属氢氧化物沉淀、碳酸盐沉淀和硫化物等)被用于研究该现象,结果证明该现象普遍存在。然而,大部分研究所选用的反应基质(即水凝胶)一般为明胶、琼脂糖或硅胶,而且为保证 Liesegang Rings 现象出现,一般而言水凝胶外反应物的浓度要高于水凝胶内反应物的浓度一个数量级。

关于 Liesegang Rings 现象,目前比较认同的观点是过饱和理论[111]。过饱和理论认为 Liesegang Rings 现象中当离子浓度超过其溶度积时并不会立即生成沉淀,而是以中间态(Intermediate)存在。当中间态的过饱和度达到某一特定值 C^* 时沉淀生成,同时附近未达到溶度积的离子向沉淀区域扩散并沉淀,从而形成层状沉淀,扩散前沿则形成一个不含沉淀的区域。

壳聚糖水凝胶中反应扩散过程与 Liesegang Rings 现象存在几个显著的不同之处(表 3.15)。首先,Liesegang Rings 现象是在水凝胶介质中构建层状无机沉淀,而壳聚糖水凝胶中反应扩散为有机沉淀反应(壳聚糖沉淀)。其次,Liesegang Rings 现象要求内外电解质的浓度均必须保持在较低的浓度(mmol/L 数量级),而本书中 OH^- 和壳聚糖单元的浓度分别为 1.25 mol/L 和 0.25 mol/L。最后,Liesegang Rings 现象中明胶、琼脂糖或硅胶仅提供反应介质,不参与沉淀反应;而壳聚糖既为反应物,又为反应介质。

表 3.15　壳聚糖水凝胶中反应扩散过程与 Liesegang Rings 现象对比

项目	Liesegang Rings	壳聚糖水凝胶中的反应扩散
反应类型	无机沉淀反应	有机沉淀反应
反应介质	明胶或琼脂糖等	壳聚糖为反应物和反应介质
外电解质	$Cr_2O_7^{2-}$	OH^-
内电解质	Ag^+	$CS-NH_3^+$
电解质浓度	低浓度(mmol/L)	浓度较高(mol/L)
中间态	$Ag_2Cr_2O_7$ 晶核	$CS-NH_2$
成层本质	中间态过饱和度达到 C^*，聚集形成沉淀，并消耗附近中间态，形成层状无机沉淀	C_{OH^-}周期性变化引起 $CS-NH_2$ 体积收缩不均匀，与壳聚糖溶液形成显著界面

　　壳聚糖水凝胶中反应扩散是以质子化壳聚糖($CS-NH_3^+$)为内电解质，OH^-为外电解质。外电解质 OH^-扩散进入壳聚糖水凝胶内部，外电解质与内电解质发生反应，生成去质子化壳聚糖($CS-NH_2$)并伴随一定的体积收缩。生成 $CS-NH_2$并未立即形成层状壳聚糖沉淀，即 $CS-NH_2$ 以中间态的形式存在。只有当 OH^-浓度 C_{OH^-}发生变化时，引起 $CS-NH_2$收缩不均匀，$CS-NH_2$与壳聚糖溶液形成显著界面，从而形成层状壳聚糖沉淀。间断碱处理方法实现了 C_{OH^-}在壳聚糖水凝胶中周期性分布，通过间断时间 T 可实现 C_{OH^-}可控变化。间断碱处理形成的 C_{OH^-}可控变化，引起 $CS-NH_2$收缩不均匀并形成层状壳聚糖沉淀。

　　综上所述，基于壳聚糖水凝胶中反应扩散过程，提出了同心层状水凝胶的构建机制。壳聚糖水凝胶中外电解质 OH^-与内电解质 $CS-NH_3^+$发生反应并生成 $CS-NH_2$，间断碱处理方法所引起的 C_{OH^-}在壳聚糖水凝胶中周期性分布，为层状壳聚糖沉淀的形成提供了可控的 C_{OH^-}变化，从而实现了同心层状水凝胶的可控构建。

　　此外，本课题组利用上述同心层状磁性水凝胶的构建机理，采用函数化 C_{OH^-}浓度波实现了层数、层厚以及层位置排布壳聚糖水凝胶的可控构建[112]。例如，将壳聚糖溶液依次浸泡于 NaOH 溶液 8 min，去离子水 8 min，NaOH 溶液 4 min，去离子水 4 min，NaOH 溶液 4 min，去离子水 4 min，上述过程为一个周期，该周期重复 n 次直至 $24n \geq 2$ h，构建了 2 厚层 4 薄层交替排列的同心层状壳聚糖水凝胶，进一步证实了同心层状水凝胶的构建机制。

3.5 壳聚糖中矿化 MNP 及其复合材料的应用

MNP 具有诸多优点,如磁响应性、磁致生热效应、颗粒单畴化和易通过人体内部生理屏障等。这些特点使 MNP 在生命科学和生物技术方面具有巨大的应用,如靶向药物、癌症过热治疗、磁共振成像及生物活性物质的检测和分离等[113]。

本节将主要介绍 3 部分内容表征:矿化 MNP 的细胞相容性及应用,矿化 MNP 的荧光化与性能,AA-CS-MNP 微球的制备与表征,以及磁场控制下磁性水凝胶的药物释放。

3.5.1 矿化 MNP 的细胞相容性及应用

MNP 在生物医药领域有广泛的应用前景,例如作为磁共振成像对比剂、癌症的过热治疗、靶向药物载体和生物活性物质的标记与分离等。这一系列应用都要求 MNP 具有良好的水溶性及生物相容性。此外,CL-MCS 可作为具有磁场响应性的组织工程支架材料及药物载体,而 CL-MCS 在体内降解后不可避免地释放出水凝胶中的 CS-MNP。下面以人骨肉瘤细胞(MG-63)为例介绍矿化 MNP 的细胞相容性表征及矿化 MNP 在 MG-63 细胞中的分布及内吞机制。

1. MTT 法测定细胞成活率

采用 MTT 法测定细胞存活率。噻唑兰(MTT)可透过细胞膜进入细胞内,活细胞线粒体中琥珀脱氢酶能将外源性 MTT 还原为难溶于水的蓝紫色甲膪(fomazan)结晶并沉积在细胞中,结晶物能被二甲基亚砜(DMSO)溶解,用酶联免疫检测仪在 490 nm 波长处测定其吸光度值,从而反映活细胞数量。具体实验过程如下:取磁性纳米颗粒标记的 MG-63 细胞,移除含有纳米颗粒的培养基,并加入 80 μL 培养基和 20 μL MTT 溶液(5 mg/mL),继续培养 4 h;吸掉上清液,每孔加入 100 μL 二甲基亚砜,置于摇床上低速震荡 15 min,以保证结晶物充分溶解;利用酶联免疫检测仪于 490 nm 处测定各孔的吸光度值。同时设置空白组(培养基、MTT 和二甲基亚砜)、对照组(MG-63 细胞、培养基、MTT 和二甲基亚砜)和测试组(纳米颗粒、MG-63细胞、培养基、MTT 和二甲基亚砜)。不同纳米颗粒用量时 MG-63 细胞的存活率根据式(3.17)计算。

$$V = \frac{A - A_0}{A_1 - A_0} \times 100\% \tag{3.17}$$

式中　V——测试组细胞存活率,%；

　　　A——测试组吸光度值；

　　　A_0——空白组吸光度值；

　　　A_1——对照组吸光度值。

2. 矿化 MNP 的性能表征

水合粒径(hydronamic size)是影响其在人体中代谢过程的重要参数,直接影响矿化 MNP 在血液中的留存时间、被吞噬的可能性,以及在人体中的富集位置。利用动态激光散射仪测量了矿化 MNP 的水合粒径,测量介质为磷酸缓冲溶液(PBS)(pH=7.4)。图 3.66(a)结果表明,矿化 MNP 水合粒径约为 21.1 nm,多分散系数为 0.29。颗粒的水合粒径高于 TEM 所得颗粒粒径(10 nm),这是由于水合粒径包含了矿化 MNP 表面壳聚糖层的

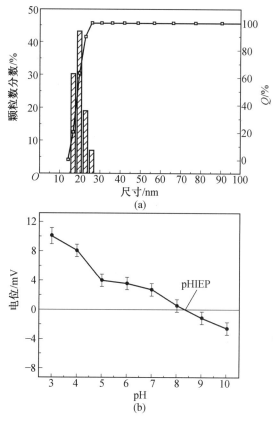

图 3.66　PBS(pH=7.4)中矿化 MNP 的水合粒径
及矿化 MNP 的 Zeta 电位随 pH 的变化

厚度,而且矿化 MNP 的轻微团聚也可能引起水合粒径的升高。矿化 MNP 水合粒径约为 21.1nm,保证了其可以通过脉管系统进入细胞内部。

矿化 MNP 的表面带电性影响其在人体或细胞中的新陈代谢。Zeta 电位可以准确地描述颗粒的表面带电性。图 3.66(b)所示为矿化 MNP 的 Zeta 电位随 pH 的变化曲线。矿化 MNP 在 pH<8.4 时表现出正电性,而在 pH>8.4 时带负电,其等电点 pHIEP=8.4,可见矿化 MNP 在生理 pH(pH=7.4)下带正电。与羧基改性的 MNP 相比(pHIEP=4.3)[114],本书中矿化 MNP 更容易吸附于细胞膜的表面(含有带负电的磷脂),进而提高其进入细胞的可能性。

采用 MTT 方法对矿化 MNP 进行细胞相容性测量。取不含矿化 MNP 的培养基中 MG-63 细胞为对照组,即细胞存活率为 100%。将 MG-63 细胞在含有矿化 MNP 的培养基中培养,不同矿化 MNP 浓度和培养时间下 MG-63 细胞存活率如图 3.67 所示。

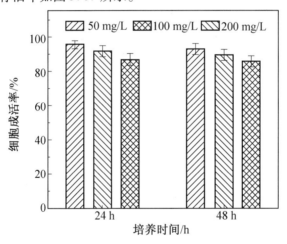

图 3.67　不同矿化 MNP 浓度和培养时间下 MG-63 细胞存活率

图 3.67 表明,将 MG-63 细胞在含有矿化 MNP 的培养基中培养 24 h 和 48 h 后,细胞的存活率均保持在一个较高的水平。其中,矿化 MNP 质量浓度为 50 mg/L,100 mg/L 和 200 mg/L,经 24 h 细胞的存活率分别为 96%,92% 和 89%,表明矿化 MNP 浓度增加细胞存活率略有降低。此外,即使矿化 MNP 质量浓度为 200 mg/L,培养时间为 48 h,细胞存活率仍然达到了 87%。可见,矿化 MNP 在 0～200 mg/L 的剂量范围内对 MG-63 细胞不存在毒副作用,可用于药物负载和细胞标记等。

3. 矿化 MNP 标记 MG-63 细胞

将矿化 MNP 与 MG-63 进行共培养,然后对 MG-63 细胞固定、切片并染色,研究标记后 MG-63 细胞的形貌及纳米颗粒在细胞内的分布,即可揭示纳米颗粒进入 MG-63 细胞的机制及纳米颗粒在 MG-63 细胞中的分布。

标记后 MG-63 细胞形貌观察过程如下:移除 96 孔板中标记后 MG-63 细胞上清液,用 2.5%(质量分数)戊二醛(GLA)溶液处理 2 h,并用 PBS 清洗 3 次;将细胞置于 OsO_4 中处理 2 h,PBS 清洗 3 次;利用 50%(质量分数),70%(质量分数),80%(质量分数),90%(质量分数),95%(质量分数)和 100%(质量分数)的乙醇溶液对细胞进行梯度脱水,每个浓度下脱水时间均为 15 min;梯度脱水后的细胞离心分离并包埋于 Spurr 树脂中。利用超薄切片机(LKB-V 型,瑞典)对包埋于 Spurr 树脂中的细胞进行超薄切片,并置于透射电镜用碳支持膜上。利用透射电镜(H-7650,Hitachi)观察切片后细胞的显微形貌。

图 3.68 和图 3.69 分别为矿化 MNP 质量浓度为 50 mg/L 和 200 mg/L 培养 48 h 后 MG-63 细胞 TEM 形貌。随着矿化 MNP 质量浓度由 50 mg/L 增加到 200 mg/L,MG-63 细胞内矿化 MNP(虚线圆区域)的含量显著上升(图 3.68(a)和图 3.69(a))。其中矿化 MNP 质量浓度为 50 mg/L 时,MG-63 细胞内矿化 MNP 含量为(29.4±3.6)pg/细胞;矿化 MNP 质量浓度为 200 mg/L 时,MG-63 细胞内矿化 MNP 含量为(78.4±8.5)pg/细胞。图 3.69(a)中细胞存在两个细胞核,表明该细胞正处于分裂状态,故矿化 MNP 剂量 200 mg/L 对 MG-63 细胞不存在毒副作用,与 MTT 结果吻合。

利用 TEM 研究了标记后 MG-63 细胞中矿化 MNP 的分布,结果如图 3.68(b)~(d)和图 3.69(b)~(d)所示。形貌结果表明,矿化 MNP 大部分以团聚体的形式随机分布在细胞质中,其中细胞液(图 3.68(d),图 3.69(c),图 3.69(d))、溶酶体(Lysosome,Ly,图 3.68(b))、液泡(Vacuole,V,图 3.69(b))和内质网(endoplasmic reticulum,ER,图 3.69(a))均发现矿化 MNP 的团聚体。而线粒体(Mitochondria,Mt)和细胞核(Nucleus,N)均未发现矿化 MNP。矿化 MNP 在 MG-63 细胞内分布情况表明矿化 MNP 可以穿过细胞膜进入细胞质中,却无法穿过细胞核膜进入细胞核。

在纳米颗粒与细胞相互作用中,纳米颗粒表面的物理化学性质直接决定了纳米颗粒进入细胞的方式及纳米颗粒在新陈代谢过程中的命运。一般而言,细胞通过内吞作用将细胞外的物质摄取到细胞内,内吞作用可分为 4 类:细胞膜穴样内陷介导的内吞作用(caveolae)、噬菌作用(phagocytosis)、网格蛋白介导的内吞作用(clathrin - mediated endocytosis)和巨胞饮

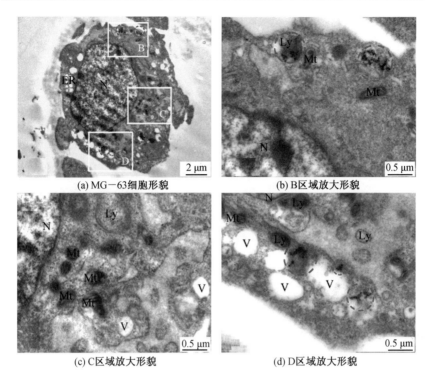

(a) MG−63细胞形貌   (b) B区域放大形貌

(c) C区域放大形貌   (d) D区域放大形貌

图 3.68   矿化 MNP 质量浓度为 50 mg/L 培养 48 h 后 MG-63 细胞 TEM 形貌
N—细胞核；Ly—溶酶体；Mt—线粒体；ER—内质网；V—液泡
（虚线圆区域内深色颗粒为 CS-MNP）

（macropinocytosis）。不同的内吞作用则决定了被摄取物质不同的命运。细胞膜穴样内陷广泛存在于细胞膜内，直径约为 50 nm，其介导作用主要实现细胞外分子或营养物的内吞。噬菌作用只限于几种特殊的细胞类型，如变形虫和一些单细胞生物。因此，细胞膜穴样内陷介导的内吞作用和噬菌作用均不是 MG-63 内吞矿化 MNP 的机制。网格蛋白介导的内吞作用是在大小约为 100 nm 的液泡协助下进行的，且内吞物需具有可与细胞内网格蛋白结合的配体，内吞物进入细胞后主要分布于溶酶体中。MG-63 细胞中细胞液、溶酶体、液泡和内质网均发现矿化 MNP 的存在，故网格蛋白介导的内吞作用不是 MG-63 细胞内吞矿化 MNP 的主要机制。巨胞饮是指细胞通过巨胞饮体实现外来物的内吞。巨胞饮体是在某些因素刺激下细胞膜皱褶形成大且不规则的原始内吞小泡，直径一般为 0.5～2 μm，有时可达 5 μm。图 3.70 所示为 MG-63 以巨胞饮的机制内吞矿化 MNP。

内吞物通过网格蛋白介导的内吞作用进入细胞后，主要分布于溶酶体

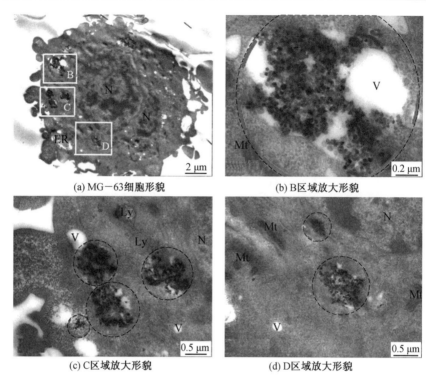

(a) MG－63细胞形貌　　　　(b) B区域放大形貌

(c) C区域放大形貌　　　　(d) D区域放大形貌

图3.69　矿化 MNP 剂量 200 mg/L 培养 48 h 后 MG-63 细胞 TEM 形貌

N—细胞核；Ly—溶酶体；Mt—线粒体；ER—内质网；V—液泡

注：虚线圆区域内深色颗粒为 CS-MNP

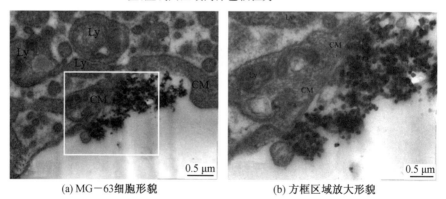

(a) MG－63细胞形貌　　　　(b) 方框区域放大形貌

图3.70　MG-63 以巨胞饮的机制内吞矿化 MNP

Ly—溶酶体；CM—细胞膜

中,进而内吞物在溶酶体中降解、吸收并排出细胞外[115,116]。矿化 MNP 以巨胞饮的方式进入 MG-63 细胞,降低了矿化 MNP 被溶酶体降解和排出细胞的可能性,从而增加了矿化 MNP 在细胞内的驻留时间,有利于对细胞进行标记。此外,矿化 MNP 若实现药物负载,则将有利于药物在细胞内长期缓慢释放。

3.5.2 矿化 MNP 的荧光化及性能

MNP 的应用过程中,若能监测其在人体内的新陈代谢过程,则可更方便地衡量 MNP 的性能,而且也有利于确定合适的纳米药物的剂量。因此,对 MNP 的示踪具有重要的现实意义。而最方便的示踪方式就是将荧光剂与 MNP 二者结合。

矿化 MNP 表面包覆了壳聚糖层,该壳聚糖层的存在为矿化 MNP 的进一步功能化提供了便利条件。本节实现了将导硫氰酸荧光素(FITC)通过共价键与矿化 MNP 结合,获得了 FITC-CS-MNP,并研究了 FITC-CS-MNP 的细胞相容性以及 FITC-CS-MNP 在细胞内的分布。

1. 矿化 MNP 的荧光化与表征

FITC-CS-MNP 的制备过程如下:①将 50 mg 矿化 MNP 溶解于 100 mL 乙醇溶液中,避光条件下搅拌 30 min;②将 4.6 mg FITC 溶解于 10 mL 乙醇溶液中,并逐滴加入到矿化 MNP 溶液中,匀速搅拌且避光反应 12 h;③反应结束后离心分离,并用乙醇清洗 3~5 次直至上清液中不含 FITC,真空干燥从而获得 FITC-CS-MNP。该制备过程中,FITC 用量为壳聚糖中氨基含量的 10%(质量分数)。壳聚糖与 FITC 反应示意图如图 3.71 所示。

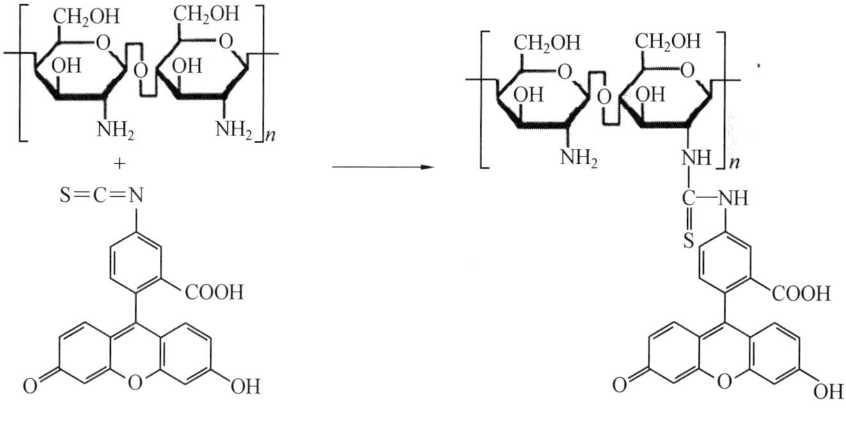

图 3.71 壳聚糖与 FITC 反应示意图

利用荧光光谱仪表征了 FITC-CS-MNP 的荧光特性,结果如图 3.72 所示。FITC-CS-MNP 的荧光吸收峰为 492 nm,荧光发射峰为 518 nm,这符合 FITC 的特性,因此 CS-MNP 与 FITC 成功实现了共价键结合。

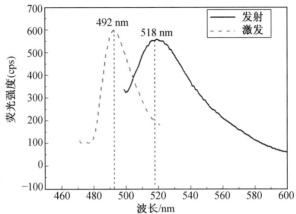

图 3.72　FITC-CS-MNP 的荧光吸收与发射光谱

图 3.73 所示为 FITC-CS-MNP 的 Zeta 电位随 pH 的变化曲线,同时给出了 CS-MNP 的 Zeta 电位随 pH 的变化。与 CS-MNP 相比,FITC-CS-MNP 的带电性有所降低,等电点为 pHIEP=4.8,在 pH 为 5.0~7.0 表现出轻微的带负电性。这是由于荧光化过程导致 FITC-CS-MNP 带电性的下降。首先,荧光化过程中 FITC 与壳聚糖中的氨基发生了偶联,从而引起颗粒表面氨基含量降低,影响了 FITC-CS-MNP 的带电性。其次,FITC-CS-MNP 制备过程中为提高 FITC 的溶解性,均采用了乙醇作为溶剂。但乙醇的使用促进了壳聚糖中分子内或分子间氢键的形成,从而导致壳聚糖中自由氨基和羟基含量进一步减少。综上原因,导致 FITC-CS-MNP 的带电性

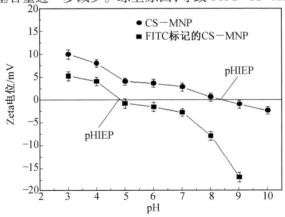

图 3.73　FITC-CS-MNP 及 CS-MNP 的 Zeta 电位随 pH 的变化

低于矿化 MNP。

2. FITC-CS-MNP 的细胞相容性及其在细胞内的分布

采用 MTT 方法表征不同浓度 FITC-CS-MNP(50 mg/L,100 mg/L 和 200 mg/L)时 MG-63 细胞存活率,结果如图 3.74 所示。MTT 测试结果表明,0~200 mg/L 的用量范围内 FITC-CS-MNP 对 MG-63 不存在毒副作用。FITC-CS-MNP 质量浓度为 200 mg/L 培养时间48 h时,细胞存活率仍可达到81%,略低于相同用量和培养时间时矿化 MNP 的细胞存活率(87%)。可见,FITC 与矿化 MNP 共价键合后未明显降低其细胞相容性。

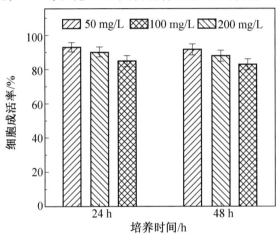

图 3.74 FITC-CS-MNP 浓度和培养时间对 MG-63 细胞存活率的影响

利用透射电镜表征了 MG-63 细胞的形貌,研究了 FITC-CS-MNP 在 MG-63 细胞中的分布情况。图 3.75 和图 3.76 所示为 FITC-CS-MNP 质量浓度为50 mg/L 和 200 mg/L 培养 48 h 后 MG-63 细胞的 TEM 形貌。图 3.75(a)和图 3.76(a)形貌表明,随 FITC-CS-MNP 用量的增加,MG-63 细胞内 FITC-CS-MNP(图中虚线圆区域)含量显著上升。MG-63 细胞不同区域内 FITC-CS-MNP 形貌(图 3.75(b)~(d)和图 3.76(b)~(d))表明,FITC-CS-MNP 在 MG-63 中的分布与 CS-MNP 类似。颗粒大部分以团聚体的形式随机分布在细胞质中,其中细胞液(图 3.75(b)、图 3.75(d)和图 3.76(d))、溶酶体(图 3.76(c)、图 3.76(b)和图 3.76(c))和内质网(图 3.76(d))均发现 FITC-CS-MNP 的存在,线粒体和细胞核内均未发现 FITC-CS-MNP,表明 MG-63 细胞通过巨胞饮的机制内吞 FITC-CS-MNP。

综上所述,基于矿化 MNP 表面壳聚糖层的存在,利用壳聚糖与 FITC 之间的反应,实现了 CS-MNP 的荧光标记,为研究 CS-MNP 在体内的分布

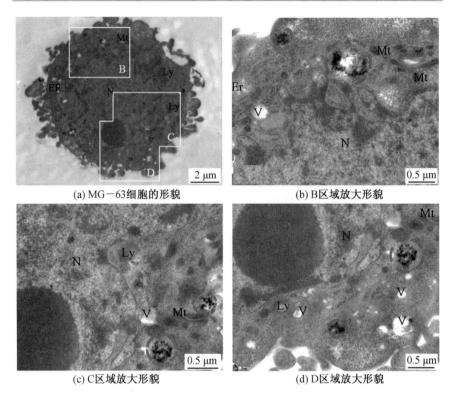

(a) MG−63细胞的形貌　　　　　　(b) B区域放大形貌

(c) C区域放大形貌　　　　　　(d) D区域放大形貌

图 3.75　FITC-CS-MNP 质量浓度为 50 mg/L 培养 48 h 后 MG-63 细胞的 TEM 形貌
N—细胞核；Ly—溶酶体；Mt—线粒体；ER—内质网；V—液泡
（虚线圆区域内深色颗粒为 FITC-CS-MNP）

和代谢提供了方便、快速和无损检测可能。FITC-CS-MNP 在 518 nm 处具有尖锐的强荧光发射峰，且 FITC-CS-MNP 在 0～200 mg/L 剂量范围内对 MG-63 细胞不存在毒副作用。FITC-CS-MNP 以团聚体的形式随机分布于 MG-63 细胞的细胞液、溶酶体和内质网，表明 MG-63 细胞通过巨胞饮的机制内吞 FITC-CS-MNP。可见，CS-MNP 表面 FITC 的引入未降低其细胞相容性，未降低细胞内纳米颗粒的含量，而且未影响纳米颗粒在细胞内的分布状况。

3.5.3　AA-CS-MNP 微球的制备与表征

随着药物制剂向"三效"（高效、速效和长效）和"三小"（毒性小、副作用小和剂量小）发展，药物的控制释放越来越受到广大研究者的重视，而磁性纳米微球借助外磁场的控制可以到达靶向部位实现局部给药，从而越来

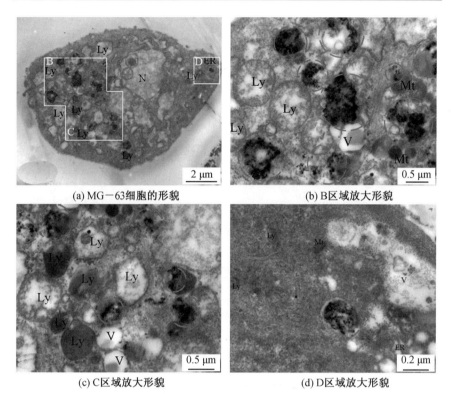

(a) MG－63细胞的形貌　　　　　　　(b) B区域放大形貌

(c) C区域放大形貌　　　　　　　　(d) D区域放大形貌

图 3.76　FITC-CS-MNP 质量浓度为 200 mg/L 培养 48 h 后 MG-63 细胞的 TEM 形貌
N—细胞核；Ly—溶酶体；Mt—线粒体；ER—内质网；V—液泡
（虚线圆区域内深色颗粒为 FITC-CS-MNP）

越受到人们的关注。

　　壳聚糖作为药物载体具有一系列独特的性质[117]，例如 pH 响应性，生物相容性和降解特性。本节基于将矿化 MNP 表面壳聚糖氨基与丙烯酸的羧基之间可形成氢键作用，制备了聚丙烯酸-壳聚糖-四氧化三铁（AA-CS-MNP）纳米微球并对微球的性能进行表征。

1. AA-CS-MNP 微球的制备

　　AA-CS-MNP 微球的制备过程如下：①采用原位矿化方法制备复合材料；②将 1 g 复合材料溶解于 100 mL 丙烯酸溶液中并匀速搅拌 30 min，其中壳聚糖氨基与丙烯酸摩尔比为 1∶1.1；③将上述混合溶液升温至 60 ℃，搅拌状态下加入 $K_2S_2O_8$ 并反应 2 h；④将混合溶液冷却至室温，加入 GLA 继续反应 1 h；⑤反应完成后将产物磁场分离，去离子水清洗 3～5 次，冷冻干燥获得 AA-CS-MNP 微球。

AA-CS-MNP 微球的制备过程如图 3.77 所示。

第一步：

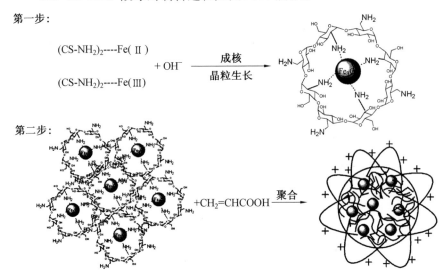

图 3.77　AA-CS-MNP 微球的制备过程

磁性壳聚糖复合材料加入到丙烯酸溶液后，壳聚糖的氨基与丙烯酸的羧基之间可形成氢键作用，实现壳聚糖的溶解。$K_2S_2O_8$ 的加入引发了丙烯酸分子之间的聚合形成聚丙烯酸，由于丙烯酸与壳聚糖氨基之间的氢键相互作用，从而形成了聚丙烯酸-壳聚糖半互穿网络结构（AA-CS）。之后 GLA 加入引发 GLA 醛基与壳聚糖氨基之间的聚合，进一步形成互穿网络结构。由于 MNP 与壳聚糖分子间的相互作用，MNP 不可避免地被包裹于微球中，从而形成具有磁性的 AA-CS-MNP 纳米微球。

该制备方法与传统磁性纳米微球的制备方法相比有以下优势：第一，传统方法一般采用有机溶剂，而且不可避免地使用到有机表面活性剂[118]，这些有机溶剂和表面活性剂的使用使纳米微球存在潜在的毒性；而本方法中未使用任何有机溶剂，整个反应过程是在水溶液中进行的。第二，壳聚糖氨基与聚丙烯酸羧基之间是以氢键形式相结合，对 pH 和温度敏感，这有利于 AA-CS-MNP 对药物分子的负载与释放。第三，传统方法制备磁性纳米微球中，往往采用预先制备的 MNP，而本方法中 MNP 为原位矿化方法制备，其优势在于原位矿化方法制备的 MNP 表面包覆了一层壳聚糖，避免了制备过程中 MNP 的氧化，从而避免了 MNP 磁性的降低。

2. AA-CS-MNP 微球的性能表征

图 3.78 所示为 AA-CS-MNP 微球的 XRD 图谱。衍射图谱中出现了

Fe_3O_4 的衍射峰,这说明制备过程中并没有引起 MNP 的氧化,这保证了 AA-CS-MNP 微球良好的磁性。

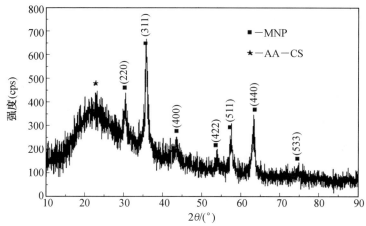

图 3.78 AA-CS-MNP 微球的 XRD 图谱

AA-CS-MNP 微球形貌及表征(箭头所指为微球内 MNP)如图 3.79 所示。图 3.79(a)表明,AA-CS-MNP 微球大小均匀,粒度约为 130 nm。EDAX 结果表明,AA-CS-MNP 微球中 Fe 的原子数分数为 18.61%。AA-CS-MNP 微球的 TEM 形貌如图 3.79(c)所示,粒径为 20 nm 的 MNP(箭头所指黑色颗粒)均匀分散于 AA-CS-MNP 微球中,未发现显著的团聚现象。

利用激光粒度分析仪表征了 AA-CS-MNP 微球在 PBS(pH=7.4)中的粒径,分布如图 3.80 所示。AA-CS-MNP 微球的中值粒径 $D_{50}=330$ nm,显著大于图 3.79 中 SEM 和 TEM 观察到的粒径大小,计算可得 AA-CS-MNP 微球表现出约 287% 的体积溶胀。这是由 AA-CS-MNP 微球在 PBS 溶液中的溶胀引起的。AA-CS-MNP 微球中壳聚糖与聚丙烯酸之间是以氢键形式相结合,该氢键作用较弱,在水溶液中极易破坏。AA-CS-MNP 微球体积的溶胀有利于药物分子的负载与释放。

3. AA-CS-MNP 微球的细胞相容性

在 MG-63 培养过程中,使用了不同浓度(50 mg/L,100 mg/L 和 200 mg/L)的 AA-CS-MNP 微球以表征不同浓度微球对 MG-63 细胞的毒性(图 3.81)。将 AA-CS-MNP 与 MG-63 细胞经过 24 h 和 48 h 培养后,细胞的存活率均保持在一个较高的水平。随着 AA-CS-MNP 微球用量的升高,细胞的存活率逐渐降低。AA-CS-MNP 微球质量浓度为 200 mg/L,48 h 培养后细胞存活率仍保持在 80% 以上。MTT 测试结果表明,AA-CS-MNP

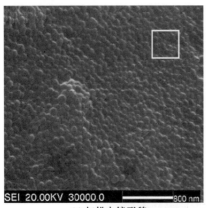

(a) 扫描电镜形貌

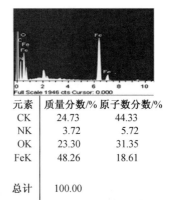

元素	质量分数/%	原子数分数/%
CK	24.73	44.33
NK	3.72	5.72
OK	23.30	31.35
FeK	48.26	18.61
总计	100.00	

(b) EDAX 分析

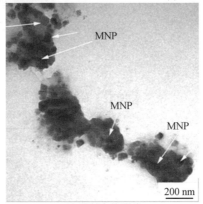

(c) 透射电镜形貌

图 3.79　AA-CS-MNP 微球形貌及表征(箭头所指为微球内 MNP)

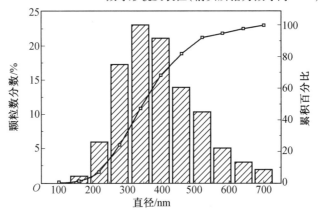

图 3.80　PBS(pH=7.4)中 CS-MNP 微球的粒径分布

微球在 0 ~ 200 mg/L 的浓度范围内对 MG-63 没有毒副作用。

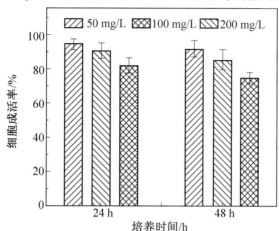

图 3.81 不同 AA-CS-MNP 浓度(50 mg/L,100 mg/L 和 200 mg/L)和培养时间(24 h 和 48 h)MG-63 细胞存活率

将培养后的细胞进行包埋切片,并采用 TEM 对细胞形貌进行表征。图 3.82 为 AA-CS-MNP 质量浓度为 200 mg/L 培养 48 h 后 MG-63 细胞的 TEM 形貌。在 MG-63 细胞的细胞液中发现了 AA-CS-MNP 微球(虚线圆区域)的存在,说明微球可以进入细胞内部。对比相同用量和培养时间下 MG-63 细胞中 CS-MNP 和 FITC-CS-MNP 含量,AA-CS-MNP 进入 MG-63 细胞的含量明显较少,这是由于 AA-CS-MNP 溶胀后体积较大,不利于 MG-63 细胞内吞。

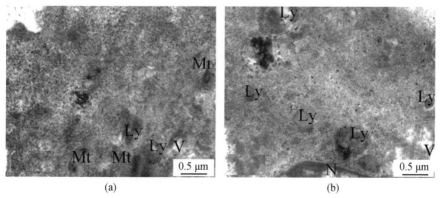

图 3.82 AA-CS-MNP 剂量为 200 mg/L 培养 48 h 后 MG-63 细胞 TEM 形貌
N—细胞核;Ly—溶酶体;Mt—线粒体;V—液泡

综上所述,基于原位矿化方法合成 CS-MNP 和 CS-AA 间氢键相互作用,制备了 AA-CS-MNP 纳米微球,制备方法操作简单且避免有机溶剂的使用。AA-CS-MNP 纳米微球中 CS 与 AA 以氢键形式构成互穿网络结构,在 PBS 溶液中具有 287% 的体积溶胀,有利于药物的负载与释放。在 0～200 mg/L 浓度范围内 AA-CS-MNP 对 MG-63 细胞不存在毒副作用,且可进入细胞内部。

3.5.4　磁场控制下磁性水凝胶的药物释放

水凝胶可为组织生长提供空间,与细胞产生相互作用,还可以负载各种功能化的药物,从而受到人们的广泛关注。然而现阶段水凝胶中负载物的释放主要依靠被动释放方式,例如扩散、支架材料溶解或降解等,但化学刺激或外场刺激控制下的可控释放更具有吸引力。现阶段可实现壳聚糖水凝胶负载药物控制释放的化学刺激或外场刺激有以下 3 种:pH 控制释放、酶控制释放和电响应释放。磁场响应性壳聚糖水凝胶研究较少。

第 3.4 节介绍了磁性壳聚糖水凝胶及同心层状磁性壳聚糖水凝胶(CL-MCS)。矿化 MNP 引入壳聚糖水凝胶结构中,不仅对壳聚糖水凝胶质构性能起到增强作用,还赋予了水凝胶磁场响应能力。利用矿化 MNP 的磁场响应特性,使磁性水凝胶在外加磁场的作用下发生膨胀和收缩,从而实现磁性水凝胶负载药物的可控释放。

1. 药物释放行为

材料的药物释放行为一般采用药物释放曲线进行描述,下面以盐酸多柔比星(Adriamycin,ADM)和利福平(Rafampicin,RFP)作为模型药物介绍药物释放曲线的测定过程。

药物浓度利用紫外-可见分光光度计进行测量。ADM 和 RFP 在200～600 nm 波长范围的紫外-可见(UV-vis)吸收光谱如图 3.83 所示。

ADM 在 232 nm 和 484 nm 处呈现两个显著的吸收峰,其中 484 nm 处吸收显著,因此选择 ADM 的测定波长为 484 nm。RFP 在 254 nm 处吸收显著,因此 RFP 测定波长定为 254 nm。

配制浓度为 0.01 mg/mL,0.05 mg/mL,0.10 mg/mL,0.15 mg/mL 和 0.20 mg/mL 的 ADM 或 RFP 的 PBS 缓冲溶液,并在 484 nm 或 254 nm 处测定其吸光度值。ADM 浓度 C 与吸光度值 A 数据及经线性回归结果如图 3.84(a)所示,标准曲线方程为 $A = 2.328C$,拟合优先度 $R^2 = 0.9998$。RFP 浓度 C 与吸光度值 A 及经线性回归结果如图 3.84(b)所示,标准曲线方程为

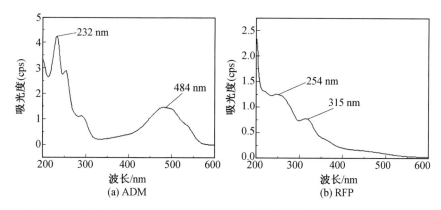

图 3.83　ADM 和 RFP 在 200 ~ 600 nm 波长范围的紫外-可见(UV-vis)吸收光谱

$A = 38.21C$,拟合优先度 $R^2 = 0.998\ 5$。因此,在质量浓度为 $0.01 ~ 0.20$ mg/mL 范围内,ADM 和 RFP 吸光度值与浓度均具有良好的线性关系。

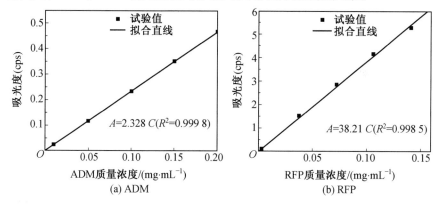

图 3.84　ADM 和 RFP 的紫外-可见光度值 A 与浓度 C 的关系

　　水凝胶的药物负载过程如下。首先采用原位矿化方法制备磁性壳聚糖复合材料,采用间断碱处理方式制备 CL-MCS。然后将磁性壳聚糖复合材料和 CL-MCS 分割为高度为 1 cm、直径为 1.2 cm 的水凝胶块,置于一定浓度的 ADM 或 RFP 中浸泡 24 h。用去离子水冲洗水凝胶块表面吸附的药物 3 次,每次 1 min,获得负载 ADM 或 RFP 的磁性壳聚糖复合材料和 CL-MCS。

　　水凝胶的药物自由释放过程如下。将负载 ADM 或 RFP 的水凝胶置于 100 mL 的 PBS 缓冲溶液(pH = 7.4)中,在设定的时间取 3 mL 释放介质溶液,同时补加 3 mL 新鲜的 PBS 缓冲溶液,用紫外-可见吸收光谱在特定波长测定吸光度值,利用吸光度值与浓度的标准曲线,获得第 n 次取样时释放介质中药物的浓度 C_n，并根据公式(3.18)计算第 n 次取样时累积释放率 Q_n。

$$Q_n = \frac{\sum_{n=1}^{i} C_i V_i + C_n V}{D} \times 100\% \tag{3.18}$$

式中　Q_n——第 n 次取样时药物的累积释放率,%;

　　　　C_i——第 i $(1 \leqslant i \leqslant n)$ 次取样时释放介质中药物的质量浓度,mg/mL;

　　　　V_i——第 i 次取出的释放介质的体积,3 mL;

　　　　V——释放介质的总体积,100 mL;

　　　　D——水凝胶负载药物的总量,mg。

水凝胶的磁场控制药物释放过程如下,所选用磁场为 0.4 T,频率为 2 Hz。将负载 ADM 或 RFP 的水凝胶置于 100 mL 的 PBS 缓冲溶液(pH = 7.4)中,开启磁场,在设定的时间取出 3 mL 溶液并测量其吸光度值,同时向测试系统内补充 3 mL 新鲜的缓冲溶液;关闭磁场,在设定的时间取出 3 mL 溶液并测量其吸光度值,同时向测试系统内补充 3 mL 新鲜的缓冲溶液;依此类推。利用吸光度值与浓度的标准曲线,获得释放介质中药物的浓度 C_n,并根据公式(3.18)计算累积释放率 Q_n。

2. 磁性壳聚糖复合材料的药物负载与释放

负载 ADM 或 RFP 的磁性壳聚糖复合材料在 PBS 中的累积释放曲线如图 3.85 所示。

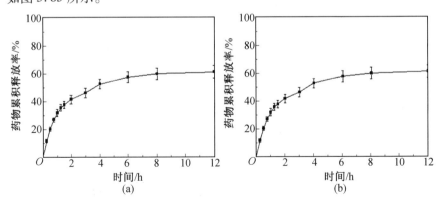

图 3.85　负载 ADM 或 RFP 的磁性壳聚糖复合材料在 PBS 中的累积释放曲线

图 3.85(a)表明,负载 ADM 的磁性壳聚糖复合材料累积释放量随时间的增加逐渐增加,当释放时间为 6 h 时,ADM 累积释放率为总载药量的

57.4%。而负载 RFP 的磁性壳聚糖复合材料累积释放曲线(图 3.85(b))表明,释放时间为 60 h 时,药物的释放速率有所降低,累积释放率为总载药量的 60.1%,而且释放时间为 100 h 时释放仍未结束。磁性壳聚糖复合材料中 ADM 的释放速率明显大于 RFP 的释放速率,这主要是由于 ADM 良好的水溶性引起的。同时,ADM 相对分子质量小于 RFP 也是 ADM 释放较快的原因。

利用释放动力学模型可以准确地描述药物的释放行为。目前为止,药物释放研究中的数学模型已达到十几种。其中零级释放模型、一级动力学模型、Higuchi 释放模型和扩散-溶蚀模型较多地被用来描述水凝胶中药物的释放。零级释放模型认为,药物的释放速度恒定,不随时间变化,主要通过药物载体内部与释放介质之间的浓度差形成的渗透压释放药物,其表达式见式(3.19)。一级释放模型表达式见式(3.20),认为药物的释放量与时间的指数成正比。Higuchi 模型是描述药物从半固态或固态药物基质中释放的数学模型,认为药物的释放是基于 Fick 定律的时间平方根定律,见式(3.21)。扩散-溶蚀模型认为药物在释放介质中的扩散、支架在释放介质中的溶蚀均影响药物的释放,其表达式见式(3.22),其中 k_1 是与支架溶蚀和松弛现象有关的常数,k_2 和 k_3 是指与支架溶蚀现象有关的常数;k_4 是与药物纯扩散有关的常数;k_0,k,k_H,Q_t 是指不同药物释放模型中药物释放动力学常数。

$$Q_t = Q_0 + K_0 t \qquad (3.19)$$

$$\ln(1-Q) = -Kt \qquad (3.20)$$

$$Q_t = K_H t^{1/2} \qquad (3.21)$$

$$Q_t = k_4 t^{1/2} + k_1 t + k_2 t^2 + k_3 t^3 \qquad (3.22)$$

负载 ADM 或 RFP 的磁性壳聚糖复合材料在 PBS 中的释放模型计算见表 3.16。由表 3.16 结果可知,负载 ADM 或 RFP 的磁性壳聚糖复合材料在 PBS 溶液中的药物释放按照零级模型和一级动力学模型解析,拟合优先度 R^2 均低于 0.8,故负载 ADM 或 RFP 的磁性壳聚糖复合材料的药物释放不符合零级模型和一级动力学模型。若采用 Higuchi 模型,拟合优先度分别达到了 0.889 和 0.925,表明扩散起着重要的作用,但仅利用 Higuchi 模型不足以描述该释放过程。扩散-溶蚀模型同时考虑了药物在释放介质中的扩散和支架在释放介质中的溶蚀两种药物曲线的拟合优先度 R^2 分别达到了 0.986 和 0.990,表明磁性壳聚糖复合材料在缓冲溶液中的溶蚀、药物在缓冲溶液中的扩散均影响药物的释放。根据扩散-溶蚀模型,负载

ADM 的磁性壳聚糖复合材料与扩散有关系数 k_4 为 30.241,而与溶蚀有关系数 k_2 和 k_3 仅为 0.764 和 0.034;负载 RFP 的磁性壳聚糖复合材料的 k_4 为 16.020,而 k_2 和 k_3 仅为 0.010 和 0。可见两种药物的释放行为主要受控于药物在缓冲溶液中的扩散,磁性壳聚糖复合材料凝胶在缓冲溶液中溶蚀的影响次之。

表 3.16　负载 ADM 或 RFP 的磁性壳聚糖复合材料在 PBS 中的释放模型计算

拟合模型	ADM		RFP	
	系数 K	R^2	系数 K	R^2
零级模型	$K_0 = 2.268$	0.745	$K_0 = 0.814$	0.732
一级动力学模型	$K = 0.073$	0.769	$K = 0.013$	0.678
Higuchi 模型	$K_H = 18.104$	0.889	$K_H = 7.691$	0.925
扩散-溶蚀模型	$k_4 = 30.241$ $k_1 = 0.594$ $k_2 = 0.764$ $k_3 = 0.034$	0.986	$k_4 = 16.020$ $k_1 = -1.513$ $k_2 = 0.010$ $k_3 = 0$	0.990

3. 磁场控制磁性壳聚糖复合材料的药物释放

磁场控制下负载 ADM 的磁性壳聚糖复合材料的累积释放曲线如图 3.86 曲线(a)所示,同时给出了无磁场时负载 ADM 的磁性壳聚糖复合材料累积释放曲线,如图 3.86 曲线(b)所示,图中(a′)和(b′)为曲线(a)和(b)所采用磁场。

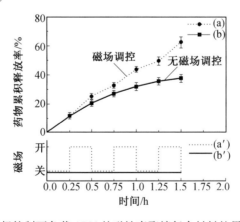

图 3.86　磁场控制下负载 ADM 的磁性壳聚糖复合材料的累积释放曲线

曲线(a)和(b)表明,随着时间的增加,ADM 的释放量均表现为逐渐增加。在0~1.5 h区间内,曲线(a)累积释放量达到了62.7%,相对于同区间曲线(b)累积释放量(37.5%)提高了67.2%,可见磁场的使用可显著促进磁性壳聚糖复合材料中药物释放。此外,曲线(a)中磁场开阶段(0.25~0.5 h,0.75~1 h 和1.25~1.5 h)药物释放量比磁场关阶段(0~0.25 h,0.5~0.75 h 和1.25~1.5 h)有明显的上升,说明通过磁场的开或关可实现磁性壳变化聚糖复合材料中 ADM 的可控释放。

为更直观地研究磁场控制下磁性壳聚糖复合材料的药物释放特性,图3.87 给出了无磁场和有磁场时负载 ADM 的磁性壳聚糖复合材料的阶段释放量变化。无磁场时,磁性壳聚糖复合材料中 ADM 的阶段释放量随时间增加表现为逐渐下降的趋势(图3.87(a)),在 0~0.25 h 阶段内 ADM 的释放率为 11.3%,而在 0.25~0.5 h 阶段内仅为 8.4%,释放率下降了34.5%。磁场引入后磁性壳聚糖复合材料中 ADM 的释放特征发生了显著变化(图3.87(b))。在 0~0.25 h 磁场关阶段内,ADM 的释放率为11.3%,与图3.87(a)结果一致;而在0.25~0.5 h 磁场开阶段内,ADM 的释放率达到了14.9%,比 0~0.25 h 磁场关阶段提高了31.9%。图3.87(b)表明,磁场的使用可显著提高 ADM 的释放量,利用磁场开或关可实现ADM 的控制释放。

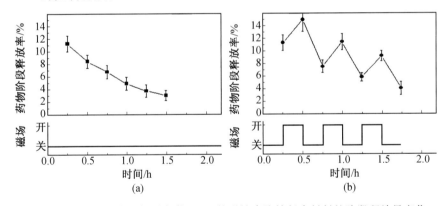

图3.87 无磁场和有磁场时负载 ADM 的磁性壳聚糖复合材料的阶段释放量变化

图3.88(a)为无磁场时磁性壳聚糖复合材料中 RFP 的阶段释放量。随时间增加 RFP 的阶段释放量表现为逐渐下降的趋势,在 0~1 h 阶段内RFP 的释放率为 5.1%,而在 1~2 h 阶段内仅为 4.5%,释放率下降了12%。磁场开或磁场关状态下负载 RFP 的磁性壳聚糖复合材料阶段释放量如图3.88(b)所示。在 0~1 h 磁场关阶段内,RFP 的释放率为 5.6%;

在 1~2 h 磁场开阶段内,RFP 的释放率达到了 7.8%,比磁场关阶段提高了 39.3%。可见,利用磁场可以实现磁性壳聚糖复合材料中 RFP 的控制释放。

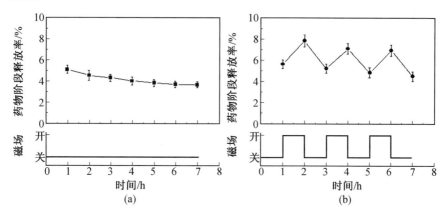

图 3.88　无磁场和有磁场时负载 RFP 的磁性壳聚糖复合材料的阶段释放量变化

4. 层状结构对药物释放影响

以 ADM 为模型药物,分析对比不具有层状结构的磁性壳聚糖复合材料和具有层状结构的 CL-MCS 的自由释放和磁场控制释放过程,以获得层状结构对药物释放的影响。

负载 ADM 的磁性壳聚糖复合材料和 CL-MCS 的累积释放曲线如图 3.89 所示。磁性壳聚糖复合材料和 CL-MCS 的累积释放曲线规律类似,随时间的增加 ADM 的累积释放量逐渐增加;但磁性壳聚糖复合材料在时间为 6 h 时释放基本结束,药物释放量为总载药量的 57.4%,而 CL-MCS 在 4 h 时释放基本结束,药物释放量为总载药量的 59.7%。可见,具有层状结构的 CL-MCS 药物释放速率大于不具有层状结构的磁性壳聚糖复合材料。

负载 ADM 的磁性壳聚糖复合材料和 CL-MCS 在 PBS 中的释放模型计算见表 3.17。表 3.17 结果表明,负载 ADM 的磁性壳聚糖复合材料和 CL-MCS 在 PBS 溶液中的药物释放符合扩散-溶蚀模型,药物释放过程主要受控于药物在缓冲溶液中的扩散,支架在缓冲溶液中的溶蚀影响较小。根据扩散-溶蚀模型,磁性壳聚糖复合材料的 k_4 为 26.526,而 CL-MCS 的 k_4 为 33.348,表明 CL-MCS 中药物释放速率高于磁性壳聚糖复合材料,这与图 3.89 释放曲线吻合。CL-MCS 具有较快的药物释放速率归因于 CL-MCS 层状结构的存在。CL-MCS 具有同心层状结构,层与层之间存在

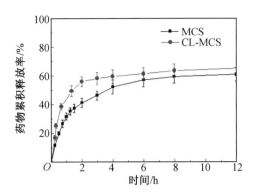

图 3.89 负载 ADM 的磁性壳聚糖复合材料和 CL-MCS 的累积释放曲线

明显的层间距。负载 ADM 的 CL-MCS 置于 PBS 溶液后,PBS 溶液可进入层与层之间的间隙,增加了 PBS 溶液与 CL-MCS 的接触面积,促进药物的释放。

磁场控制下负载 ADM 的磁性壳聚糖复合材料及 CL-MCS 的阶段释放量如图 3.90 所示。对于不具有层状结构的磁性壳聚糖复合材料(图 3.90(a)),在 $0 \sim 0.25$ h 磁场关阶段内 ADM 的释放量为 11.3% ,而在 $0.25 \sim 0.5$ h 磁场开阶段内 ADM 的释放量提高了 31.9% ,达到了 14.9% 。而相同条件下具有层状结构的 CL-MCS(图 3.90(b)),$0 \sim 0.25$ h 磁场关阶段内 ADM 释放量为 15.0% ,$0.25 \sim 0.5$ h 磁场开阶段内 ADM 的释放量达到了 18.1% ,比磁场关阶段提高了 20.1% 。可见,磁性壳聚糖复合材料和 CL-MCS 均可实现磁场控制释放,且同阶段 CL-MCS 的释放量均高于磁性壳聚糖复合材料,这归因于层状结构增大了 CL-MCS 与缓冲溶液的接触面积,提高药物释放速率。

表 3.17 负载 ADM 的磁性壳聚糖复合材料和 CL-MCS 在 PBS 中的释放模型计算

拟合模型	磁性壳聚糖复合材料		CL-MCS	
	系数 K	R^2	系数 K	R^2
零级模型	$K_0 = 6.283$	0.736	$K_0 = 8.617$	0.639
一级动力学模型	$K = 0.104$	0.841	$K = 0.146$	0.714
Higuchi 模型	$K_H = 21.584$	0.935	$K_H = 25.930$	0.861
扩散-溶蚀模型	$k_4 = 26.526$ $k_1 = 5.392$ $k_2 = 1.840$ $k_3 = 0.116$	0.986	$k_4 = 33.348$ $k_1 = 17.292$ $k_2 = 7.643$ $k_3 = 0.700$	0.984

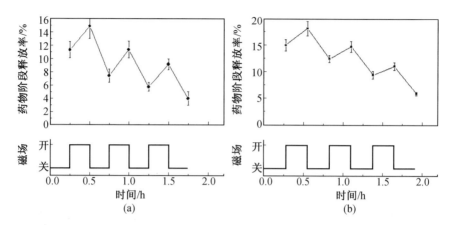

图 3.90　磁场控制下负载 ADM 的磁性壳聚糖复合材料及 CL-MCS 的阶段释放量

综上所述,ADM 和 RFP 成功负载于磁性壳聚糖复合材料和 CL-MCS,且均具有一定缓释效果,释放过程符合扩散-溶蚀模型。磁场的引入可显著提高磁性壳聚糖复合材料中药物的释放,ADM 和 RFP 的阶段释放量分别提高了 31.9% 和 39.3% ,实现了药物的磁场控制释放。层状结构的引入增加了释放介质与 CL-MCS 的接触面积,促进药物的释放。

综上可知:

(1)矿化 MNP 及其荧光化产物 FITC-CS-MNP 在 0～200 mg/L 剂量范围对 MG-63 细胞不存在毒副作用。矿化 MNP 和 FITC-CS-MNP 聚集于细胞膜中的皱褶处,MG-63 细胞通过巨胞饮的方式内吞纳米颗粒,成功实现 MG-63 细胞的标记。

(2)基于原位矿化方法合成 CS-MNP 和 CS-AA 间氢键相互作用,制备了 AA-CS-MNP 纳米微球,制备方法操作简单且避免有机溶剂的使用。在 0～200 mg/L 剂量范围内 AA-CS-MNP 对 MG-63 细胞不存在毒副作用,且可进入细胞内部。AA-CS-MNP 微球在 PBS 溶液中具有 287% 的体积溶胀,有利于药物的负载与释放。

(3)磁性壳聚糖复合材料对水溶性药物 ADM 和脂溶性药物 RFP 均具有一定的缓释效果,且释放过程均符合扩散-溶蚀模型。磁场的引入可显著提高磁性壳聚糖复合材料中药物的释放速度:无磁场时阶段释放量随时间表现为下降的趋势,磁场的引入使 ADM 或 RFP 的阶段释放量分别提高了 31.9% 和 39.3% 。层状结构的引入增加了释放介质与 CL-MCS 的接触面积,促进药物的释放。

3.6 壳聚糖中 MNP 的矿化

壳聚糖中 MNP 的矿化为 MNP 的矿化提供了优异反应介质,为获得性能优异的有机-无机纳米复合材料提供了可能。本章主要介绍了壳聚糖中矿化 MNP 的方法、规律及机理,并将壳聚糖中矿化与反应扩散过程相结合,介绍了矿化法制备层状磁性壳聚糖复合材料,最后介绍了矿化 MNP 及其复合材料的细胞相容性和应用。

与众多 MNP 合成方法相比较,壳聚糖中 MNP 的矿化具有如下显著特点:制备条件温和,制备方法简单、绿色环保,可构建优异性能的有机-无机纳米复合材料。无论采用原位矿化还是组装矿化均可合成表面含有壳聚糖包覆层的 MNP,粒径为 $10 \sim 30$ nm,具有超顺磁性,M_s 达到了 55.5 emu/g,且表面壳聚糖质量分数约为 30%。pH 对合成 CS-MNP 的结晶度、形貌和饱和磁化强度起决定性作用。通过 pH 的控制可实现球形、方形和菱形 CS-MNP 的合成。

壳聚糖中 MNP 的矿化机理如下:首先壳聚糖水凝胶吸附 Fe(III),Fe(II)形成 CS-Fe(II,III)前驱体,壳聚糖水凝胶对 Fe(III),Fe(II)的吸附均符合 Langmuir 理论,饱和吸附量 C_e 分别为 68.6 mg/g 和 58.3 mg/g,且吸附动力学研究表明该吸附过程皆为粒子内扩散控制。然后,CS-Fe(II,III)演化为 CS-MNP 的过程中,壳聚糖除提供反应介质外,被壳聚糖氨基和羟基螯合的铁离子为 MNP 提供形核位点且原位修饰 MNP 晶核,影响 MNP 的形核生长过程,实现了不同形貌 CS-MNP 的合成。

将壳聚糖中 MNP 矿化与壳聚糖中反应扩散过程,采用间断碱处理的方式,可以实现层状复合材料的构建。壳聚糖水凝胶反应扩散过程中,外电解质 OH^- 与内电解质 $CS-NH_3^+$ 发生反应并生成 $CS-NH_2$,$CS-NH_2$ 并未立即形成沉淀而是以中间态的形式存在;间断碱处理方法所引起的 C_{OH^-} 在壳聚糖水凝胶中周期性分布为层状壳聚糖沉淀的形成提供了可控的 C_{OH^-} 变化,实现了 CL-CS 和 CL-MCS 的可控构建。

壳聚糖中矿化 MNP 及其复合材料(FITC-CS-MNP 和 AA-CS-MNP)的细胞相容性表征结果显示,壳聚糖中矿化 MNP 及其复合材料具有良好的细胞相容性,在 $0 \sim 200$ mg/L 剂量范围内对 MG-63 细胞无毒副作用,MG-63 细胞通过巨胞饮(Macropinocytosis)的机制实现内吞。采用水溶性药物盐酸多柔比星(ADM)和脂溶性药物利福平(RFP)为模型药物,成功负载于层状复合材料。可见,磁场的引入可显著提高层状复合材料中药物的释放,ADM 和 RFP 的阶段释放量分别提高了 31.9% 和 39.3%,具备药物的磁场控制释放特性。

参考文献

[1] CORNELL R, SCHWERTMANN U. The iron oxides: structure, properties, reactions, occurences and Uses[M]. Weinheim: Wiley-Vch Verlag Gmbh & Co. KGaA, 2003.

[2] 张阳德, 龚连生. 磁性阿霉素白蛋白纳米粒的研制[J]. 中国现代医学杂志, 2001, 11(3): 1-3.

[3] ZHANG J, MISRA R D K. Magnetic drug-targeting carrier encapsulated with thermosensitive smart polymer: core-shell nanoparticle carrier and drug release response[J]. Acta Biomaterialia, 2007, 3(6): 838-850.

[4] BENEDIKT S, HEINRICH H, SARAH W K. Characterization of PEI-coated superparamagnetic iron oxide nanoparticles for transfection: size distribution, colloidal propertied and DNA interaction[J]. Journal of Magnetism and Magnetic Materials, 2007, 311: 300-305.

[5] YU M K, JEONG Y Y, PARK J, et al. Drug-loaded superparamagnetic iron oxide nanoparticles for combined cancer imaging and therapy in vivo [J]. Angewandte Chemie-International Edition, 2008, 47(29): 5362-5365.

[6] HORAK D, BABIC M, JENDELOVA P, et al. D-mannose-modified iron oxide nanoparticles for stem cell labeling[J]. Bioconjugate Chemistry, 2007, 18(3): 635-644.

[7] SONVICO F, MORNET S, VASSEUR S, et al. Folate-conjugated iron oxide nanoparticles for solid tumor targeting as potential specific magnetic hyperthermia mediators: synthesis, physicochemical characterization, and in vitro experiments[J]. Bioconjugate Chemistry, 2005, 16(5): 1181-1188.

[8] TARTAJ P, MORALES M D, VEINTEMILLAS-VERDAGUER S, et al. The preparation of magnetic nanoparticles for applications in biomedicine [J]. Journal of Physics D-Applied Physics, 2003, 36(13): 182-197.

[9] LACAVA L M, GARCIA V A P, KUCKELHAUS S. Long-term retention of dextran-coated magnetite nanoparticles in the liver and spleen[J]. Jour-

nal of Magnetism and Magnetic Materials, 2004, 272: 2434-2435.

[10] WIDDER K J, MARINO P A. Selective targeting of magnetic albumin microspheres to the yoshida sarcoma: ultra structural evaluation of microsphere disposition[J]. European Journal of Canner & Clinical Oncology, 1983, 19(1): 141-147.

[11] ARRUEBO M, RODRIGO F P, IBARRA M R. Magnetic nanoparticles for drug delivery[J]. Nanotoday, 2007, 2(3): 22-32.

[12] PARK J H, IM K H, LEE S H, et al. Preparation and characterization of magnetic chitosan particles for hyperthermia application[J]. Journal of Magnetism and Magnetic Materials, 2005, 293(1): 328-333.

[13] LAO L, RAMANUJAN R. Magnetic and hydrogel composite materials for hyperthermia applications[J]. Journal of Materials Science Materials in Medicine, 2004, 15: 1061-1064.

[14] KAWAI N, FUTAKUCHI M, YOSHIDA T, et al. Effect of heat therapy using magnetic nanoparticles conjugated with cationic liposomes on prostate tumor in bone[J]. The Prostate, 2008, 68(7): 784-792.

[15] 杨文胜,高明远,白玉白. 纳米材料与生物技术[M]. 北京:化学工业出版社, 2005.

[16] QIN J, LAURENT S, JO Y S, et al. A high-performance magnetic resonance imaging T-2 contrast agent[J]. Advanced Materials, 2007, 19 (18): 1874-1878.

[17] KIRPOTIN D, CHAN D C F, BUNN P A J R. Magnetic microparticles: US, 5411730[P]. 1995-5-2.

[18] 刘世霆,晏媛,陈志良. 超顺磁性葡聚糖氧化铁纳米颗粒的研制及表征[J]. 南方医科大学学报, 2006, 26(3): 331-335.

[19] SELIM K M K, HA Y S, KIM S J. Surface modification of magnetite nanoparticles using lactobionic acid and their interaction with hepatocytes [J]. Biomaterials, 2007, 28: 710-716.

[20] GU H W, XU K M, XU C J. Biofunctional magnetic nanoparticles for protein separation and pathogen detection[J]. Chemical Communications, 2006, 9: 941-949.

[21] CHIANG C L, SUNG C S, WU T F. Application of superparamagnetic nanoparticles in purification of plasmid dna from bacterial cells[J]. Journal of Chromatography B, 2005, 522: 54-60.

［22］沈霞，郭薇. Fe_3O_4／葡聚糖／抗体磁性纳米生物探针的制备和层析检测［J］. 高等学校化学学报，2004，25（3）：445-447.

［23］LAURENT S，FORGE D，PORT M，et al. Magnetic iron oxide nanoparticles：synthesis，stabilization，vectorization，physicochemical characterizations，and biological applications［J］. Chemical Reviews，2008，108（6）：2064-2110.

［24］MA M，ZHANG Y，YU W. Preparation and characterization of magnetite nanoparticles coated by amino silane［J］. Colloids and Surfaces，2003，212：219-226.

［25］董晶莹. Fe_3O_4纳米颗粒的制备及其急性毒性［D］. 哈尔滨：东北农业大学，2005.

［26］KIM D H，LEE S H，IM K H. Surface-modified magnetite nanoparticles for hyperthermia：preparation，characterization and cytotoxicity studies［J］. Current Applied Physics，2006，6：242-246.

［27］李垚，赵九蓬，韩杰才. 铁氧体粉料制备工艺的新进展［J］. 材料科学与工艺，2000（1）：51-55.

［28］GE J P，HU Y X，BIASINI M，et al. Superparamagnetic magnetite colloidal nanocrystal clusters［J］. Angewandte Chemie International Edition，2007，46（23）：4342-4345.

［29］PARK J，LEE E，HWANG N M，et al. One-nanometer-scale size-controlled synthesis of monodisperse magnetic iron oxide nanoparticles［J］. Angewandte Chemie-International Edition，2005，44（19）：2872-2877.

［30］SUN S H，ZENG H. Size-controlled synthesis of magnetite nanoparticies［J］. Journal of the American Chemical Society，2002，124（28）：8204-8205.

［31］SUN S H，ZENG H，ROBINSON D B. Monodisperse MFe_2O_4（M＝Fe，Co，Mn）nanoparticles［J］. Journal of American Chemistry Society，2004，126（1）：273-280.

［32］LI Z，SUN Q，GAO M Y. Preparations of water-soluble magnetite nanocrystals from hydrated ferric salts in 2-pyrrolidone：mechanism leading to Fe_3O_4［J］. Angewandte Chemie International Edition，2005，44：123-126.

［33］刘素琴，左晓希，桑商斌，等. 锰锌铁氧体纳米晶的水热制备研究［J］. 磁性材料与器件，2002（2）：12-17.

［34］KATHARINA L, LILIANA P R. Encapsulated magnetite particles for bio-medical application［J］. Journal of Physics: Condensed Matter, 2003, 15: 1345-1261.

［35］王海燕, 李新建. 微乳-水热法制备粒径均匀的纯相纳米 Fe_3O_4［J］. 科学技术与工程, 2004, 4(4): 266-269.

［36］WON S G, HYEON T. Colloidal chemical synthesis and formation kinet-ics of uniformly sized nanocrystals of metals, oxides, and chalcogenides［J］. Accounts of Chemical Research, 2008, 41(12): 1696-1709.

［37］RAMOS J, MILLAN A, PALACIO F. Production of magnetic nanoparti-cles in a polyvinylpyridine matrix［J］. Polymer, 2000, 41: 8461-8464.

［38］RABELO D, LIMA E C D, REIS A C. Preparation of magnetite nanopar-ticles in mesoporous copolymer template［J］. Nano Letters, 2001, 1(2): 105-108.

［39］BEE A, MASSSART R, NEVEU S. Synthesis of very fine maghemite particles［J］. Journal of Magnetism and Mggnetic Materials, 1995, 149: 6-9.

［40］REDDY K R, LEE K P, GOPANLAN A I, et al. Synthesis and proper-ties of magnetite/poly (aniline-co-8-amino-2-naphthalenesulfonic acid) (SPAN) nanocomposites ［J］. Polymers for Advanced Technologies, 2007, 18: 38-43.

［41］YEN S J, CHEN E C, CHIANG R K, et al. Preparation and character-ization of polypyrrole/magnetite nanocomposites synthesized by in situ chemical oxidative polymerization［J］. Journal of Polymer Science Part B: Polymer Physics, 2008, 46(13): 1291-1300.

［42］FELDHEIM D L, EATON B E. Selection of biomolecules capable of me-diating the formation of nanocrystals［J］. Nanotoday, 2007, 1(3): 154-159.

［43］KANDORI K, HORII I, TASUKAWA A, et al. Effects of surfactants on the precipitation and properties of colloidal particles from forced hydroly-sis of $FeCl_3$-HCl solution［J］. Journal of Materials Science, 1995, 30: 2145-2152.

［44］GABRIELA M, LUMINITA P, DANIELA C C, et al. Synthesis of mag-netite nanoparticles in the presence of aminoacids［J］. Journal of Nanop-article Research, 2006(8): 4045-4051.

[45] ISHIKAWA T, KATAOKA S, KANDORI K. The influence of carboxylate ions on the growth of β-FeOOH particles [J]. Journal of Materials Science, 1993, 28: 2693-2698.

[46] ISHIKAWA T, TAKEDA T, KANDORI K. Effect of amines on the formation of β-ferric oxide hydroxide [J]. Journal of Materials Science, 1992, 27: 4531-4535.

[47] ELIZABETH K, FRANCOISE M W. In situ preparation of nanocrystalline γ-Fe$_2$O$_3$ in iron (Ⅱ) cross-linked alginate gels [J]. 1996 (8): 1594-1596.

[48] PROZOROV T, MALLAPRAGADA S K, NARASIMHAN B, et al. Protein-mediated synthesis of uniform superparamagnetic magnetite nanocrystals [J]. Advanced Functional Materials, 2007, 17(6): 951-957.

[49] LU A H, SALABAS E L, SCHUTH F. Magnetic nanoparticles: synthesis, protection, functionalization, and application [J]. Angewandte Chemie International Edition, 2007, 46: 1222-1244.

[50] MIKHAYLOVA M, KIM D K, BOBRYSHEVA N, et al. Superparamagnetism of magnetite nanoparticles: dependence on surface modification [J]. Langmuir, 2004, 20(6): 2472-2477.

[51] HORMES J. The influence of various coating on the electronic, magnetic, and geometric properties of cobalt nanoparticles [J]. Journal of Applied Physics, 2005, 97: 10R102-1-10R102-6.

[52] PAULUS P M, BONNEMANN H, KRAAN A M, et al. Magnetic properties of nanosized transition metal colloids: the influence of noble metal coating [J]. The European Physical Journal D, 1999(9): 501-504.

[53] DAVID A L, RUITENBEEK J M, JONGH L J. Quenching of magnetic moments by ligand-metal interactions in nanosized magnetic metal clusters [J]. Physical Review Letters, 1994, 73(10): 1432-1435.

[54] CORDENTE K N, RESPAUD M, SENOCQ F, et al. Synthesis and magnetic properties of nickel nanorods [J]. Nano Letters, 2001, 1 (10): 565-568.

[55] DENG Y, QI D, DENG C, et al. Superparamagnetic high-magnetization microspheres with an Fe$_3$O$_4$@SiO$_2$ core and perpendicularly aligned mesoporous SiO$_2$ shell for removal of microcystins [J]. Journal of the American Chemical Society, 2008, 130(1): 28-29.

［56］LEE J, LEE Y, YOUN J, et al. Simple synthesis of functionalized super-paramagnetic magnetite/silica core/shell nanoparticles and their application as magnetically separable high-performance biocatalysts［J］. Small, 2008, 4(1): 143-152.

［57］HARRIS L A, GOFF J D, CARMICHAEL A Y, et al. Magnetite nanoparticle dispersions stabilized with triblock copolymers［J］. Chemistry of Materials, 2003, 15(6): 1367-1377.

［58］XIE J, XU C, XU Z, et al. Linking hydrophilic macromolecules to monodisperse magnetite (Fe_3O_4) nanoparticles via trichloro-s-triazine［J］. Chemistry of Materials, 2006, 18: 5401-5403.

［59］WHITE M A, JOHNSON J A, KOBERSTEIN J T, et al. Toward the syntheses of universal ligands for metal oxide surfaces: controlling surface functionality through click chemistry［J］. Journal of the American Chemical Society, 2006, 128: 11356-11357.

［60］BHARDE A A, PARIKH R Y, BAIDAKOVA M, et al. Bacteria-mediated precursor-dependent biosynthesis of superparamagnetic iron oxide and iron sulfide nanoparticles［J］. Langmuir, 2008, 24(11): 5787-5794.

［61］XU A W, MA Y R, COLFEN H. Biomimetic mineralization［J］. Journal of Materials Chemistry, 2007, 17(5): 415-449.

［62］STROBEL R, PRATSINIS S E. Direct synthesis of maghemite, magnetite and wustite nanoparticles by flame spray pyrolysis［J］. Advanced Powder Technology, 2009, 20(2): 190-194.

［63］FARIA D L A, SILVA V, OLIVEIRA M T. Raman microspectroscopy of some iron oxides and oxyhydroxides［J］. Journal of Raman Spectroscopy, 1997, 28(11): 873-878.

［64］SHEBANOVA O N, LAZOR P. Raman study of magnetite (Fe_3O_4): laser-induced thermal effects and oxidation［J］. Journal of Raman Spectroscopy, 2003, 34(11): 845-852.

［65］YANG J B, ZHOU X D, YELON W B, et al. Magnetic and structural studies of the verwey sransition in Fe_3O_4 nanoparticles［J］. Journal of Applied Physics, 2004, 95(11): 7540-7542.

［66］ALEXEY S, BENITO R G, MARINA S, et al. Synthesis and characterization of iron/iron oxide core/shell nanocubes［J］. Advanced Functional Materials, 2007, 17(18): 3870-3876.

[67] BELESSI V, ZBORIL R, TUCEK J, et al. Ferrofluids from magnetic-chitosan hybrids[J]. Chemistry of Materials, 2008, 20(10): 3298-3305.

[68] YAACOB I I, NUNES A C, BOSE A. Magnetic nanoparticles produced in spontaneous cationic-anionic vesicles-room-temperature synthesis and characterization[J]. Journal of Colloid and Interface Science, 1995, 171 (1): 73-84.

[69] PENICHE H, OSORIO A, ACOSTA N, ct al. Preparation and characterization of superparamagnetic chitosan microspheres: application as a support for the immobilization of tyrosinase[J]. Journal of Applied Polymer Science, 2005, 98(2): 651-657.

[70] NGAH W S W, ABGHANI S, KAMARI A. Adsorption behaviour of Fe (ii) and Fe(iii) ions in aqueous solution on chitosan and cross-linked chitosan beads[J]. Bioresource Technology, 2005, 96(4): 443-450.

[71] KLEPKA M T, NEDELKO N, GRENECHE J M, et al. Local atomic structure and magnetic ordering of iron in fe-chitosan complexes[J]. Biomacromolecules, 2008, 9(6): 1586-1594.

[72] 姚重华. 混凝剂与絮凝剂[M]. 北京：中国环境科学出版社，1991.

[73] SUN J, ZHOU S, HOU P, et al. Synthesis and characterization of biocompatible Fe_3O_4 Nanoparticles[J]. Journal of Biomedical Materials Research Part A, 2007, 80(2): 333-341.

[74] HORMES J, MODROW H, BONNEMANN H, et al. The influence of various coating on the electronic, magnetic, and geometric properties of cobalt nanoparticles[J]. Journal of Applied Physics, 2005, 97: 10R102.

[75] LI G Y, JIANG Y R, HUANG K L, et al. Kinetics of adsorption of saccharomyces cerevisiae mandelated dehydrogenase on magnetic Fe_3O_4-chitosan nanoparticles[J]. Colloids and Surfaces A-Physicochemical and Engineering Aspects, 2008, 320: 11-18.

[76] CHENG F Y, SU C H, YANG Y S, et al. Characterization of aqueous dispersions of Fe_3O_4 nanoparticles and their biomedical applications[J]. Biomaterials, 2005, 26(7): 729-738.

[77] GENG B Y, MA J Z, YOU J H. Controllable synthesis of single-crystalline Fe_3O_4 polyhedra possessing the active basal facets[J]. Crystal Growth and Design, 2008, 8(5): 1443-1447.

［78］ ZHAO L, ZHANG H, XING Y, et al. Morphology-controlled synthesis of magnetites with nanoporous structures and excellent magnetic properties ［J］. Chemistry of Materials, 2008, 20(1): 198-204.

［79］ WUHN M, JOSEPH Y, BAGUS P S, et al. The electronic structure and orientation of styrene adsorbed on $FeO(111)$ and $Fe_3O_4(111)$ -a spectroscopic investigation ［J］. Journal of Physical Chemistry B, 2000, 104 (32): 7694-7701.

［80］ FU G, VALIYAVEETTIL S, WOPENKA B, et al. $CaCO_3$ biomineralization: acidic 8-kda proteins isolated from aragonitic abalone shell nacre can specifically modify calcite crystal morphology ⌊J⌋. Biomacromolecules, 2005(6): 1289-1298.

［81］ HA B P, GAO L A. Fabrication of Fe_3O_4 core-shell polyhedron based on a mechanism analogue to ostwald ripening process［J］. Journal of Crystal Growth, 2007, 303(2): 616-621.

［82］ HUNTER G K, KYLE C L, GOLDBERG H A. Modulation of crystal formation by bone phosphoproteins: structural specificity of the osteopontin-mediated inhibition of hydroxyapatite formation［J］. Biochemical Journal, 1994, 300: 723-728.

［83］ RYALL R L, FLEMING D E, GROVER P K. The hole truth: intracrystalline proteins and calcium oxalate kidney stones［J］. Molecular Urology, 2000, 4(4): 391-402.

［84］ WESSON A J, WORCESTER M E, WIESSNER J H, et al. Control of calcium oxalate crystal structure and cell adherence by urinary macromolecules［J］. Kidney International, 1998, 53: 952-957.

［85］ ARIAS J L, FERNANDEZ M S. Polysaccharides and proteoglycans in calcium carbonate-based biomineralization ［J］. Chemical Reviews, 2008, 108(11): 4475-4482.

［86］ FU G, QIU S R, ORME C A, et al. Acceleration of calcite kinetics by abalone nacre proteins［J］. Advanced Materials, 2005, 17: 2678-2683.

［87］ 焦云峰. 胶原蛋白-镁离子体系中碳酸钙矿化过程研究［D］. 北京: 清华大学, 2005.

［88］ MA N, DOOLEY C J, KELLEY S O. RNA-templated semiconductor nanocrystals［J］. Journal of the American Chemical Society, 2006, 128: 12598-12599.

［89］ WEI D W, QIAN W P, DING S H, et al. Mass synthesis of single-crystal gold nanosheets based on chitosan［J］. Carbohydrate Research, 2007, 342: 2494-2499.

［90］ YU J G, ZHAO X F, LIU S W, et al. Poly(methacrylic acid)-mediated morphosynthesis of PbWO₄ micro-crystals［J］. Applied Physics A, 2007, 87: 113-120.

［91］ FELDHEIM D L, EATON B E. Selection of biomolecules capable of mediating the formation of nanocrystals［J］. American Chemical Society Nano, 2007, 1(3): 154-159.

［92］ LAMER V K, DINEGAR R H. Theory, production and mechanism of formation of monodispersed hydrosols［J］. Journal of the American Chemical Society, 1950, 72: 4847-4854.

［93］ SAKIYAMA-ELBERT S E, HUBBELL J A. Functional biomaterials: design of novel biomaterials［J］. Annual Review of Materials Research, 2001, 31: 183-201.

［94］ DAS I, SINGH P, AGRAWAL N R, et al. Liesegang Ring type structures and bifurcation in solid-vapor and liquid phase reactions between cobalt bitrate and ammonium hydroxide［J］. Journal of Colloid and Interface Science, 1997, 192: 420-431.

［95］ LEBEDEVA M I, VLACHOS D G, TSAPATSIS M. Pattern formation in porous media via the Liesegang Ring mechanism［J］. Industrial & Engineering Chemistry Research, 2004, 43: 3037-3084.

［96］ MELDRUM F C, COLFEN H. Controlling mineral morphologies and structures in biological and synthetic systems［J］. Chemical Reviews, 2008, 108(11): 4332-4432.

［97］ YANG D, QI L, MA J. Well-defined star-shaped calcite crystals formed in agarose gels［J］. Chemical Communications, 2003, 1180-1181.

［98］ ZHANG X, YANG P, YANG W, et al. The bio-inspired approach to controllable biomimetic synthesis of silver nanoparticles in organic matrix of chitosan and silver-binding peptide(NPSSLFRYLPSD)［J］. Materials Science and Engineering C, 2008, 28: 237-242.

［99］ DANIEL A L, TRINDADE T, GOODFELLOW B J, et al. In situ synthesis of magnetite nanoparticles in carrageenan gels［J］. Biomacromolecules, 2007, 8: 2350-2357.

[100] MANN S. Biomineralization: principles and concepts in bioinorganic materials chemistry[M]. Oxford University Press, 2001: 68-76.

[101] VANDEVORD P J, MATTHEW H W T, DESILVA S P, et al. Evaluation of the biocompatibility of a chitosan scaffold in mice[J]. Journal of Biomedical Materials Research, 2002, 59(3): 585-590.

[102] LIU X W, HU Q Y, FANG Z, et al. Magnetic chitosan nanocomposites: a useful recyclable tool for heavy metal ion removal[J]. Langmuir, 2009, 25(1): 3-8.

[103] LEI L, HAO X, ZHANG X, et al. Wastewater treatment using a heterogeneous magnetite (Fe_3O_4) non-thermal plasma process[J]. Plasma Processes and Polymers, 2007, 4(4): 455-462.

[104] 近藤精一, 石川达雄, 安部郁夫. 吸附科学[M]. 北京: 化学工业出版社, 2006.

[105] CHEUNG W H, SZETO Y S, MCKAY G. Intraparticle diffusion process during acid dye adsorption onto chitosan[J]. Bioresource Technology, 2007, 98: 2897-2904.

[106] KLAJN R, FIALKOWSKI M, BENSEMANN I T, et al. Multicolour micropatterning of thin films of dry gels[J]. Nature Materials, 2004(3): 729-735.

[107] GRZYBOWSKI B A, BISHOP K J M, CAMPBELL C J, et al. Micro- and nanotechnology via reaction-diffusion[J]. Soft Matter, 2005(1): 114-128.

[108] LAGZI L, KOWALCZYK, GRZYBOWSKI B A. Liesegang Rings engineered from charged nanoparticles[J]. Journal of the American Chemical Society, 2010, 132: 58-60.

[109] 宋晓岚, 黄学辉. 无机材料科学基础[M]. 北京: 化学工业出版社, 2006.

[110] ANTAL T, DROZ M, MAGNIN J, et al. Derivation of the matalon-packter law for liesegang patterns[J]. Journal of Chemical Physics, 1998, 109(21): 9479.

[111] HENISCH H K. Crystals in gels and Liesegang Rings[M]. UK: Cambridge University Press, 1988.

[112] 李昕. 可控结构壳聚糖水凝胶的制备与表征[D]. 哈尔滨: 哈尔滨工业大学, 2011.

［113］ZHANG J, MISRA R D K. Magnetic drug-targeting carrier encapsulated with thermosensitive smart polymer: core-shell nanoparticle carrier and drug release response［J］. Acta Biomaterialia, 2007, 3(6): 838-850.

［114］LIN M M, LI S, KIM H H, et al. Complete separation of magnetic nanoparticles via chemical cleavage of dextran by ethylenediamine for intracellular uptake［J］. Journal of Materials Chemistry, 2010, 20: 444-447.

［115］NAM H Y, KWON S M, CHUNG H, et al. Cellular uptake mechanism and intracellular fate of hydrophobically modified glycol chitosan nanoparticles［J］. Journal of Controlled Release, 2009, 135: 259-267.

［116］XIAO X C, CHU L Y, CHEN W M, et al. Positively thermo-sensitive monodisperse core-shell microspheres［J］. Advanced Functional Materials, 2003, 13(11): 847-852.

［117］HU Y, JIANG X Q, DING Y, et al. Core-template-free strategy for preparing hollow nanospheres［J］. Advanced Materials, 2004, 16(11): 933-937.

［118］CASTELLANO D, HITT R, HERNAN C F, et al. Case 2. radiation recall reaction induced by gemcitabine［J］. Journal of Clinical Oncology, 2000, 18: 695-696.

第4章　紫外光交联壳聚糖

　　组织工程是一个快速发展的跨学科领域,是通过改善、修复以及替换受损组织或器官来实现细胞治疗与组织再生的一种优化仿生方法,具体涉及细胞、生物因子以及支架材料三大方面[1]。这种仿生方法包括基于注射细胞的细胞治疗与免疫调节治疗,基于构建人造组织器官的组织再生与工程化。近几年来,已有关于工程化生物支架作为模拟细胞外基质(ECM)的大量文献报道,而其中 ECM 主要提供结构支撑以及生物信号、细胞的时间空间可控制性。在可用的众多生物材料中,水凝胶在生物医学支架的设计上拥有许多独特的优点,包括:细胞相容性,模拟生物体组织的水含量,支撑细胞迁移与组织整合,持续的释放生长因子,可控的物理机械性能以及可通过液体注射的方法最大限度地避免侵害性手术[2,3]。从多种多样的合成材料中发展起来的水凝胶由于结构的可设计性与可控性,因此具有很好的设计灵活性。不同力学性能与生物响应性的 PEG(聚乙二醇),PVA(聚乙烯醇),PHEMA(聚甲基丙烯酸羟乙酯),PAA(聚丙烯酸),PMA(聚丙二醇甲醚酸)以及 PAM(聚丙烯酰胺)水凝胶已经被广泛地使用在支架材料中[4-7]。天然聚合物,例如多糖以及蛋白质,也已经被广泛地作为结构材料使用。这主要是由于天然生物聚合物材料固有的生物相容性、低毒、易于酶降解的特性。在这些聚合物材料中,天然多糖类物质相比于其他天然材料来说无免疫原性以及传播病原体风险的优点。

　　壳聚糖由不同作用方式(物理作用以及化学交联)来构成水凝胶,可以根据不同的应用领域来进行选配。其中,物理交联作用是指非共价键连接的作用方式,包括聚合物分子链的静电相互作用、疏水相互作用以及氢键作用。不同物理作用方式的壳聚糖水凝胶示意图如图4.1所示。

　　基于物理交联的壳聚糖水凝胶的特点是:通过调控壳聚糖水凝胶制备中的第二组分浓度与性质可以简单、方便地调节凝胶溶胀行为。这种物理凝胶方法可以在适当的条件下通过简单的组分之间的混合就能够获得性能较为优异的凝胶,凝胶在生理条件下可以存在几天到一个月不等。因此,壳聚糖物理凝胶可以应用于短周期药物释放,并且物理凝胶无须使用毒性交联剂,因此临床应用的过程中被认为是安全、可靠的。然而由于较

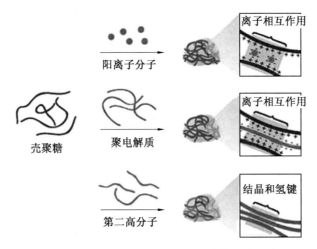

图 4.1　不同物理作用方式的壳聚糖水凝胶示意图

为脆弱的机械性能及其不可控的溶解以致大大限制了它的应用范围[8]。壳聚糖上的氨基在酸性环境下质子化作用,氢键被破坏,壳聚糖溶解在稀酸中,而当调节溶液的 pH 至中性时,壳聚糖氨基去质子化作用重新形成结晶,壳聚糖会以凝胶的形式析出,因此比较典型的壳聚糖物理凝胶就是由不需要添加任何其他配合分子就可以形成凝胶。Ladet 等[9]正是利用壳聚糖氨基基团的中性化作用,使用水–乙醇法制备出了结构新颖的洋葱状多层水凝胶。利用这一技术,尺寸在厘米级的壳聚糖凝胶可以很方便地制备出,中和剂浓度的增加可以观察到明显的凝胶收缩。有意思的是,这种间断凝胶化的方法被认为是制备多层状"洋葱状"水凝胶的十分简单的方法,并且可以被用作多种治疗性药物的"脉冲"共释放[10, 11]。

4.1　UV 交联壳聚糖水凝胶构建方法

使用共价键连接聚合物链作用,其中化学交联是一种直接的制备永久性水凝胶网络方法。交联的壳聚糖网络是通过分子链上的—NH$_2$,—OH 与交联分子的化学结合形成的,形成了酰胺键与席夫碱。通常来说,化学交联壳聚糖凝胶网络包括小分子与壳聚糖交联,通过活性官能团之间反应的聚合物–聚合物反应、酶催化反应以及光交联反应[12-15]。

而在众多的化学交联网络方法中,通过 UV 辐照光敏基团制备的 UV 交联壳聚糖水凝胶近几年来由于其优异的时间空间可设计性、原位可注射性、快速形成凝胶等特点被广泛用于组织工程与药物释放领域当中。相比于其他化学交联技术需要催化剂以及不同种类的物质参与反应,光交联技术可以在利于成型、制备速度、安全性以及低价等方面展现更大的优势。通过短时(几分钟甚至是几秒)的 UV 光照会原位形成包覆有药物、生物活性分子甚至细胞的壳聚糖凝胶,这可以进一步提升其应用范围。按照光敏基团的不同,不同 UV 交联壳聚糖衍生物化学结构及其光敏官能团如图 4.2

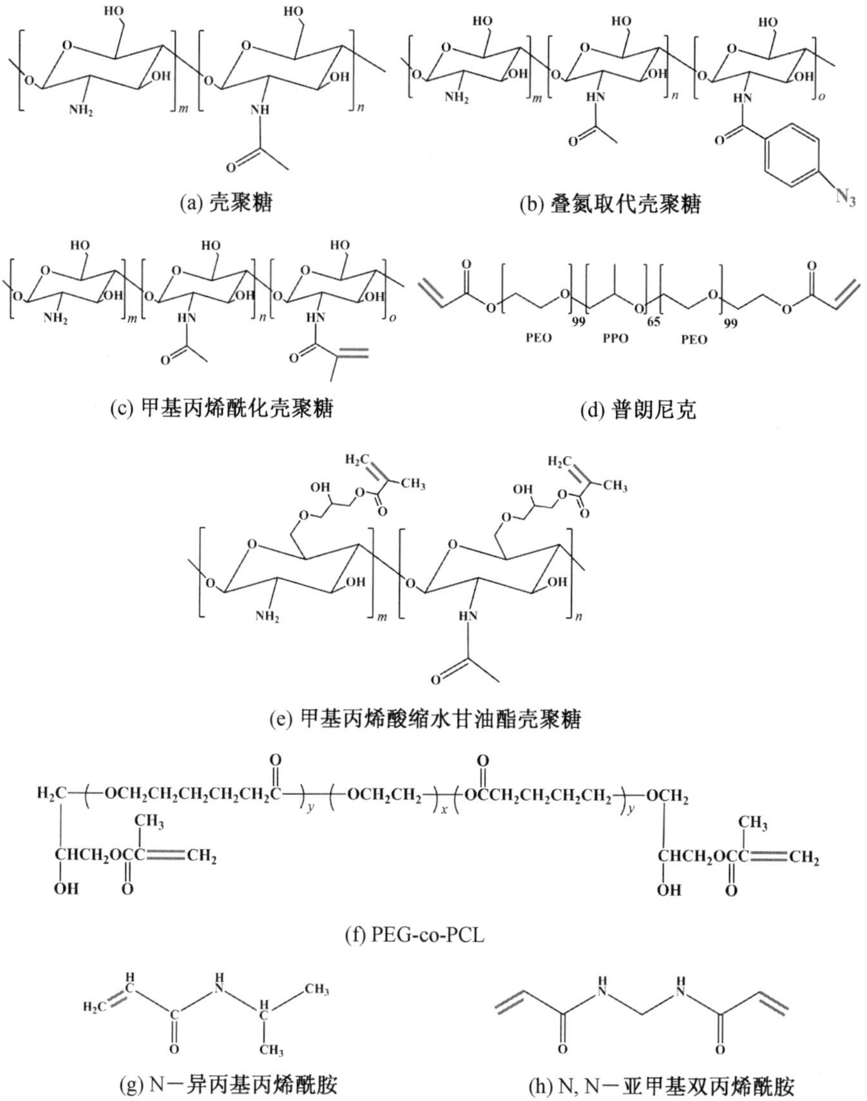

(a) 壳聚糖

(b) 叠氮取代壳聚糖

(c) 甲基丙烯酰化壳聚糖

(d) 普朗尼克

(e) 甲基丙烯酸缩水甘油酯壳聚糖

(f) PEG-co-PCL

(g) N-异丙基丙烯酰胺

(h) N, N-亚甲基双丙烯酰胺

图 4.2 不同 UV 交联壳聚糖衍生物化学结构及其光敏官能团

所示,光敏基团包括叠氮基团(—N₃)、含有碳碳双键(C ═C)官能团(包括甲基丙烯酸类、丙烯酸封端 PEO,在壳聚糖氨基或羟基化学修饰丙烯酸类)。

4.1.1　基于丙烯酸类官能团的 UV 交联壳聚糖水凝胶

丙烯酸类衍生物改性的壳聚糖,由于其中双键的引入会赋予壳聚糖 UV 交联能力,基于丙烯酸类官能团改性的 UV 交联壳聚糖衍生物如图 4.3 所示。Ma 等[16]通过 Michael 加成反应将 PEGDA 化学连接到壳聚糖分子链上,其中 PEGDA 上的双键在温和的条件下化学连接到壳聚糖上(图 4.3 (a)),制备出的 N-烷基壳聚糖衍生物 PEGDA-CS 具有很好的水溶性与抑菌性能,并且在光引发剂 I2959 的存在下,UV 辐照 15 min 可以交联为水凝

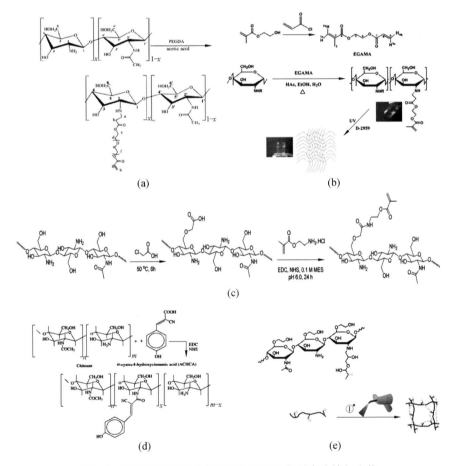

图 4.3　基于丙烯酸类官能团改性的 UV 交联壳聚糖衍生物

胶。Zhou 等[17]同样利用 Michael 加成反应两步法制备出可水溶 UV 交联的(甲基丙烯酰氧基)羟乙基壳聚糖衍生物(图 4.3(b)),经过 UV 交联的壳聚糖水凝胶可在溶菌酵素的作用下在 5～15 d 内完全降解;而在水凝胶上种植 L929 成纤维细胞后,发现该凝胶能够有效促进细胞的黏附与增殖。Valmikinathan 等通过两步法制备出可水溶(质量浓度 5～20 mg/mL)UV 交联(UV 辐照 3 min 原位交联)的壳聚糖水凝胶:氯醋酸与 2-氨基甲基丙烯酸乙酯与壳聚糖的两步反应。相比于琼脂糖凝胶,壳聚糖水凝胶更能促进皮质神经细胞向神经轴突的分化以及增加由背根神经节分化出的神经轴突长度,因此这种 UV 交联壳聚糖水凝胶有望在细胞修复系统中作为生物支架修复神经使用。

Monier 等[19]通过 EDC/NHS 将含有双键的 α-氰基-4-羟基桂皮酸上的羟基与壳聚糖上的氨基进行化学连接,制备出了 UV 交联的壳聚糖衍生物 chitosan-ACHCA,通过研究广角 X 射线衍射发现,随着取代度的提升,其结晶度明显下降;取代度为 78% 时,会有最大拉伸强度;其水凝胶制成的膜还具有较好的热稳定性。Wright 等[20]利用甲基丙烯酸缩水甘油酯与乙二醇壳聚糖在碱性条件下反应生成 UV 交联 MeGC 水凝胶,并且将转化生长因子-β_1 与 II 型胶原蛋白共混,然后负载软骨细胞进行兔子皮下注射模型来实现异位成软骨。实验发现,负载转化生长因子-β_1 的 MeGC 壳聚糖水凝胶可有效为软骨细胞提供再生的微环境,在作为软骨修复与再生的生物材料方面具有很大的潜力。

另外一种基于丙烯酸类 UV 交联壳聚糖衍生物由 Yu 等[21]制备出来,这类水凝胶支架材料可以在一周内明显地促进神经干细胞向神经元的分化与增殖,这一"空间时间可量裁"的生物水凝胶支架材料已用于研究探明干细胞增殖分化的基本原则(图 4.4)[22]。

4.1.2　基于叠氮类官能团的 UV 光交联水凝胶

光交联壳聚糖水凝胶最先由 One 等[23]在 2000 年制备出来:将叠氮类光敏性基团(—N_3)引入壳聚糖中,不加入引发剂的条件下 UV 辐照 1～10 min,叠氮基团转化为活泼的中间体氮烯,其具有强的亲电性,能与壳聚糖上的自由氨基反应,其结构如图 4.2(b)所示。而这种壳聚糖水凝胶对包覆其中的不同生长因子具有很好的控制释放性能,因此这种负载生长因子的壳聚糖水凝胶具有加速伤口愈合、伤口周围组织再生的能力,可作为新血管再生的生物支架材料使用,如图 4.5 所示。

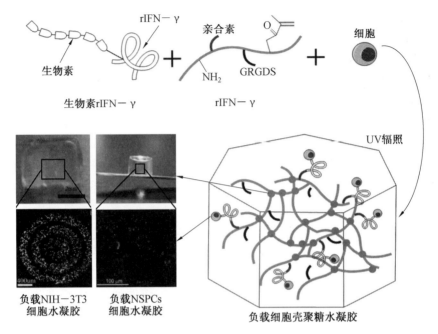

图4.4　基于丙烯酸类官能团改性的 UV 交联壳聚糖衍生物,并化学连接生物素/重组人 γ-型干扰素,对包覆其中的 NIH-3T3 干细胞图案化与 3D 培养示意图

4.1.3　基于温敏普朗尼克 UV 交联壳聚糖水凝胶

一种温敏型 UV 交联的壳聚糖-普朗尼克水凝胶(chitosan-pluronic)最初由 Yoo 等[12]人制备出来:壳聚糖与 pluronic 分别用光敏基团-丙烯酸基团改性后,可在 UV 辐照后交联为水凝胶(图4.6);而在低临界转变温度以上时,chitosan-pluronic 会转变为物理交联网络凝胶。这类凝胶对包覆其中的人生长激素 hGH 或质体 DNA 展现出持续性的释放行为,对很多不同种类的药物释放都有很好的应用前景[24, 25]。

4.1.4　基于聚合物互穿网络 UV 交联壳聚糖水凝胶

相比于单组分 UV 交联壳聚糖水凝胶来说,UV 交联壳聚糖被赋予多重响应性,可根据需求与应用环境来调节凝胶的溶胀与降解行为[26],以及适当提高凝胶的拉伸性能[27]

Zhao 等[26]报道了基于壳聚糖和 N-异丙基丙烯酰胺的 UV 交联的半互穿网络水凝胶,该水凝胶表现为多重敏感性刺激(温度,pH),并且通过改变温度与 pH 来精确地控制释放包覆其中的牛血清白蛋白(BSA)大分

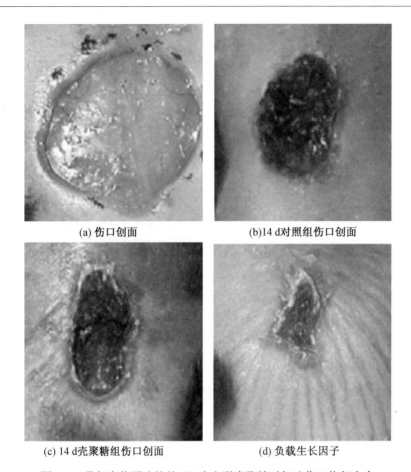

(a) 伤口创面   (b)14 d对照组伤口创面

(c) 14 d壳聚糖组伤口创面   (d) 负载生长因子

图 4.5 叠氮官能团改性的 UV 光交联壳聚糖对加速伤口修复愈合

子。研究发现,凝胶体系的体外 BSA 的释放行为随着 pH 与壳聚糖的组分百分数改变而有明显的变化:在 pH=2.5 时,壳聚糖组分增加有明显地增加 BSA 释放的趋势,而在 pH=7.4 时,其规律正好相反;这种凝胶材料可作为双敏感药物释放载体应用。Han 等[28]报道了一种基于甲基丙烯酸缩水甘油酯-壳聚糖双敏感性 UV 交联壳聚糖水凝胶(图 4.7),并在其中掺入 UV 交联 N-异丙基丙烯酰胺与 N,N 亚甲基双丙烯酰胺(交联剂作用)制备出水凝胶,并研究了模型药物酸性橙 8 在其中的释放行为,研究发现缓冲介质的 pH 与凝胶组分对酸性橙 8 的释放有极大的影响:pH 越小,释放越快;壳聚糖组分百分数越高,释放越迅速。

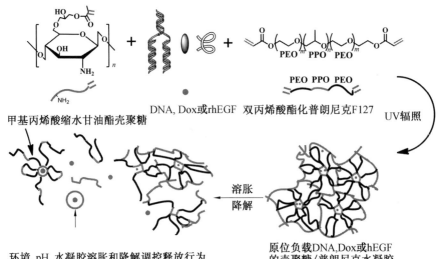

甲基丙烯酸缩水甘油酯壳聚糖

DNA, Dox或rhEGF　双丙烯酸酯化普朗尼克F127

UV辐照

溶胀
降解

环境, pH, 水凝胶溶胀和降解调控释放行为

原位负载DNA,Dox或hEGF
的壳聚糖/普朗尼克水凝胶

图 4.6　UV 交联壳聚糖–普朗尼克水凝胶用于 DNA、多柔比星以及生长因子
的释放机理示意图

（释放行为由环境 pH、溶胀以及降解三方面控制）

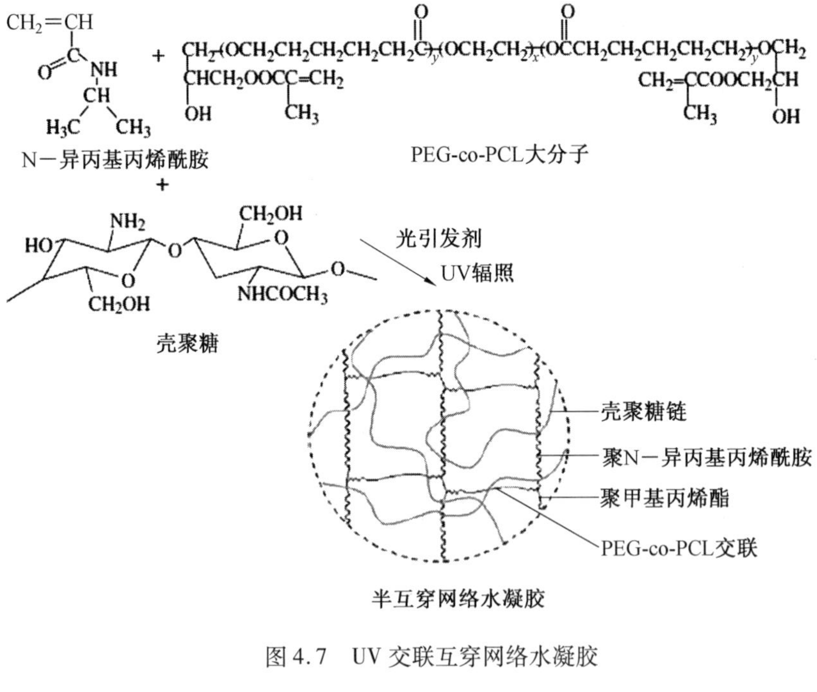

N－异丙基丙烯酰胺

PEG-co-PCL大分子

壳聚糖

光引发剂

UV辐照

壳聚糖链
聚N－异丙基丙烯酰胺
聚甲基丙烯酯
PEG-co-PCL交联

半互穿网络水凝胶

图 4.7　UV 交联互穿网络水凝胶

4.2 面向组织工程与药物释放的 UV 交联水凝胶

UV 交联水凝胶结合光刻技术,可以精确地实现时间-空间"可设计性",可根据实际需求制备出形状尺寸各异的微凝胶"积木",用于构建功能化微组织,在组织工程中占有重要的地位。此外,由于 UV 交联水凝胶的快速原位交联的特点,对包覆其中的药物与生物活性大分子能够降低突释行为、延长释放时间以及实现药物的控制释放。UV 交联水凝胶兼有好的湿润环境与液体平衡的特点,重要的是可以原位无"死角"地填充入伤口缺损中,在伤口愈合领域占有十分重要的作用。

4.2.1 面向组织工程 UV 交联水凝胶

在生物医学领域中,光刻技术是能够提供细胞生长的 2D 生物支架[29]或在 3D 聚合物网络水凝胶包覆细胞[30]的重要技术。在 3D 生物制造过程中,光刻技术具有能够均匀地包覆细胞于凝胶中、微小的热量生成以及精确的时间-空间控制反应动力学等特点。因此,使用可光交联水凝胶联合光刻技术可实现多种细胞在水凝胶中培养或共培养。例如肝脏细胞[31]、心肌细胞[32]、HT1080 纤维肉瘤细胞[33]和小鼠胚胎干细胞[34]。

Fukuda 等[35]利用叠氮改性壳聚糖与光刻技术制备出了球状微阵列与 Hep G2/NIH-3T3 细胞的共培养。利用壳聚糖表面与玻璃表面对于两种细胞吸附能力的不同,该方法可以被用来制备生物模拟微环境以及细胞之间的相互作用。如图 4.8 所示,使用光掩膜制备出特性形状的凹槽(包括圆形、三角形以及不规则图形),Hep G2 细胞种植其上,一定时间后能够形成特定形状的细胞团簇;在此基础上再将 NIH-3T3 细胞平铺在凝胶上,这样构成了两种特定细胞的共培养体系。通过此方法可以用来进一步研究细胞之间的相互作用,极具研究价值。Khademhosseini 等[36]利用 UV 交联透明质酸水凝胶结合光刻技术制备出具有一定功能的微结构细胞团簇(图4.9)。这一技术有效地将细胞"抓取"进凝胶中,方便研究分析不同种细胞在体外 3D 环境下的生长状态;利用该方法可以通过机械力抑或酶降解的作用来"提取"出活细胞团簇,待后面进一步的组织工程使用。

4.2.2 面向伤口愈合 UV 交联水凝胶

Sun 等[37]研制出一种 UV 交联葡聚糖/PEGDA 水凝胶敷料用于治疗三度烧伤(图 4.10)。通过对重度烧伤皮肤小鼠模型试验发现,这种治疗

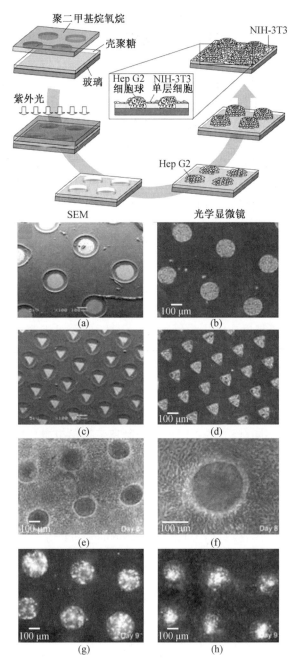

图 4.8　基于 UV 壳聚糖水凝胶用于球状干细胞共培养示意图
　　　　以及制备出的微阵列细胞簇

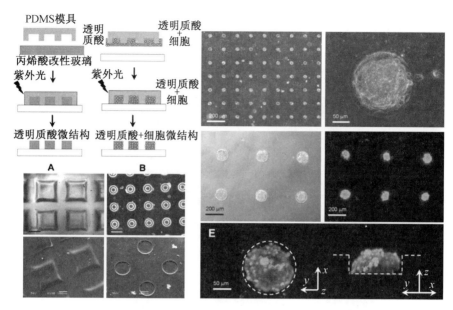

图 4.9 基于 UV 交联透明质酸水凝胶用于特定细胞团簇示意图与提取出的单独细胞团簇

能帮助皮肤再生出健康和无疤痕的组织。通过小白鼠试验,证实了该敷料材料能有效促进新血管形成,从而有助于含有毛囊和油脂腺皮肤的形成,进而改善对三度烧伤患者的伤口愈合效率。他们发现,21 d 后,水凝胶会被降解与吸收,皮肤组织会继续恢复到正常皮肤的样子;而到了 35 d,新毛发也完全长出来。这可能是水凝胶能很快地促进组织再生和血管形成。炎性细胞很容易进入并降解水凝胶,加快血管生成从而促进伤口愈合和新组织的形成。而对于烧伤来说,这个过程进展得越快,形成疤痕的机会就会越小。水凝胶有可能吸收了血液中的骨髓干细胞,然后这些干细胞在水凝胶发出的信号指引下,再转变成各种组织细胞,从而促进新的血管和皮肤的生长。

Dong 等[38]制备出一种可注射的杂化水凝胶敷料(由功能化的 PEG 与巯基改性的透明质酸构成),并且包覆有脂肪干细胞 ADSCs。研究发现,体外环境下 ADSCs 可以存活 21 d(体内 14 d),这种包覆有干细胞的敷料可以明显地促进伤口愈合,增加血管生成效率,可作为一种生物活性的伤口敷料应用,可注射水凝胶作为烧伤敷料处理伤口示意图、伤口定性与定量收缩如图 4.11 所示。Notodihardjo 等[39]应用明胶/富血小板血浆(PRP)进行伤口愈合研究,他们发现不加如 PRP 的凝胶敷料明显伤口闭合缓慢,且新生成的上皮组织内皮脂腺、毛囊发育不健全;而随着 PRP 组分的增加,伤口闭合明显,新生成的上皮组织内皮脂腺、毛囊发育情况犹如周边未切

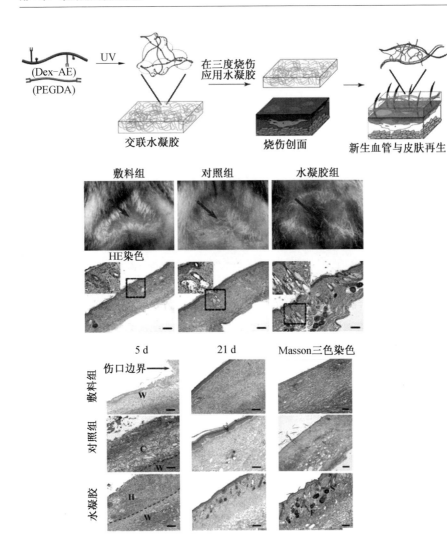

图 4.10　UV 交联水凝胶作为烧伤敷料处理伤口示意图
以及 HE 染色定性分析新生表皮与毛囊

除的健康组织。

4.2.3　面向药物释放 UV 交联水凝胶

One 等[23]应用合成出的叠氮改性壳聚糖（Az-CH-LA）水凝胶并研究
了成纤维生长因子-2（FGF-2）在其中的释放行为（图 4.12）。在第 1 d 内
有接近 20% 的 FGF-2 分子从凝胶内被释放出来，随后的 2 d 里，没有明显
的持续性释放；而包覆其中的台盼蓝在 7 d 之内则没有明显的释放行为。

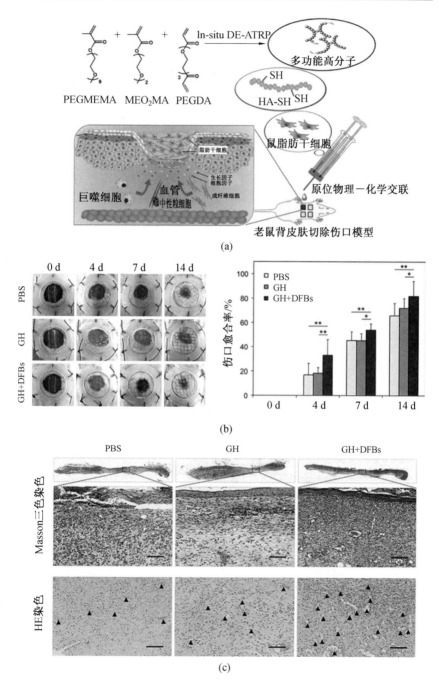

图 4.11　可注射水凝胶作为烧伤敷料处理伤口示意图、伤口定性与定量收缩

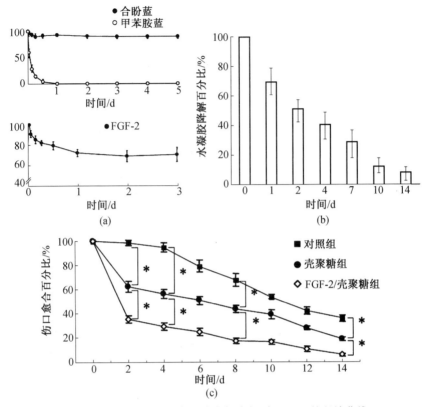

图 4.12　基于叠氮 UV 交联壳聚糖水凝胶包覆 FGF-2 的释放曲线
以及促进伤口收缩愈合情况

因而可以使用台盼蓝作为 Az-CH-LA 降解的"有色指示剂",1 d 之后包覆
的 FGF-2 主要是通过降解机制来释放的。在制作好的伤口模型中,原位
UV 交联包覆有 FGF-2 的 Az-CH-LA 凝胶来加速免疫缺陷鼠(db/db)伤
口收缩与愈合(见表 4.1)。研究发现,相比于未包覆 FGF-2 的 Az-CH-
LA 凝胶,包覆 FGF-2 能够明显有效地加速收缩愈合[40]。在 14 d 内有伤
口收缩率接近 88%(未包覆 FGF-2 的收缩率为 75%,空白对照组为 58%)。

　　Wei B T 等[41]近来报道了一种基于叠氮类的 UV 交联壳聚糖,同时该
衍生物还能够与细胞黏附多肽(RGD)化学链接,具有促进成骨细胞的黏
附。此外 Kim 等[42]利用叠氮类 UV 交联壳聚糖固定生长因子制备出了一
种能够促进细胞在其上增殖的壳聚糖水凝胶,并且发现随着衍生物浓度的
提高,固定化效率越高进而导致 BSA 的释放周期越长;不同浓度衍生物
(质量分数为 5%,质量分数为 10%,质量分数为 15%,质量分数为
20%)对应着 BSA 的固定量(36.6 μg,94.0 μg,134.5 μg,163.0 μg)以

及其不同的释放周期(276 h, 336 h, 420 h, 432 h)。Yeo 等[43]使用制备好的叠氮类壳聚糖/PEG-RGD 水凝胶将 C2C12 肌细胞与内皮生长因子(VEGF)包覆其中,研究了细胞在其中的增殖与分化行为,并发现在 20 d后凝胶中的 VEGF 活性仍然保持在有效范围内(见表 4.1)。此外,他们还将成年小鼠心肌细胞加入凝胶体系中,原位形成凝胶;这种凝胶有望用作缺损组织的填充,并且可以实现细胞与生长因子的持续释放。

表 4.1 UV 交联壳聚糖包覆药物以及生物活性分子的释放行为、影响因素以及释放机理

UV 交联官能团	UV 交联壳聚糖衍生物	药物或生物分子	影响释放的因素	药物或生物分子与水凝胶的相互作用
叠氮基团(—N₃)	叠氮改性壳聚糖 (b)	成纤维细胞生长因子-1 或 2	分子扩散	静电相互作用
		肝素结合性表皮生长因子		
		牛血清白蛋白		
碳碳双键(—C≡C)	甲基丙烯酰化壳聚糖(c)	多肽序列 GRDGS	二硫键断裂	共价键
		鼠神经前体干扰素-γ	可逆生物素-链霉亲和素相互作用	非共价键、生物特异性相互作用
		神经干细胞/前体细胞	壳聚糖水凝胶降解	包埋
	甲基丙烯酸缩水甘油壳聚糖 (e)	重组人表皮生长因子	水凝胶的降解速率	疏水相互作用、包埋
		多柔比星		
		质粒 DNA (pEGFP-N1)	壳聚糖含量与辐照时间	共价键连接
	壳聚糖半互穿网络	牛血清白蛋白	释放环境的 pH和水凝胶内壳聚糖含量	通过水凝胶溶胀行为调控包埋
	壳聚糖互穿网络	酸性橙 8 and 5-氟脲嘧啶		包埋

智能药物释放是药物释放中的重要领域,它是解决现阶段药物释放中存在的被动释放行为以及缺少"遥控"刺激响应性等问题的关键[44]。近年来使用磁场与电场来调控基于壳聚糖水凝胶的药物释放行为,并取得了一定的进展。为了赋予壳聚糖以磁场响应性,通过原位杂化法[45]以及离子组装法[46]来制备磁性壳聚糖水凝胶,从而实现磁场遥控刺激药物从磁性水凝胶中释放出来。由于壳聚糖中存在大量氨基,铁离子可以通过螯合作

223

用离子交联与组装到壳聚糖分子链上（图 4.13），这样可以同步提高水凝胶的强度与模量（分别提高 319% 与 362%）。缺少磁场刺激性的药物释放

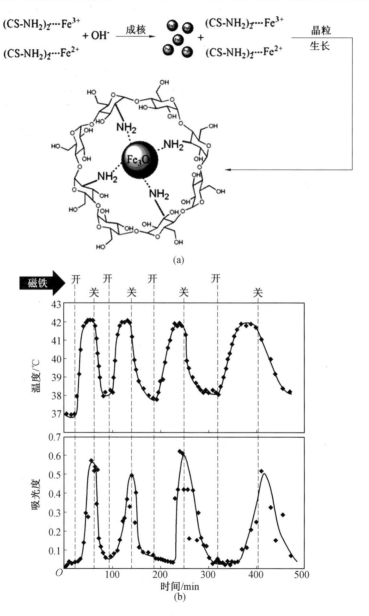

图 4.13　磁性壳聚糖水凝胶原位磁性纳米粒子机理示意图与
磁场"开-关"调控药物释放行为

只能是受扩散模型被动的释放,然而当施与 15 min 周期性的"开-关"循环磁场作用,累计释放百分数可以明显地提高了 67.2%(从 37.5% 到 62.6%)[47]。无创与远程控制调节药物释放行为,以及在实际应用中避免了对生理环境的扰动[48],因此磁性水凝胶极具潜力[49,50]。多刺激响应性的智能壳聚糖水凝胶在药物释放方面有望实现用户定制的"按需"释放行为,甚至其释放行为可以与生物节律相匹配。

4.3 功能化 UV 交联纳米复合水凝胶

UV 交联水凝胶在组织工程、伤口愈合以及药物释放等方面具有明显优势,如时间-空间可设计性、可原位体内交联以及无损伤的快速交联等。然而现阶段 UV 交联水凝胶的研究仍然停留在单一组分、单一功能阶段,没有赋予其多样化功能,一定程度上限制了它在组织工程等方面的进一步应用。因此,赋予 UV 交联壳聚糖水凝胶多种功能实现温敏响应、磁场响应、骨诱导性以及荧光标记性。

4.3.1 温度敏感性 UV 交联水凝胶

利用疏水相互作用并将其作为分子链连接点,通过温度的变化实现凝胶-溶液的相互转变,在低临界溶解温度(LCST)以下,呈现液体状态,而在 LCST 温度以上,则呈现凝胶状态。现阶段研究较多的温敏性的壳聚糖水凝胶就是基于 β-甘油磷酸钠(GP)/壳聚糖物理混合体系。其中,GP 盐的缓冲溶液可以中和质子化氨基壳聚糖,并且在温度提高的情况下,GP 能够有效地提高疏水作用与氢键相互作用,表现为凝胶状态。室温下仍为液体,但是一旦提高到人体生理温度 37 ℃ 就会发生凝胶转变。这一壳聚糖/GP 可作为生物活性物质(TGF-β 成骨蛋白)释放[51]体系,以及可原位负载软骨细胞,可在体内 3 周时间内生长为正常软骨。Bhattarai 等[52]制备了一种基于壳聚糖-PEG 共聚物/接枝物体系的可注射温度敏感性水凝胶,是由壳聚糖化学接枝单官能团 PEG 通过席夫碱以及硼氢化钠化学反应制备的。通过优化聚合物 PEG 浓度(质量分数为 45% ~ 55%)以及 PEG 相对分子质量,制备的壳聚糖-PEG 室温下为可注射液体,达到人体体温发生凝胶转变。温敏性壳聚糖-PEG 体系结构式与凝胶转变温度-黏度关系如图 4.14 所示。

最近基于壳聚糖/异丙基丙烯酰胺(NIPAm)共聚物体系的温敏性水凝

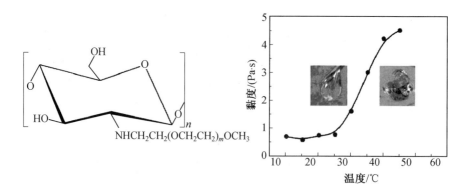

图 4.14 温敏性壳聚糖–PEG 体系结构式与凝胶转变温度–黏度关系

胶,这一凝胶被认为是原位/可逆凝胶形成的十分有潜力的体系[53]。而 NIPAm 的加入不仅能够提高体系的力学性能,赋予接近人体体温的温度转变,并且还能有效提高生物相容性。这一体系可以作为药物、多肽、蛋白以及细胞的原位凝胶化,凝胶后提供了可控的释放体系[54]。

然而上述温敏性壳聚糖体系仍存在着温度响应和凝胶速度缓慢(通常为 5～30 min),并且由于形成的凝胶内壳聚糖含量较少势必会导致凝胶力学性能不高;而高质量分数的 GP 的加入也会导致一定的生物毒性。因此对于现阶段 UV 交联壳聚糖凝胶来说,赋予温敏性的同时又保证了其快速交联固化的特点,重要的是还可以通过温度与 UV 辐照分步凝胶化用于调节凝胶力学性能,这具有十分重要的研究意义。

4.3.2 磁性 UV 交联水凝胶

Xu 等[48]利用 PEGMA 为水凝胶基质,将纳米四氧化三铁与 NIH–3T3 细胞共混,在 UV 辐照 30 s 后,形成具有固定性状的微凝胶。利用磁场响应诱导的方法,组装成为形态各异的负载细胞的组装体,并进一步分析了该组装体内的细胞增殖情况。基于 UV 交联 PEG 微凝胶制备与可控磁场组装示意图与实物图,如图 4.15 所示。作者还利用甲基丙烯酸改性的明胶与光引发剂,磁性纳米粒子组装成中空半球形、中空管状以及六边形等,并在体外的 3D 环境下对 NIH–3T3 细胞进行简单的增殖培养试验。磁场操纵微凝胶有序排列提供了一种制备空间可控的多细胞 3D 共培养的思路与方法,极具研究价值,并且还可以作为制备用户"定制"的工程化多层 3D 结构物的简单实用策略而使用。

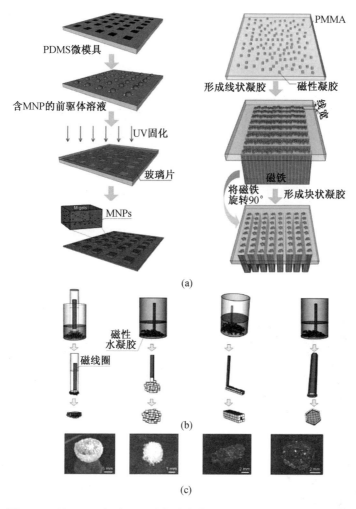

图 4.15　基于 UV 交联 PEG 微凝胶制备与可控磁场组装示意图与实物图

4.3.3　骨诱导性 UV 水凝胶

　　Gaharwar 等[55]由生物组织器官有软–硬组分共同构成与链接的思路出发,制备出了一种用于在骨组织工程中使用的支架弹性材料。它是由 UV 交联聚乙二醇二丙烯酸酯(PEGDA)凝胶填充纳米级羟基磷灰石(nHAp)构成的,相比于商业化的聚氧乙烯(PEO)具有十分优异的延展性、压缩强度以及韧性(图4.16)。该凝胶具有 100 ~ 300 nm 的连通孔,便于微尺度下对骨细胞在其上黏附。正是由于 PEGDA 的化学键交联与充当物理交联点 nHAp 的相互协同作用导致了该水凝胶卓越的力学性能。而随着

nHAp 浓度的增加(质量分数为 0 ~ 20%),其溶胀率明显缩减,但骨细胞黏附与蛋白分泌情况则明显呈现升高的趋势。

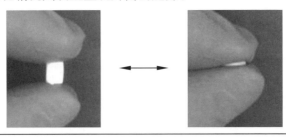

nHAp质量分数/%	压箱模量/kPa	应变为50%时应力/kPa
0	48.2±12.9	50.6±2.5
5	55.6±9.3	48.2±4.4
10	72.7±5.3	59.5±1.6
15	82.5±3.7	66.4±4.8

(a)

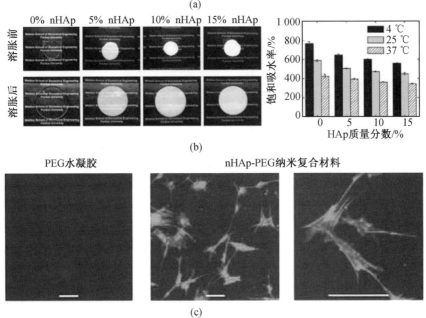

(b)

(c)

图 4.16　基于 UV 交联 PEGMA/ nHAp 杂化水凝胶可压缩性能、溶胀性能
以及对 MC3T3 在凝胶表面黏附与分化行为研究

4.3.4 荧光碳纳米点标记水凝胶

碳点本身是一类非常优异的发光类材料,因此可以拓展其在复合材料方面的应用。Lie 等[56]研究组制备了硅烷修饰的油相碳点,并开发了其在发光复合材料方面的应用(图 4.17(a))。Cheng 等[57]将零维的石墨烯量子点组装成一维的纳米管,可以作为 SERS 增强基底应用(图 4.17(b))。Wang[58]研究组利用鸡蛋做出的碳点开发了荧光墨水的应用(图 4.17(c))。

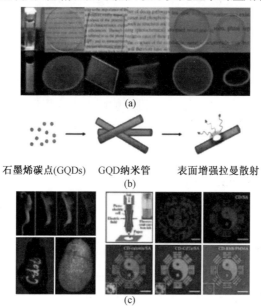

石墨烯碳点(GQDs)　　GQD 纳米管　　表面增强拉曼散射
(b)

图 4.17　碳纳米点/凝胶复合材料和硅-碳纳米点/离子凝胶作为
厚度依赖性的全彩发光器件

Wang 等[59]利用硅-碳纳米点与离子凝胶制备出可多彩复合发光器件,具有可调节性多彩光致发光、透明以及柔性可折叠等多种功能。有趣的是他们发现通过简单地调节复合离子胶的厚度可以实现多种颜色的发光行为,这样就通过调节凝胶厚度来实现对彩光选择性的输出。

4.4　UV 交联且可注射壳聚糖水凝胶

壳聚糖水凝胶在组织工程中优势明显,如含有易于改性的氨基基团、促进伤口和组织愈合的生物活性、独特的止血能力等。由于壳聚糖分子内和分子间强烈的氢键作用使得其不溶于水、生理盐水或模拟体液等中性的水性介质,这就直接限制了其在组织工程、药物释放以及伤口愈合中的应用。而体外培养生物体组织的过程中还需要多种具有生理功能细胞"积木"(building blocks)的定向几何组装[35,60,61],细胞"积木"的制备与构建才是组织工程中的重点与难点。因而壳聚糖水凝胶在应用于组织工程EMC 支架的过程中是需要赋予它时间-空间可设计性,这样才能根据需要设计出各种不同大小与尺寸的细胞"积木"。而基于 UV 光刻蚀技术可使这种时间-空间可设计性成为可能,因而问题就简化为如何设计出既能够负载细胞又可以实现 UV 交联的壳聚糖衍生物。

4.4.1　一步法合成 UV 交联且可注射壳聚糖

UV 交联且可注射壳聚糖水凝胶成为研究热点,Li[62]将壳聚糖与甲基丙烯酸酐经过 N-酰化反应后,将双键官能团引入壳聚糖分子之中,赋予其UV 交联能力;引入的甲基丙烯酰胺基团还能破坏壳聚糖分子间的氢键,赋予水溶解能力。

4.4.2　UV 交联且可注射壳聚糖

水溶性、可 UV 交联以及可注射壳聚糖的合成与结构表征如图 4.18所示。

制备的 N-甲基丙烯酰化壳聚糖(N-MAC)结构,如图 4.18(a)所示,甲基丙烯酸酐只在壳聚糖的 2 位上进行反应,具有高选择性。在 N-甲基丙烯酰化壳聚糖核磁谱图中,化学位移在 5.46 ppm 与 5.68 ppm 处出现乙烯基质子峰(g,2H,CH2),1.88 ppm 出现甲基丙烯酸酐残基的甲基峰(i,3H,CH3)。核磁谱图的结果和结构式完全符合,壳聚糖上的 C2 位置的氨基活性远远高于 C6 上的羟基,因此表现出高度选择性的 N-酰化反应。对比壳聚糖与 N-甲基丙烯酰化壳聚糖红外光谱图看出:N-MAC 在1 654 cm^{-1},1 536 cm^{-1} 以及 1 315 cm^{-1} 处的吸收峰归于氨基 I 带、氨基 II带以及氨基 III 带;此外在 1 730 ~ 1 740 cm^{-1} 处没有任何酯类羰基吸收峰。紫外-可见光谱如图 4.18(d)所示,N-MAC 在 210 nm 以及 279 nm 处分别对应着不饱和羰基(C =C—C =O)的 $\pi \rightarrow \pi^{*}$ 与 $n \rightarrow \pi^{*}$ 电子迁移。N-MAC 中由于引入甲基丙烯酰胺基团,破坏了壳聚糖中的部分氢键作用(图 4.20(b)),必然造成结晶度下降,因此在 XRD 中,N-MAC 在 $2\theta =$ 11.5°峰消失,$2\theta=21.1°$的峰值明显降低。取代度是决定水溶性与 UV 交联能力的关键参数,通过调节加料比例可方便地调节取代度。甲基丙烯酸

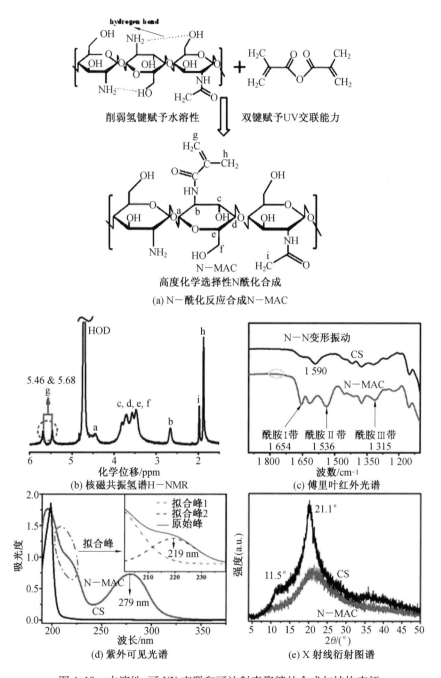

(a) N－酰化反应合成 N－MAC

(b) 核磁共振氢谱 H－NMR

(c) 傅里叶红外光谱

(d) 紫外可见光谱

(e) X 射线衍射图谱

图 4.18　水溶性、可 UV 交联和可注射壳聚糖的合成与结构表征

酐与壳聚糖氨基比例 0.5,1, 2 和 4 分别对应着取代度 10.9%, 19.9%, 25.8% 和 28.4%。而 N-MAC 在中性介质的溶解性是随着取代度的提高而提高(8.6~27.6 mg/mL)(图 4.19),提高了近 2.2 倍。在 XRD 中, N-MAC 在 $2\theta=11.5°$ 峰消失,$2\theta=21.1°$ 的峰值明显降低。

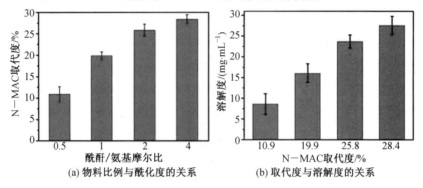

(a) 物料比例与酰化度的关系　　(b) 取代度与溶解度的关系

图 4.19　N-MAC 壳聚糖溶解性

4.4.3　UV 交联且可注射壳聚糖的细胞相容性

甲基丙烯酰胺基团的引入可以显著降低壳聚糖的分子间作用力,削弱氢键作用因而增加在中性水介质的水溶性,为之后的包覆生物活性因子以及细胞提供了可能性。配制不同取代度的 N-MAC 预聚物,UV 辐照 30 s 后,研究不同的取代度对其水凝胶的溶胀性能的影响(图 4.19(c)):取代度越高,壳聚糖上的双键密度越高,其他条件相同,其水凝胶的交联密度越大,凝胶网络越密实,孔径越小,因而水溶胀率越小,平衡溶胀率越小。由于可快速 UV 交联,N-MAC 可作为可注射水凝胶使用。

N-MAC 凝胶可以作为模拟体内细胞环境材料使用,因此毒性测试至关重要。通过检测 N-MAC 预聚物毒性得知(图 4.20(a)):质量浓度为 167~670 μg/mL 的 N-MAC 预聚物溶液处理的 NIH/3T3 细胞 36 h 活性都在 80% 以上,证明该预聚物对细胞没有明显的负效应。N-MAC 凝胶对包覆于其内的 NIH/3T3 细胞还有一定的增殖作用(图 4.20(b)),其中在质量浓度为 167 μg/mL 时可以接近 TCP 板的增殖效率。而将细胞包覆凝胶中,制备出同心环状细胞 N-MAC 凝胶,可以很明显地看出整体细胞呈现同心环状(图 4.20(c)),而该凝胶可以使用简单的处理就能得到单独存在的图案画 3D 细胞“积木”。在此基础上培养该图案化细胞簇可赋予一定的生理功能,进而可组装成为多功能用途的 3D 微组织块。用 Live/Dead 染色定量判断包覆其中的细胞在 36 h 后还能达到(96.3±1.3)%,体现了良好的细胞相容性。此外,图案化细胞负载微凝胶可以通过简单的力学剥离得到单独个体的图案化细胞负载微凝胶,可以作为构建细胞簇的结构单元(图4.20(d))。

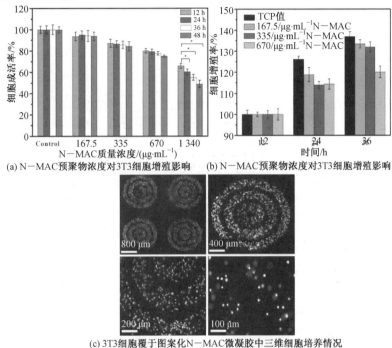

(a) N-MAC预聚物浓度对3T3细胞增殖影响　(b) N-MAC预聚物浓度对3T3细胞增殖影响

(c) 3T3细胞覆于图案化N-MAC微凝胶中三维细胞培养情况

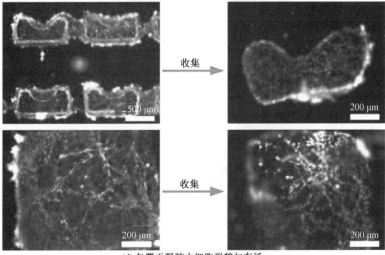

(d) 包覆于凝胶内细胞形貌与存活

图4.20　N-MAC预聚物以及图案化微凝胶的细胞活性以及3D培养

4.4.4　UV交联且可注射壳聚糖的组织相容性

将UV交联可注射N-MAC注射到小鼠皮下,透皮UV辐照30 s,可原位皮下形成壳聚糖水凝胶(图4.21(a)(b))。UV辐照后小鼠的皮下各部位组织苏木精-伊红染色结果,UV辐照度在10 mW/cm^{2}的表皮层、毛囊以

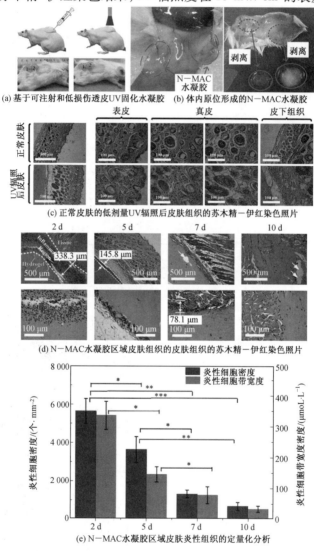

(a) 基于可注射和低损伤透皮UV固化水凝胶　(b) 体内原位形成的N-MAC水凝胶

(c) 正常皮肤的低剂量UV辐照后皮肤组织的苏木精-伊红染色照片

(d) N-MAC水凝胶区域皮肤组织的皮肤组织的苏木精-伊红染色照片

(e) N-MAC水凝胶区域皮肤炎性组织的定量化分析

图4.21　通过可穿透皮肤的UV交联策略透皮固化N-MAC水凝
　　　　胶以及体内相容性评价

及皮下肌肉层均无辐照损伤,与正常鼠皮结构无差别(图4.21(c))。此外,还研究了不同时间下(2 d,5 d,7 d,10 d)的凝胶对于皮肤组织学分析,随着体内时间的增加,炎症反应(嗜中性粒细胞密度与炎症区域面积)明显减轻,并且伴随水凝胶有部分的降解行为发生(图4.21(d)(e))。此外,通过原位掺杂羟基磷灰石可实现体内 X 光可视化凝胶(图4.22(a)),重要的是赋予壳聚糖的骨诱导能力,为未来异位成骨提供了基础。最后,通过牛血清白蛋白(BSA)作为模型药物负载于凝胶中,研究其释放行为得出:大分子类蛋白类药物可在 N−MAC 水凝胶内实现可持续性释放(16 d 释放总量的70%)(图4.22(b)),且没有明显突释行为,未来可实现体内药物的长效可持续性释放。

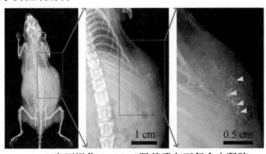

(a) X光可视化N−MAC羟基磷灰石复合水凝胶

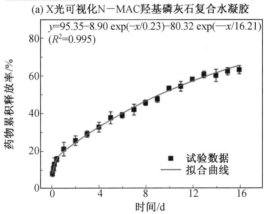

$y=95.35-8.90\exp(-x/0.23)-80.32\exp(-x/16.21)$
$(R^2=0.995)$

(b) 负载BSA的N−MAC体内原位凝胶的药物释放曲线

图4.22 基于可注射 N−MAC 水凝胶的 X 光可视化及 BSA 累积释放曲线

UV 交联水凝胶具有凝胶速度快、可控时空分布结构和体内原位凝胶的特点,因此在组织工程、药物释放和再生医学领域有潜在的应用。针对戊二醛化学交联壳聚糖水凝胶无法原位包裹细胞、β-甘油磷酸钠物理交联壳聚糖水凝胶凝胶速度慢的问题,基于壳聚糖与甲基丙烯酸酐之间的一步酰化反应设计合成了水溶、UV 交联且可注射壳聚糖（N-MAC），解析了N-MAC的化学结构，表征了 N-MAC 的水溶性、可注射能力和细胞与组织相容性。利用 UV 光刻技术和透皮 UV 固化技术分别构建了可原位包裹细胞的图案化微尺度水凝胶和 X 光可视化的可注射 N-NAC/羟基磷灰石复合水凝胶，为可注射壳聚糖水凝胶应用于骨组织工程和局部药物控制释放奠定基础。N-MAC 水凝胶解决了壳聚糖无法溶于水、无法 UV 交联和无法原位包裹细胞的问题，是一种新型壳聚糖可注射水凝胶。

参 考 文 献

［1］ PETIT-ZEMAN S. Regenerative medicine［J］. Nat Biotechnol. , 2001, 19（3）: 201-206.

［2］ ROSALES A M, ANSETH K S. The design of reversible hydrogels to capture extracellular matrix dynamics［J］. Nature Reviews Materials, 2016（1）:15012.

［3］ SELIKTAR D. Designing cell-compatible hydrogels for biomedical applications［J］. Science, 2012, 336（6085）: 1124-1128.

［4］ HOFFMAN A S. Hydrogels for biomedical applications［J］. Advanced Drug Delivery Reviews, 2002, 54（1）: 3-12.

［5］ GU B, SUN X, PAPADIMITRAKOPOULOS F, et al. Seeing is believing, PLGA microsphere degradation revealed in PLGA microsphere/PVA hydrogel composites［J］. Journal of Controlled Release, 2016, 228:170-178.

［6］ PEPPAS N A, HILT J Z, KHADEMHOSSEINI A, et al. Hydrogels in biology and medicine: from molecular principles to bionanotechnology［J］. Advanced Materials, 2006, 18（11）: 1345-1360.

［7］ JEONG B, KIM S W, BAE Y H. Thermosensitive sol-gel reversible hydrogels［J］. Advanced Drug Delivery Reviews, 2012, 64:154-162.

［8］ SHU X Z, ZHU K J. Controlled drug release properties of ionically cross-linked chitosan beads: the influence of anion structure［J］. International Journal of Pharmaceutics, 2002, 233（1-2）: 217-225.

［9］ LADET S, DAVID L, DOMARD A. Multi-membrane hydrogels［J］. Nature, 2008, 452（7183）: 76-76.

［10］ RICHARDSON T P, PETERS M C, ENNETT A B, et al. Polymeric system for dual growth factor delivery[J]. Nat Biotechnol, 2001, 19(11): 1029-1034.

[11] CHEN R R, SILVA E A, YUEN W W, et al. Integrated approach to designing growth factor delivery systems[J]. Faseb Journal, 2007, 21 (14): 3896-3903.

[12] YOO H S. Photo-cross-linkable and thermo-responsive hydrogels containing chitosan and pluronic for sustained release of human growth hormone (hGH)[J]. Journal of Biomaterials Science-Polymer Edition, 2007, 18(11): 1429-1441.

[13] SHE Z D, JIN C R, HUANG Z, et al. Silk fibroin/chitosan scaffold: preparation, characterization, and culture with HepG2 cell[J]. Journal of Materials Science-Materials in Medicine, 2008, 19(12): 3545-3553.

[14] JIN R, TEIXEIRA L S M, DIJKSTRA P J, et al. Injectable chitosan-based hydrogels for cartilage tissue engineering[J]. Biomaterials, 2009, 30(13): 2544-2551.

[15] TAN H P, CHU C R, PAYNE K A, et al. Injectable in situ forming biodegradable chitosan-hyaluronic acid based hydrogels for cartilage tissue engineering[J]. Biomaterials, 2009, 30(13): 2499-2506.

[16] MA G P, ZHANG X D, HAN J, et al. Photo-polymeriable chitosan derivative prepared by michael reaction of chitosan and polyethylene glycol diacrylate (PEGDA)[J]. International Journal of Biological Macromolecules, 2009, 45(5): 499-503.

[17] ZHOU Y S, MA G P, SHI S Q, et al. Photopolymerized water-soluble chitosan-based hydrogel as potential use in tissue engineering[J]. International Journal of Biological Macromolecules, 2011, 48(3): 408-413.

[18] VALMIKINATHAN C M, MUKHATYAR V J, JAIN A, et al. Photocrosslinkable chitosan based hydrogels for neural tissue engineering [J]. Soft Matter, 2012, 8(6): 1964-1976.

[19] MONIER M, WEI Y, SARHAN A A, et al. Synthesis and characterization of photo-crosslinkable hydrogel membranes based on modified chitosan[J]. Polymer, 2010, 51(5): 1002-1009.

[20] WRIGHT P C, QIN H, CHOI M M, et al. Carbon nanodots interference with lactate dehydrogenase assay in human monocyte THP-1 cells[J]. Springerplus, 2014(3):615.

[21] YU L M Y, KAZAZIAN K, SHOICHET M S. Peptide surface modification of methacrylamide chitosan for neural tissue engineering applications [J]. Journal of Biomedical Materials Research Part A, 2007, 82A(1): 243-255.

[22] LOESSNER D, MEINERT C, KAEMMERER E, et al. Functionalization, preparation and use of cell-laden gelatin methacryloyl-based hydrogels as modular tissue culture platforms[J]. Nature Protocols, 2016, 11 (4): 727-746.

[23] ONE K, SAITO Y, YURA H, et al. Photocrosslinkable chitosan as a biological adhesive[J]. Journal of Biomedical Materials Research, 2000, 49 (2): 289-295.

[24] LEE J I, KIM H S, YOO H S. DNA nanogels composed of chitosan and pluronic with thermo-sensitive and photo-crosslinking properties [J]. International Journal of Pharmaceutics, 2009, 373(1-2): 93-99.

[25] HOTTA R, CHENG L S, GRAHAM H K, et al. Delivery of enteric neural progenitors with 5-HT 4 agonist-loaded nanoparticles and thermosensitive hydrogel enhances cell proliferation and differentiation following transplantation in vivo[J]. Biomaterials, 2016, 88:1-11.

[26] ZHAO S P, LI L Y, CAO M J, et al. pH- and thermo-sensitive semi-IPN hydrogels composed of chitosan, N-isopropylacrylamide, and poly(ethylene glycol)-co-poly(epsilon-caprolactone) macromer for drug delivery [J]. Polymer Bulletin, 2011, 66(8): 1075-1087.

[27] RODKATE N, WICHAI U, BOONTHA B, et al. Semi-interpenetrating polymer network hydrogels between polydimethylsiloxane/polyethylene glycol and chitosan [J]. Carbohydrate Polymers, 2010, 81(3): 617-625.

[28] HAN J, WANG K M, YANG D Z, et al. Photopolymerization of methacrylated chitosan/PNIPAAm hybrid dual-sensitive hydrogels as carrier for drug delivery [J]. International Journal of Biological Macromolecules, 2009, 44(3): 229-235.

[29] SUN J G, TANG J, DING J D. Cell orientation on a stripe-micropatterned surface [J]. Chinese Science Bulletin, 2009, 54(18): 3154-3159.

[30] GONZ LEZ S, MEI H, NAKATSU M N, et al. A 3D culture system

enhances the ability of human bone marrow stromal cells to support the growth of limbal stem/progenitor cells[J]. Stem Cell Research, 2016, 16(2): 358-364.

[31] TSANG V L, CHEN A A, CHO L M, et al. Fabrication of 3D hepatic tissues by additive photopatterning of cellular hydrogels[J]. Faseb Journal, 2007, 21(3): 790-801.

[32] AUBIN H, NICHOL J W, HUTSON C B, et al. Directed 3D cell alignment and elongation in microengineered hydrogels [J]. Biomaterials, 2010, 31(27): 6941-6951.

[33] HAHN M S, MILLER J S, WEST J L. Three-dimensional biochemical and biomechanical patterning of hydrogels for guiding cell behavior[J]. Advanced Materials, 2006, 18(20): 2679-2684.

[34] BAJAJ P, MARCHWIANY D, DUARTE C, et al. Patterned three-dimensional encapsulation of embryonic stem cells using dielectrophoresis and stereolithography[J]. Advanced Healthcare Materials, 2013, 2(3): 450-458.

[35] FUKUDA J, KHADEMHOSSEINI A, YEO Y, et al. Micromolding of photocrosslinkable chitosan hydrogel for spheroid microarray and co-cultures[J]. Biomaterials, 2006, 27(30): 5259-5267.

[36] KHADEMHOSSEINI A, ENG G, YEH J, et al. Micromolding of photocrosslinkable hyaluronic acid for cell encapsulation and entrapment [J]. Journal of Biomedical Materials Research Part A, 2006, 79A(3): 522-532.

[37] SUN G, ZHANG X, SHEN Y I, et al. Dextran hydrogel scaffolds enhance angiogenic responses and promote complete skin regeneration during burn wound healing[J]. Proc. Natl. Acad. Sci. USA, 2011, 108(52): 20976-20981.

[38] DONG Y X, HASSAN W U, KENNEDY R, et al. Performance of an in situ formed bioactive hydrogel dressing from a PEG-based hyperbranched multifunctional copolymer[J]. Acta Biomaterialia, 2014, 10(5): 2076-2085.

[39] NOTODIHARDJO P V, MORIMOTO N, KAKUDO N, et al. Gelatin hydrogel impregnated with platelet-rich plasma releasate promotes angiogenesis and wound healing in murine model[J]. J. Artif Organs, 2014, 18

（1）: 64-71 .

[40] OBARA K, ISHIHARA M, ISHIZUKA T, et al. Photocrosslinkable chitosan hydrogel containing fibroblast growth factor-2 stimulates wound healing in healing-impaired db/db mice [J]. Biomaterials, 2003, 24 (20): 3437-3444.

[41] TSAI W B, CHEN Y R, LIU H L, et al. Fabrication of UV-crosslinked chitosan scaffolds with conjugation of RGD peptides for bone tissue engineering[J]. Carbohydrate Polymers, 2011, 85(1): 129-137.

[42] KIM K I, LEE J W, ITO Y, et al. Preparation of photo-reactive azidophenyl chitosan derivative for immobilization of growth factors[J]. Journal of Applied Polymer Science, 2010, 117(5): 3029-3037.

[43] YEO Y, GENG W L, ITO T, et al. Photocrosslinkable hydrogel for myocyte cell culture and injection [J]. Journal of Biomedical Materials Research Part B-Applied Biomaterials, 2007, 81(2): 312-322.

[44] NOCHI T, YUKI Y, TAKAHASHI H, et al. Nanogel antigenic protein-delivery system for adjuvant-free intranasal vaccines[J]. Nature Materials, 2010, 9(7): 572-578.

[45] LI B Q, JIA D C, ZHOU Y, et al. In situ hybridization to chitosan/magnetite nanocomposite induced by the magnetic field[J]. Journal of Magnetism and Magnetic Materials, 2006, 306(2): 223-227.

[46] WANG Y L, LI B Q, ZHOU Y, et al. In situ mineralization of magnetite nanoparticles in chitosan hydrogel [J]. Nanoscale Research Letters, 2009, 4(9): 1041-1046.

[47] WANG Y L, LI B Q, ZHOU Y, et al. New generation of chitosan-(acrylic acid)-magnetite nanospheres: synthesis, characterization and cell viability test in vitro[J]. Journal of Controlled Release, 2011, 152:245-246.

[48] XU F, WU C A M, RENGARAJAN V, et al. Three-dimensional magnetic assembly of microscale hydrogels[J]. Advanced Materials, 2011, 23 (37): 4254-4260.

[49] SATARKAR N S, HILT J Z. Magnetic hydrogel nanocomposites for remote controlled pulsatile drug release [J]. Journal of Controlled Release, 2008, 130(3): 246-251.

[50] HOARE T, SANTAMARIA J, GOYA G F, et al. A magnetically trig-

gered composite membrane for on-demand drug delivery[J]. Nano Letters, 2009, 9(10): 3651-3657.

[51] LOTFI M, BAGHERZADEH R, NADERI-MESHKIN H, et al. Hybrid chitosan-glycerol phosphate-gelatin nano-/micro fibrous scaffolds with suitable mechanical and biological properties for tissue engineering[J]. Biopolymers, 2016, 105(3): 163-175.

[52] BHATTARAI N, RAMAY H R, GUNN J, et al. PEG-grafted chitosan as an injectable thermosensitive hydrogel for sustained protein release[J]. Journal of Controlled Release, 2005, 103(3): 609-624.

[53] OTHMAN M B H, KHAN A, AHMAD Z, et al. Kinetic investigation and lifetime prediction of CS-NIPAM-MBA-based thermo-responsive hydrogels[J]. Carbohydrate Polymers, 2016, 136:1182-1193.

[54] CHEN J P, CHENG T H. Thermo-responsive chitosan-graft-poly(N-isopropylacrylamide) injectable hydrogel for cultivation of chondrocytes and meniscus cells[J]. Macromolecular Bioscience, 2006, 6(12): 1026-1039.

[55] GAHARWAR A K, DAMMU S A, CANTER J M, et al. Highly extensible, tough, and elastomeric nanocomposite hydrogels from poly(ethylene glycol) and hydroxyapatite nanoparticles[J]. Biomacromolecules, 2011, 12(5): 1641-1650.

[56] XIE Z, WANG F, LIU C Y. Organic-inorganic hybrid functional carbon dot gel glasses[J]. Advanced Materials, 2012, 24(13): 1716-1721.

[57] CHENG H H, ZHAO Y, FAN Y Q, et al. Graphene-quantum-dot assembled nanotubes: a new platform for efficient raman enhancement[J]. ACS Nano, 2012, 6(3): 2237-2244.

[58] WANG X, CAO L, YANG S T, et al. Bandgap-like strong fluorescence in functionalized carbon nanoparticles[J]. Angewandte Chemie-International Edition, 2010, 49(31): 5310-5314.

[59] WANG Y, KALYTCHUK S, ZHANG Y, et al. Thickness-dependent full-color emission tunability in a flexible carbon dot ionogel[J]. Journal of Physical Chemistry Letters, 2014, 5(8): 1412-1420.

[60] KONDO S, MIURA T. Reaction-diffusion model as a framework for understanding biological pattern formation [J]. Science, 2010, 329 (5999): 1616-1620.

［61］TAMBE D T, HARDIN C C, ANGELINI T E, et al. Collective cell guidance by cooperative intercellular forces［J］. Nature Materials, 2011, 10(6): 469-475.

［62］LI B Q, WANG L, XU F, et al. Hydrosoluble, UV-crosslinkable and injectable chitosan for patterned cell-laden microgel and rapid transdermal curing hydrogel in vivo［J］. Acta Biomaterialia, 2015, 22:59-69.

第5章 壳聚糖/羟基磷灰石仿生骨材料

5.1 骨与壳聚糖/羟基磷灰石骨材料

35亿年的生命演化过程优化了生物体的宏观与微观结构、形态和功能,是取之不竭的知识宝库。仿生就是学习和研究自然界生物的内在规律,并从中获得解决问题的方法。骨是由有序排列的胶原纤维和取向的纳米羟基磷灰石形成的有生命的复合材料,骨材料的复杂多级结构使其既具有羟基磷灰石的强度和硬度,又具有胶原的韧性。

5.1.1 骨材料

骨是生物体中有生命的坚硬组织器官,具有能再生和自我修复能力。其作用是保护内脏器官,提供肌肉附着点;参与肌体钙和磷元素的代谢。骨主要由松质骨和密质骨组成(图5.1)。松质骨分布在长骨的两端,称为骨骺。密质骨分布在长骨的中间部分,称为骨干。骨的研究方向包括骨是一个系统或是一种结构,也是一种材料。从材料观点出发,骨是一种具有生命的材料。

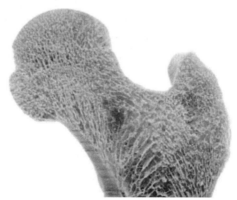

图5.1　骨组织示意图

骨是自然界中结构最复杂的生物矿化材料之一,是由有序排列的胶原、取向的羟基磷灰石和水组成的复合材料,且其含量比例随着生物体年

龄而变化。对于成年骨的组成如下:

干骨:Ⅰ型胶原(质量分数为35%)和羟基磷灰石(质量分数为65%)。

湿骨:Ⅰ型胶原(质量分数为25%)、羟基磷灰石(质量分数为65%)和水(质量分数为10%)。

1. 具有有序排列和螺旋结构胶原

骨中有机质主要包括3种骨细胞(成骨细胞、破骨细胞和骨细胞),其中Ⅰ型胶原占骨中有机物质量分数为93%。胶原为纤维性蛋白,由3条多肽链扭曲,呈螺旋状结构聚集而成,并相互错开1/4的阵列排列(图5.2)。

2. 取向排列的羟基磷灰石

骨中羟基磷灰石呈片状,厚度为4.0~7.5 nm,长度40~200 nm,位于胶原分子间的空隙内,且晶体 c 轴平行于胶原纤维(图5.2)。骨中羟基磷灰石的结晶度为33%~37%。

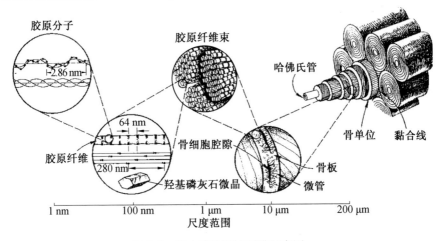

图5.2 骨中矿化胶原纤维示意图

3. 骨内的水

水在骨中的状态可分为游离水和结合水。钙化前的类骨组织含有大量游离水,其功能是转运离子。与胶原纤维形成氢键结合或成为羟基磷灰石内的水称为结合水,其功能是增加骨的柔韧性。

4. 骨形态发生蛋白(bone morphogenetic protein,BMP)

骨形态发生蛋白是一种与骨细胞分化有关的糖蛋白。BMP启动于骨形成的开始阶段。无论在离体或活体状态,BMP都作用于形态上非特异的间充质细胞,并与骨生长因子有协同作用。BMP的主要作用是使血管周围的间充质细胞分化为骨和软骨,具有促进骨形成的能力[1,2]。

5. 骨胶原纤维

骨胶原纤维的抗压性较差,羟基磷灰石脆性大,但二者在生物体的装配下形成高强度的骨材料,而且骨中的水分使骨具有黏弹性[3]。

5.1.2 骨的多级结构与性能

从化学组成上分析,骨被简化为一种纳米羟基磷灰石颗粒填充胶原基质的复合材料。但任何结构的骨,以任何结合方式,其构造和综合性能都优于人工合成的纳米羟基磷灰石/胶原复合材料。原因在于骨具有复杂的多级结构。

骨的多级结构从低级到高级依次为:编织骨(woven bone)、初级骨(primary bone)和哈佛氏系统(haversian system)。

编织骨是原始骨质,矿物质含量较低,其中的胶原纤维随机排列。

初级骨是编织骨在被板层骨替代过程的一种过渡形式。初级板层骨在整个的内层或外层呈现环形致密排列,并具有部分血管腔。初级板层骨具有较高的力学强度。初级骨单位是板层骨围绕血管呈规则的环形排列。

哈佛氏系统以骨胶原纤维束高度有规律排列成层为特征,它与无机盐和有机质结合紧密共同构成骨板[4](图 5.3)。同一层板骨内的纤维大多是相互平行,相邻两层骨板中的纤维层的方向成交叉状。板骨厚度一般为 $3 \sim 7~\mu m$。板骨中胶原纤维与哈佛氏系统的长轴呈斜向螺旋交叉排列。哈佛氏系统是骨承载的最小结构单元,并具有仿树木年轮结构(图 5.3),这是骨具有优异力学性能的原因之一。

密质骨和松质骨是骨在最高层次的分类,其结构区别可以用肉眼分辨。以长骨为例,密质骨分布在骨干,结构单位是哈佛氏系统(图 5.4),具有致密的结构。松质骨分布在骨骺端,结构单位是三维骨小梁框架,具有高孔隙率。

表5.1 为骨组织的力学性能。密质骨的弯曲强度为 $110 \sim 200~MPa$,模量为 $10 \sim 20~GPa$,泊松比(Poisson's ratio)为 $0.08 \sim 0.45$;松质骨的弯曲强度一般在 20 MPa 左右,模量为 2 GPa 左右[5,6]。单个骨单位是一个紧密黏结的受力体,是由层层叠加的同心圆柱形骨板围绕着哈佛氏管组成的中空圆柱体。圆柱形骨单位的尺寸为 $180 \sim 200~\mu m$,且包含哈佛氏管与哈佛氏骨板。因此,单个骨单位结构是一个与树木年轮结构类似的层层叠套的同心圆柱体,每个圆柱壳之间是牢固的黏结。

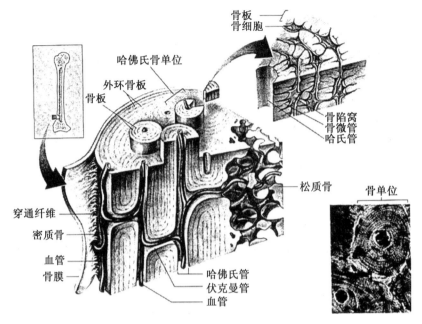

图 5.3　密质骨示意图

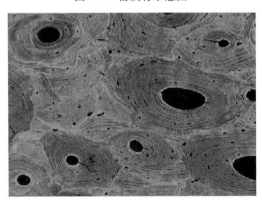

图 5.4　骨组织中具有同心层状的哈佛式系统

表 5.1　骨组织的力学性能

骨	强度/MPa	模量/GPa	密度/($g \cdot cm^{-3}$)
密质骨	148	17	1.8～2.0
松质骨	20	1.8	—

　　Wolff 提出一个重要假说,即沃尔夫定律。他认为"骨在其功能需要的地方生长,在不需要的地方吸收"。骨功能适应性原理说明骨的变化与其

承受的应力有密切的关系,也是导致骨具有不规则形状的重要原因。骨的生长、吸收、重建和消亡都与骨所受的外力刺激有关[7]。骨的功能适应性原则,即骨进化的趋势是用最小的质量承受最大的外部应力。以此原理为基础发展出康复医学,特别是在骨折修复阶段,适当的外力刺激骨折部位有助于骨组织生长[8-10]。

5.1.3 骨的塑建与重建

成骨细胞呈方块状,尺寸为 $20 \sim 30 \ \mu m$。成骨细胞由原骨细胞分化而来,主要功能是合成并分泌骨有机基质,参与骨钙化过程。

破骨细胞的尺寸为 $20 \sim 100 \ \mu m$,当骨吸收或分解时出现在骨小梁旁边,其胞浆呈现嗜碱性,且含有酸性磷酸酶。破骨细胞的主要功能是参与骨吸收。

骨细胞呈扁圆形,具有很多突起,多位于骨陷窝内,被钙化骨基质包围。骨细胞向四周伸出许多突起进入骨小管内,便于在骨内与血液之间交换离子和营养,调控其周围环境的无机物含量。骨细胞主要功能转化为适应功能的细胞。

骨是一种活的生物材料,它在人的生长发育和骨病康复过程中不是一成不变的,而是不断的塑建与重建。骨正是通过塑建与重建以适应变化的力学环境,以便更好地调整其功能适应性。

骨塑建是指引起骨的几何形状、大小及所含骨量改变,并塑造成一定外观形态和内外直径的骨活动。该活动一直存在到骨成熟为止。骨塑建过程包括初级骨化中心的成骨活动从骨干中部逐渐向两端推移,骨的长度逐渐增加;皮质骨不断在骨外膜沉积,同时骨内膜发生骨吸收,使骨干的直径增大。

骨重建是指骨骼成熟后,在生命活动中一直存在骨的不断更新和改造。该过程包括骨吸收、骨形成和静止期。骨重建的过程是先由破骨细胞侵蚀为一个腔隙,随后成骨细胞填充类骨质,进而矿化成骨。

骨塑建与骨重建的不同之处在于骨塑建是构建骨的形状、大小和骨含量,而骨重建是骨的转换,不能改变骨的形状和骨含量。骨塑建的破骨和成骨活动在骨成熟后即停止。骨重建则是只要有生命活动就存在的骨转换的过程[11]。

骨骼在异常外力作用下出现裂纹、折断或破碎的现象称为骨折。交通事故、劳动工伤或意外伤害是造成骨折的主要原因。骨骼的弯曲破坏多发于细长骨(如肋骨、四肢骨中的长骨)受侧向应力。

正常情况下,骨折愈合包括以下 4 个阶段:

(1)血肿形成。骨折后血管破裂出血形成血肿。

(2)血肿机化。血凝结后血肿附近间质细胞加速分裂,血管中渗出纤维蛋白原,形成纤维网结构,此时伤口不能承受任何外力。

(3)原始骨痂形成。2～3 周时,断骨周围出现大量骨细胞并形成原始骨痂。在断骨周围形成外骨痂,在断骨与骨髓之间形成内骨痂。内、外骨痂之间形成软骨,进而经过矿化构成骨小梁,形成中间骨痂。

(4)新骨生成。8～10 周时,骨小梁逐渐被破骨细胞吸收,成骨细胞不断制造纤维和沉积钙盐,矿化成正常骨组织;内、外骨痂和中间骨痂合并形成整体骨组织。此时伤口可以承受一定的外力。

当骨组织因为创伤、感染、肿瘤及发育异常等原因实施外科手术剔除病变骨组织后造成大块骨缺损时,仅仅依靠骨自身的修复能力无法愈合,必须进行骨移植手术将合适的骨材料填充缺损部位,以便于新骨生长。否则,纤维组织会填充缺损位置,阻止缺损部位的新骨形成,造成骨不连。移植骨的来源有自体骨、异体骨和人工骨材料。最理想的骨修复材料是自体骨,自体骨移植是把骨从人体某一部位(如骨盆、肋骨等)取出后再移植到待修复部位。它是以牺牲健康组织为代价的"以伤治伤"方法,治疗效果令人满意,但存在供体有限且需要二次手术取骨给患者带来更多痛苦的问题。

异体骨移植虽然不需要二次手术且具有自体骨的一些优点,但也存在诸多问题,如存在免疫排斥反应、带有潜在的 HIV 病毒或肝炎病毒等病原体。异体骨移植在消毒处理后会失去强度、生长因子,而且在制样、处理和存储成本很高。因此,人工骨材料是最后一个选择,即发展以生物材料为基础的人工骨材料。

5.1.4　壳聚糖结构与性能

生物材料是指用于和生物活体系统接触或结合,以诊断、治疗或替换机体中的组织、器官或增进其功能的材料。生物材料是材料学中的一个重要分支,也是一门多学科(材料学、医学、生物学、工程学、化学)交叉、渗透、综合的学科。生物材料是研究材料的组成、结构、性能与制备之间相互关系的科学,其主要目的是在分析天然生物材料微组装、功能及形成机理的基础上发展用于人体组织器官修复与替代的材料。生物材料的主要研究内容有生物过程中形成的分级结构,生物矿化原理,生物相容性机理和生物材料的自组装、自愈合原理。

从材料化学组分划分如下：

(1)无机生物材料,也称生物陶瓷如生物玻璃、羟基磷灰石、氧化铝、氧化锆、磷酸钙、碳酸钙、炭纤维材料等。

(2)金属及合金生物材料,主要有不锈钢、钴基金属、钛及钛合金。

(3)高分子生物材料,主要有天然高分子(胶原、聚氨基酸、蛋白质、壳聚糖)和合成高分子(生物惰性高分子(如高分子量聚乙烯、聚四氟乙烯、聚甲基丙烯酸甲酯)和生物可降解高分子(如聚乳酸、聚丙交酯、聚乙二醇、聚乙烯醇))。

(4)复合生物材料,由两种或多种不同种类的生物材料通过物理、化学等工艺复合的生物材料。

(5)杂化生物材料,生物材料与生物活性分子、细胞或活体组织在表面或内部构成具有一定生物功能的材料,如材料表面肝素化改性以提高其抗凝血性,材料表面修饰生物识别的多肽分子提高目标细胞的黏附性,材料与具有骨诱导性的物质或生长因子(BMP)复合提高骨细胞黏附、增殖和分化的能力。

壳聚糖(Chitosan,CS)是由甲壳素部分脱乙酰化得到的。甲壳素主要存在于海洋生物的甲壳中。制备壳聚糖的过程为:将海洋生物的甲壳经过稀酸脱除碳酸钙,稀碱脱去蛋白质,质量分数为 0.5% 高锰酸钾溶液或草酸等脱色得到甲壳素,再将甲壳素在热的浓碱溶液(质量分数为 40% ~ 50%)中脱乙酰基,最后得到壳聚糖(图 5.5)。由于存在分子间强烈的氢键作用(主要是 C_3 上羟基 O_3 与相邻环上 O_5 形成氢键,如图 5.6 所示)导致壳聚糖不溶于通常的有机溶剂和水,而且加热不熔化,高温直接炭化。这给壳聚糖的成型加工带来困难,也限制其广泛应用。壳聚糖仅仅溶于稀有机酸溶液,特别是稀乙酸溶液。壳聚糖侧链上氨基被质子化后破坏了壳聚糖分子间的氢键,故壳聚糖能在稀乙酸中溶解。

在稀的壳聚糖乙酸溶液(低于 0.5 g/L)中,壳聚糖分子链上的氨基质子化程度高,分子内带电基团之间存在静电排斥,使壳聚糖分子形成舒展的链构象。当壳聚糖浓度增加,壳聚糖分子链之间间距缩短,带电分子链之间静电排斥作用增加,加上乙酰基之间形成疏水相互作用和氢键作用[12],壳聚糖分子链构象发生卷曲,形成无规线团。当壳聚糖质量浓度继续增加(1.0 g/L),线团将趋于紧密,壳聚糖溶液形成非均相体系,某些微区形成疏水区。当壳聚糖质量浓度大于 1.0 g/L 时,线团之间将出现相互缠结。本章中所用的质量分数为 4% 的壳聚糖溶液的质量浓度约为 40.0 g/L。

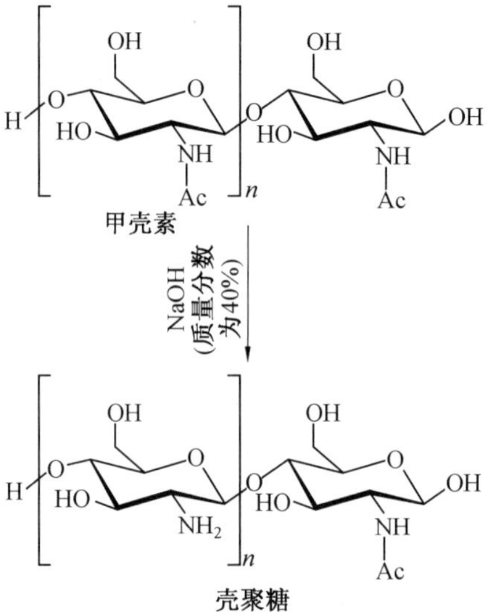

图 5.5　甲壳素脱乙酰化制备壳聚糖

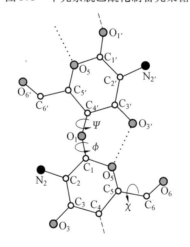

图 5.6　壳聚糖分子结构式

　　壳聚糖脱乙酰度为壳聚糖分子中,脱去乙酰基的链节数占所有链节数的百分比。壳聚糖脱乙酰度 (Deacetylation of Degree, D.D) 直接决定其分子链上氨基 (NH_2) 含量的多少,也影响着壳聚糖的溶解性能,如在脱乙酰度为 50% 时,壳聚糖在稀酸中的溶解性为最佳。D.D 值不同必将影响壳聚糖稀酸溶液中带电基团和聚电解质电荷密度。壳聚糖脱乙酰度通常采用 IR[13]、NMR[14] 或滴定法等方法确定。本章中所用壳聚糖的脱乙酰度为 91%,是通过酸碱滴定法,用甲基橙–苯胺兰混合溶液做指示剂测定的数据。

　　根据脱乙酰度不同,壳聚糖的 pK_a 值在 6.5～7.3 之间,在壳聚糖中氨基被质子化后,壳聚糖溶液行为表现为弱的聚阳离子电解质。然而,加入盐类可以屏蔽质子化氨基之间的静电排斥作用,可使之沉析[15]。在高脱乙酰度情况下(大于80%),质子化的氨基之间的静电排斥相互作用占主导地位,这使壳聚糖分子链呈现舒展状态;随着环境的变化,壳聚糖分子链会有聚集的趋势(产生聚集的质量浓度大约为 1 g/L),这是因为残余的乙酰基之间形成疏水相互作用和氢键作用;在低脱乙酰度情况下小于50%,乙酰基之间形成疏水相互作用和氢键作用占主导地位[16]。

　　(1)壳聚糖分子量及其分布。

　　目前测定壳聚糖相对分子质量的方法主要有 GPC 法和黏度法[17]。本书中壳聚糖的相对分子质量是通过黏度法测定,$M_\eta = 56.3 \times 10^4$。

　　(2)壳聚糖的化学反应。

　　壳聚糖上的氨基和羟基是具有反应活性的基团,因此可以通过化学改性使之具有新功能,如在壳聚糖分子结构进行酯化[18]以增加其溶解性(图5.7)。

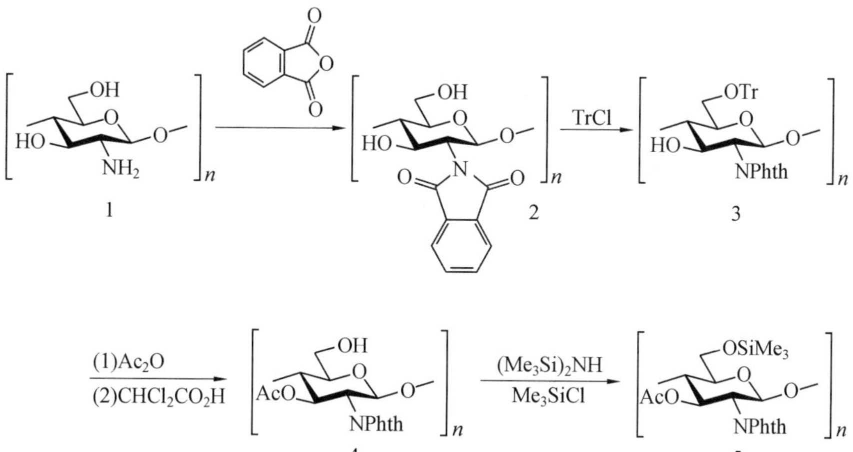

图5.7　壳聚糖中氨基与羟基的化学反应

　　(3)壳聚糖的抗菌性。

　　壳聚糖能抑制多种细菌的生长和活性,具有广谱抗菌性,能抑止一些真菌类(见表5.2)。必须指出其抗菌效果也受一些条件的影响,如壳聚糖种类、相对分子质量、浓度以及细菌培养环境等[19]。对不同细菌,抑止细菌生长所需要的壳聚糖浓度不同。抗菌机理是在酸性条件下,壳聚糖链上质子化氨基可以与带有负电荷的细菌通过静电吸引力作用,使细菌絮凝和聚沉,其细菌的生长繁殖也随之减弱;同时还使细菌细胞壁和细胞膜上负电荷分布不均,干扰细胞壁的合成,打破了在自然状态下细胞壁合成和溶解平衡,使细胞趋向溶解,细胞膜因不能承受渗透压而变形破裂。

表 5.2　壳聚糖对不同细菌的最低抑菌浓度

细菌种类	最低抑菌浓度 /(mg · L⁻¹)	细菌种类	最低抑菌浓度 /(mg · L⁻¹)
Botrytiscinerea	10	*Piriculariaoryzae*	5 000
Fusariumoxysporum	100	*Rhizoctoniasolani*	1 000
Micronectriellanivalis	10	*Trichophytonequinum*	2 500

（4）壳聚糖的生物相容性。

壳聚糖作为生物材料首先必须考察其生物相容性。Vandevord 等[20]采用冷冻干燥壳聚糖溶液法制备多孔的支架材料,然后切成边长为 1.5 cm 正方体小块在 SBF 中清洗,并植入老鼠背部和腹部。分别在 1 周、2 周、4 周、8 周、12 周时观察炎症反应,组织学评价和细胞免疫学反应。试验结果为大体观察没有炎症反应;组织学评价有嗜中性细胞聚集在支架材料周围聚集,随着植入时间增加逐渐消失;支架孔中发现胶原,说明连接组织沉积在支架材料上;支架材料有非常低的细胞免疫反应。这些都说明 CS 支架具有高的生物相容性,适合作为支架材料和植入材料。Senkoylu 等[21]用纺丝方法制备壳聚糖支架,并与新西兰白兔关节部位截取的软骨细胞培养,结果发现软骨细胞很容易与支架形成紧密结合。

（5）壳聚糖的生物可降解性。

壳聚糖降解在水介质中降解比较慢。因此,在生物体内壳聚糖主要是依靠体内环境中的酶降解[22-25],如溶菌酶、壳聚糖酶等可以很容易降解壳聚糖,降解产物为无毒的氨基葡萄糖,可被人体完全吸收。外界条件如微波辐射和 H_2O_2 等[26, 27]也可以加速壳聚糖降解。

（6）壳聚糖的生物活性。

壳聚糖对机体细胞的影响表现在 3 个方面:黏附作用、激活和促进作用及抑制作用[21]。文献报道较多的是壳聚糖的细胞黏附作用,主要是指对成骨细胞和成纤细胞的黏附作用。壳聚糖及其衍生物具有止血、止痛、抑制微生物生长、促进上皮细胞生长、促进或抑制成纤维细胞增殖、激活和趋化巨噬细胞、促进成纤维细胞迁移、诱导有序的胶原沉积和纤维排列、有利于新生组织的结构重塑和构建等活性,决定了其对创面愈合的重要价值和在创面治疗中的重大意义。壳聚糖材料在生物医学领域,如伤口愈合的敷料[28]、药物控制释放载体[29]、组织工程支架[30]和牙周组织再生膜[31]等有广泛的应用。

5.1.5 羟基磷灰石的结构与性能

1. 羟基磷灰石结构

羟基磷灰石(Hydroxyapatite,HA)分子式为 $Ca_{10}(PO_4)_6(HO)_2$,也可以认为是由 $Ca(OH)_2 \cdot 3(Ca_3(PO_4)_2)$ 组成的,$n(Ca)/n(P) = 1.67$,与自然骨中的 $n(Ca)/n(P)$ 一致。用 X 射线衍射分析发现,分别在 $2\theta = 26°,32°$,$40°$ 和 $48°$ 处有特征衍射峰(图 5.8)。

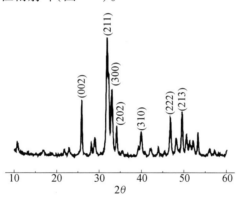

图 5.8 羟基磷灰石的 XRD 图谱

2. 湿法制备羟基磷灰石

湿法制备羟基磷灰石主要有以下两种方法:

(1)可溶性钙盐与磷酸盐的复分解反应。

$$10Ca^{2+} + 6HPO_4^{2-} + 8OH^- \longrightarrow Ca_{10}(PO_4)_6(OH)_2 \downarrow + 6H_2O \quad (5.1)$$

在碱性环境下(pH = 9 ~ 14)按化学计量比将可溶性钙盐($Ca(NO_3)_2$)和磷酸盐溶液($(NH_4)_2HPO_4$)混合,再滴加氨水和 NaOH 溶液[32]。

(2)酸碱中和反应。

采用 $Ca(OH)_2$ 和 H_3PO_4 为起始原料[33],由于 $Ca(OH)_2$ 溶解度较小,生成的 HA 和悬浮液中 $Ca(OH)_2$ 溶胶混合,导致分离困难。

$$10Ca(OH)_2 + 6H_3PO_4 \longrightarrow Ca_{10}(PO_4)_6(OH)_2 \downarrow + 18H_2O \quad (5.2)$$

3. 羟基磷灰石的溶解性

$Ca(H_2PO_4)_2 \cdot H_2O$ 在水溶液中呈酸性,也是最容易溶解的磷酸钙盐,只有当 pH 小于 2.0 时存在,且当温度高于 100 ℃时脱水。当 pH = 2.0 ~

6.0 时,$CaHPO_4 \cdot 2H_2O$ 可以稳定存在,高于 80 ℃时失水生成 $CaHPO_4$。当组织发生异常矿化时组织会出现 $CaHPO_4 \cdot 2H_2O$,这也是骨矿物形成过程中过渡相。在医学上 $CaHPO_4 \cdot 2H_2O$ 作为骨水泥修复骨或龋齿缺损。$Ca_{10}(PO_4)_6(HO)_2$ 是磷酸钙盐系列中最稳定和最难溶解的。$Ca(HPO_4)_2 \cdot H_2O$ 或 $CaHPO_4 \cdot 2H_2O$ 在强碱环境中经过脱除质子和重排晶格,最终形成 $Ca_{10}(PO_4)_6(HO)_2$,因此在碱性环境中,磷酸钙盐都倾向逐渐转化为羟基磷灰石。从表 5.3 中发现,$n(Ca)/n(P)$ 值越高,磷酸钙盐晶体密度越大,同时溶解度也越小[34]。

表 5.3　系列磷酸钙盐的参数

磷酸钙盐分子式	$n(Ca)/n(P)$	密度/($g \cdot cm^{-3}$)	pK_{sp} 值
$Ca(H_2PO_4)_2 \cdot H_2O$	0.5	2.23	1.14
$CaHPO_4 \cdot 2H_2O$	1.0	2.32	6.59
$\beta-Ca_3(PO_4)_2$	1.5	3.07	28.9
$Ca_{10}(PO_4)_6(OH)_2$	1.67	3.16	116.8

4. 羟基磷灰石力学性能

羟基磷灰石的弯曲强度和模量分别为 147 MPa 和 40 ~ 117 GPa,泊松比为 0.27,$\rho = 3.2$ g/cm^3。羟基磷灰石虽然强度和硬度都比较大,但也存在脆性大、难加工成特定的或不规则的形状的问题[34]。

5. 羟基磷灰石的生物活性[35]

羟基磷灰石由于分子结构和 $n(Ca)/n(P)$ 与正常骨的无机成分非常近似,具有优异的生物相容性。大量的体外和体内试验表明,羟基磷灰石在与成骨细胞共同培养时,羟基磷灰石表面有成骨细胞聚集;植入骨缺损时,骨组织与羟基磷灰石之间无纤维组织界面;植入体内后,表面类骨磷灰石形成。许多研究表明,羟基磷灰石植入骨缺损区有较好的修复效果,这是因为羟基磷灰石以固体或离子状态广泛存在人体内,并动态参与骨组织吸收与重建和钙离子与磷离子代谢过程。因此,羟基磷灰石被广泛用作骨科或上颌面手术中修复骨缺损的人工骨材料。羟基磷灰石和磷酸钙具有传导性和骨诱导性[36]。骨传导性是指允许血管长入、细胞渗透和附着、软骨形成、组织沉积和钙化。现在普遍认为多孔双相钙磷材料具有良好的骨传导性。体内外研究表明,人类的成骨细胞可以通过内部连接通道扩散进入大孔,并在其中增殖。对孔径的要求是:成骨细胞渗透的内部连接通道最小直径为 20 μm,最有利于成骨细胞渗透的内部连接通道直径要大于

40 μm;而孔径在 150 μm 时,能为骨组织的长入提供理想场所。可见,材料内部连接通道在骨形成中起重要作用。骨诱导性是指激发未定形细胞(例如间充质细胞)定向地转化成软骨或成骨细胞。钙磷生物材料表现出骨诱导现象,除了其自身的性能外,还与钙磷材料的多孔结构有关。多孔结构有利于骨形态发生蛋白(BMPs)的聚集,进而发生骨诱导性。由于羟基磷灰石具有优异生物相容性,更具有骨诱导和骨传导性,在牙科种植体(图 5.9(a))和金属骨修复材料表面 HA 涂层(图 5.9(b))[37-41]有广泛的应用。

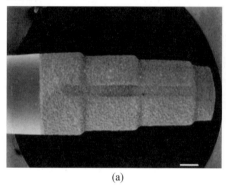
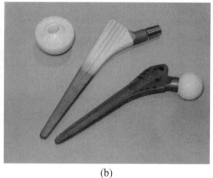

(a)   (b)

图 5.9　牙科与髋关节植入表面的羟基磷灰石图层

5.羟基磷灰石的生物可降解性

羟基磷灰石在体内能发生溶解和生物降解,释放出钙离子和磷酸根离子,参与钙、磷代谢,并在植入部位附近参与骨沉积和重建。羟基磷灰石发生降解是无生命材料向有生命的转化的必要条件,也是参与有生命组织过程的基础。材料降解有两种途径:一是通过体液降解;二是通过巨噬细胞的吞噬及其和破骨细胞的细胞外降解。戴红莲等[42]选用放射性同位素 Ca^{45} 作为示踪剂研究了磷酸钙盐在体内的代谢情况。研究指出,降解产生的一小部分钙离子可迅速进入血液中,通过血液循环分布到机体各脏器组织中进行代谢,并主要通过肝、肾从粪、尿中排泄。其余大部分的钙离子沉积于机体"钙库"(指骨组织中的稳定性钙),钙可以相对稳定地储存在骨组织中,以不溶性的骨矿盐形式存在,不参与钙的代谢,通过骨的塑建与重建进行钙循环。磷酸钙植入骨内后,巨噬细胞可向植入区聚集。因此,巨噬细胞对陶瓷的降解发挥重要作用。体外试验证明,巨噬细胞与磷酸钙陶瓷混合培养后,培养液中的钙、磷浓度明显高于单纯度磷酸钙陶瓷浸泡于培养液中浓度。SEM 观察发现,巨噬细胞伸出小的突起将材料颗粒包裹并吞噬到细胞内进而与溶酶体融合在多种水解酶作用下进行细胞内降解,在细胞内降解后产生的钙、磷可被转运到细胞外。

5.1.6 壳聚糖/羟基磷灰石仿生骨材料研究进展

壳聚糖是弱碱性多糖,其降解产物是氨基葡萄糖,可被人体完全吸收,具有促进骨细胞和成纤细胞黏附、分化和增殖的作用。羟基磷灰石是自然骨中主要的无机成分,降解后的钙离子和磷酸根离子能促进骨组织修复,具有骨传导性和诱导性。二者都具有优异的生物相容性、生物可降解性和生物活性。但壳聚糖材料存在强度低和在湿态环境下强度损失过快的问题;羟基磷灰石存在脆性大、难成型等问题。

自然骨是羟基磷灰石和胶原的纳米复合材料,但胶原本身的力学性能较差。壳聚糖分子的重复单元具有六元环的稳定结构,比较适合作为受力的材料。因此,将壳聚糖/羟基磷灰石进行复合得到既具有壳聚糖的柔性和韧性,又具有羟基磷灰石的强度和硬度的复合材料,还能把二者的生物活性综合起来,更适合作为骨组织工程支架材料或骨组织替代物。

仿生材料是指受自然界或生物的启发,进而模拟某种特性开发的材料。天然生物材料的分级结构及其功能的研究是仿生材料发展的依据。仿生材料研究是材料学的一个重要发展方向。生物是在自然界中最优秀的材料设计、制备的科学家,如珍珠和鲍鱼的贝壳,动物和人的骨骼。与人造的材料不同,生物制备材料是在细胞参与下,利用少数很简单的物质构成(诸如糖、蛋白质和水之类),在温和的条件下缓慢地合成,值得指出的是生物材料在损伤时可自发地修复。天然生物材料具有适应其环境和功能的多级结构,表现出优异的强韧、功能适应性和损伤愈合能力,是传统人工合成材料无法比拟的,但仿生材料的研究却一直没有停止,不但在学习生物体制备材料的过程,而且还采用多学科交叉的手段来实现生物条件下制备材料。从材料学的角度把仿生材料分为几大方面:成分仿生,结构仿生,过程和加工制备仿生和功能与性能仿生。从组成仿生和结构仿生思路出发,研究者提出了各种制备壳聚糖/羟基磷灰石(Chitosan/Hydroxyapatite,CS/HA)复合材料方法。

1. 共混法制备 CS/HA 复合材料

壳聚糖与羟基磷灰石复合可以发挥二者各自性能的优势,又能弥补一些各自的缺点。制备 CS/HA 复合材料最简单和直接的方法是将羟基磷灰石颗粒和壳聚糖溶液直接混合,再制备成一定的形状,因此有关这方面的研究很多。Mukherjee 等[43]制备含有谷氨酸盐的 CS/HA 浆糊状骨修复材料,并用来修复兔子颅骨缺损。力学性能测试表明,修复组织具有和正常组织相近的抗冲击能力。组织检验学结果表明,在骨缺损区发现矿化的骨针状体,说明该材料对骨缺损修复有效。Ito 等[44]用共混法制备的 CS/HA 膜用于修复牙周膜的结缔组织。加入壳聚糖主要为了解决在植入体内后 HA 颗粒容易发生迁移。通过研究得出,当 $n(CS)/n(HA) = 4/11$ 时复合膜的力学性能最好。还把复合材料植入兔子颅骨骨膜下,试验表明膜会被成纤细胞包裹,并在一些区域诱导成骨。Muzzarelli 等[45]将 N,N-二羧甲基壳聚糖(DCMC)加入到磷酸钙沉淀中,发现 DCMC 可以与 Ca^{2+} 形成配合物,促进复合凝胶的形成。动物体试验表明,DCMC/磷酸钙复合物能促进山羊的骨缺损修复并在矿化中有助于骨形成。壳聚糖是一种生物可降解的聚阳离子多糖,能与细胞膜负电成分呈现非特异相互作用,并可调控生物活性分子释放,促进骨形成。明胶与胶原蛋白结构相似,其中含有天冬氨酸-甘氨酸-谷氨酸-丙氨酸细胞特异性结合活性位点,有利于细胞黏附。羟基磷灰石具有良好的生物相容性和骨组织生长诱导性,是自然骨的主要成分。据此,Zhao 和 Yin 等[46, 47]制备了成分类似于自然骨的壳聚糖-明胶/羟基磷灰石复合材料支架。方法是先将羟基磷灰石研磨,超声分散形成悬浮液。在羟基磷灰石悬浮液的环境中制备了交联的壳聚糖-明胶网络,冷冻干燥制备了壳聚糖-明胶网络/羟基磷灰石复合材料支架,并研究了大鼠颅骨成骨细胞在壳聚糖-明胶网络/羟基磷灰石复合材料支架上的生长情况。试验表明,成骨细胞在孔隙率为 90% 和 95% 的支架中黏附性和生长状态均良好,周围分泌大量细胞外基质,3 周时局部出现骨样组织,且支架材料对于钙质沉积非常有利,壳聚糖-明胶/羟基磷灰石复合材料支架有望成为新的工程化骨组织替代材料。Ge 等[48]先将 HA 颗粒分散在甲壳素溶液中,再用冷冻干燥法制备了羟基磷灰石质量分数分别为 25%,50%,75% 的甲壳素/HA 复合支架材料。通过研究老鼠成纤细胞、人的成纤细胞和人的造骨细胞与复合支架材料相互作用以评价支架材料细胞相容性;通过植入兔子体内评价体内降解与对骨修复的影响。结果表明,甲壳素/HA 复合材料无细胞毒性且在体内可降解,甲壳素复合羟基磷灰石可以加速骨组织钙化成骨和促进甲壳素的降解。因此,甲壳素/HA 复合材料非常适合作为骨组织修复材料。当神经元的轴突受损后,它在体内自发的再生非常困难。目前应用于临床的方法有直接缝合法和自体移植法。前一种方法只适合于断损较小的情况,后一种方法以肢体的其他功能受损为代价。针对上述两种方法的缺陷,基于生物可降解材料的人工神经导管是另外的选择。Itoh 等[49]制备了三角形的 CS/HA 复合材料作为引导神经组织再生的导管,为了促进神经组织的生长将导管材料浸泡到昆布氨酸生物活性分子溶液中,然后植入兔的破损的坐骨神经,组织检查和再生神经的力学性能结果都支持 CS/HA 复合材料有助于神经组织修复。

在共混法中制备 CS/HA 复合材料中,壳聚糖的主要作用是作为黏合剂或赋形剂,即将羟基磷灰石颗粒黏结在一起便于成型加工,同时也解决了羟基磷灰石颗粒在植入体内后容易迁移的问题,还可加速羟基磷灰石降解速度,释放出供骨矿物沉积的钙离子和磷酸根离子[32]。该方法也存在一定的问题:共混法制备的 CS/HA 复合材料中羟基磷灰石颗粒分散不均匀,易团聚;CS/HA 之间弱界面相互作用导致 CS/HA 材料力学性能随着羟基磷灰石含量增加而减小。针对这些问题也有改进的方法,如先将 HA颗粒研磨并超声分散,对 HA 颗粒表面改性增加界面黏结力或网格状物填充 CS/HA 复合材料。Xu 等[50]将生物可降解手术缝合线(Polyglactin 910)编织成网状和壳聚糖协同增强磷酸钙复合材料。具体方法是将磷酸钙水泥(Calcium phosphate cement,CPC)与壳聚糖溶液(固体与液体质量比为2∶1)混合物制备成可流动糊状物,然后将编织的可降解纤维网浸渍在糊状物中获得复合材料(图 5.10)。弯曲性能试验结果表明,经过协同增强的复合材料弯曲强度高达 43 MPa,比 CPC,CPC/CS,CPC/Mesh 材料弯曲性能有很大的提高(图 5.11)。更重要的是,网状结构的可降解纤维在体内降解后产生大孔,便于骨组织长入。这是一个非常巧妙的方法,可降解手术缝合线在复合材料中有两个作用:①在材料植入初期作为网状结构增强材料力学性能;②植入一段时间后,缝合线开始降解,在降低材料力学性能同时也作为材料的致孔剂。

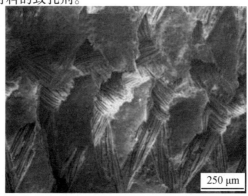

图 5.10　壳聚糖/可降解手术缝合线/磷酸钙复合支架的显微结构

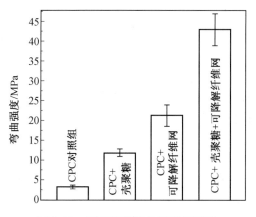

图 5.11 系列磷酸钙盐的弯曲强度

2. 电化学沉积法制备 CS/HA 复合材料

Huang 等[51, 52]用电化学沉积法或电泳沉积法在电极材料或导电材料表面制备 CS/HA 涂层。壳聚糖的存在有效地提高羟基磷灰石涂层在基板上的黏附力。Wang 等[53]用电泳沉积法在钛电极或硅片上沉积出图案化羟基磷灰石涂层。先在钛板电极上制备出具有图案化排列的六边形或球形的金或钯颗粒,当在乙醇溶液环境中进行电泳沉积反应时羟基磷灰石颗粒则倾向沉积到图案化的金属颗粒上,而不是裸露的电极材料上,最终制备出图案化的羟基磷灰石涂层。Redepenning 等[54]采用 $Ca(H_2PO_4)_2$ 与壳聚糖乙酸溶液作为电解液,铂电极或导电的待镀物件作为阳极,甘汞电极为阴极。水在阳极电解产生 H_2 和 OH^-。

$$2H_2O+2e^- \Longleftrightarrow H_2+OH^- \tag{5.3}$$

电解产生的 OH^- 会导致溶液 pH 升高,因此可以通过调节电流或者电压大小控制电极附近的 pH,电解产生的 OH^- 与 $H_2PO_4^-$ 根据环境 pH 改变存在可逆反应生成 HPO_4^{2-}。

$$OH^-+H_2PO_4^- \Longleftrightarrow H_2O+HPO_4^{2-} \tag{5.4}$$

随着电解进行,溶液 pH 升高,溶液中 HPO_4^{2-} 浓度增大,使反应(5.5)向生成 $CaHPO_4 \cdot 2H_2O$ 方向移动,阳极表面沉积出 $CaHPO_4 \cdot 2H_2O$。

$$HPO_4^{2-}+Ca^{2+}+2H_2O \Longleftrightarrow CaHPO_4 \cdot 2H_2O \tag{5.5}$$

与此同时,由于电解液中质子化的壳聚糖(以 $CS-NH_3^+$ 表示)与 OH^- 发生反应(5.6),壳聚糖也会在阳极或者待镀物件表面沉析出来。

$$OH^-+CS-NH_3^+ \Longleftrightarrow CS-NH_2+H_2O \tag{5.6}$$

把阳极取出并放在 NaOH 或氨水中陈化,当环境 pH>9 时,阳极表面

沉积出 $CaHPO_4 \cdot 2H_2O$ 逐步转变成 HA,最终形成 CS/HA 复合材料。

电化学沉积法优点:可以方便地通过精确控制电压大小、电流强度、通电程序和电极材料选择等因素在多孔或不规则形状物体表面沉积羟基磷灰石以及控制其形貌;但也存在明显的缺点,即要求基体材料导电,而壳聚糖或一般高分子材料本身不具备导电性或导电性较差。

3. 共沉淀法制备 CS/HA 复合材料

针对共混法制备 CS/HA 复合材料存在羟基磷灰石颗粒分散不均匀、易团聚的问题。Yamaguchi 等[55]先将 H_3PO_4 水溶液(质量分数为8.5%)和壳聚糖乙酸溶液(质量分数为1.5%)配制成溶液,再滴加到 $Ca(OH)_2$ 悬浮液中制备了纳米羟基磷灰石均匀分散的 CS/HA 复合材料。质子化的壳聚糖在 $Ca(OH)_2$ 溶液中沉析,同时 H_3PO_4 和 $Ca(OH)_2$ 反应生成羟基磷灰石,即二者共同沉淀,因此称为共沉淀法。TEM 照片显示共沉淀方法制备的羟基磷灰石颗粒为椭圆形,颗粒长约为230 nm,宽为 50 nm(图 5.12)。根据羟基磷灰石颗粒形状和大小,他们提出羟基磷灰石颗粒与壳聚糖分子侧链上氨基首先结合 Ca^{2+} 作为生成羟基磷灰石颗粒的成核位置。动物体内试验表明,CS/HA 复合可提高材料的骨组织诱导性和降解性,并且在骨缺损周围没有出现炎症反应。在共沉淀时加入柠檬酸,可使 CS/HA 颗粒尺寸增加;而柠檬酸加入对共沉淀法制备的羟基磷灰石颗粒尺寸几乎没有影响。当把 CS/HA 颗粒压制成一定的形状,力学测试表明复合材料压缩强度随柠檬酸含量增加而增大[56]。Zhang 等[33]也采用类似方法制备具有高强度的 CS/HA 复合材料,其压缩强度高达 120 MPa。在 SBF 介质中表现出容易降解和高生物活性,适合作为骨组织工程的材料。Chen 等[57]采用把 $NH_4H_2PO_4$ 加入到 $Ca(NO_3)_2$ 与壳聚糖混合溶液中,用氨水调节 pH 为 10 制备出 CS/HA 复合材料,羟基磷灰石颗粒宽为 20 ~ 30 nm,长约 100 nm。共沉淀虽然在一定程度上解决了羟基磷灰石纳米颗粒在 CS 基质中的分散问题得到了均相材料。但从 TEM 照片看纳米的羟基磷灰石颗粒仍有不同程度的聚集(图 5.12)。

4. 交替沉积法制备 CS/HA 复合材料

聚电解质的层层自组装技术已经有较多的研究。当把层层自组装中的聚电解质溶液换成钙离子和磷酸根离子,将壳聚糖基质分别浸泡到两种离子溶液中就是交替沉积法制备 CS/HA。Taguchi 等[58-61]首先发现用交替沉积法(图 5.13)在聚乙烯醇(polyvinyl acohol,PVA)改性聚乙烯膜表面沉积出羟基磷灰石,并系统研究羟基磷灰石厚度与交替循环的次数、PVA 的溶胀度和沉积温度和沉积液浓度之间的关系。随着交替循环次数增加、

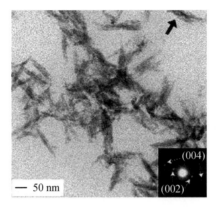

图5.12　CS/HA 复合材料的 TEM 形貌及选取衍射斑点

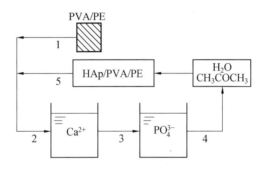

图5.13　交替浸泡法制备 HA 涂层的示意图

PVA 溶胀度增大和沉积液浓度增大,沉积的羟基磷灰石增厚,而沉积反应温度升高只能使沉积羟基磷灰石结晶性能提高。Tachaboonyakiat 等[62]发现用简便的交替沉积法制备 CS/HA 复合材料。具体方法是将壳聚糖基质膜依次浸泡到 0.2 mol/L $CaCl_2$/Tris – HCl(pH = 7.4),水,0.12 mol/L Na_2HPO_4(pH = 7.4)溶液和水中,经过 1,3,5,7 个循环,壳聚糖材料表面沉积了羟基磷灰石涂层,并用 XRD 验证了在壳聚糖膜上的无机物层为羟基磷灰石,但结晶性较差。他还发现通过调控沉积液浓度和沉积次数可控制沉积羟基磷灰石层的厚度。

5. SBF 矿化法制备 CS/HA 复合材料

生物体内的羟基磷灰石都是在钙离子和磷酸根离子浓度较低的情况下生成的,因此从仿生的角度,将壳聚糖膜浸入模拟体液(simulated body fluid, SBF)或过饱和的 SBF 溶液[63],7 d 左右可在壳聚糖膜表面沉积出羟基磷灰石颗粒,而且通过控制浸泡时间和 SBF 中离子浓度调控羟基磷灰石的颗粒大小和形貌。Beppu 等[64]先用溶液涂膜法制备了壳聚糖膜,再将壳聚糖膜浸泡到质量分数为 0.1% 的聚丙烯酸(polyacrylic acid, PAA)溶液中进行表面改性。最后把 PAA 改性的壳聚糖膜浸泡在 SBF 中矿化 2 d，1.5 倍 SBF 中矿化 2 d，循环反复几次，即可得到 CS/HA 复合材料。SEM 结构表明经过 PAA 对壳聚糖膜表面改性可明显增加矿化羟基磷灰石量，促进羟基磷灰石在壳聚糖表面成核。原因是 PAA 是聚阴离子电解质，侧链上—COO⁻由于静电相互作用倾向吸附 SBF 中的 Ca^{2+}；壳聚糖是聚阳离子电解质，侧链上—NH_3^+倾向吸附 SBF 的磷酸根离子(图 5.14)。

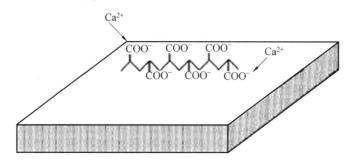

图 5.14 聚丙烯酸对壳聚糖膜表面矿化的影响

交替沉积法与 SBF 矿化法比较：交替沉积法和 SBF 矿化法都是以较低浓度的钙离子和磷酸根离子溶液作为羟基磷灰石前驱体，将基质膜浸泡到前驱体溶液中。通过控制前驱体溶液的浓度和浸泡时间生成不同厚度羟基磷灰石涂层和调控羟基磷灰石颗粒形貌，可以在具有复杂结构或多孔结构材料表面矿化羟基磷灰石。两种制备 CS/HA 的条件温和(常温,常压,pH 为 7.4)，因此非常适合在生物活性材料表面或组织表面沉积 HA。交替沉积法是把钙离子和磷酸根离子分别配制成各自溶液，这时离子浓度较大。因此沉积羟基磷灰石涂层所需时间短，只需要几个小时，且生成羟基磷灰石量较多。缺点是生成的羟基磷灰石结晶较差。SBF 矿化法是把钙离子和磷酸根离子混合在一起，为了避免出现沉淀，因此钙离子和磷酸根离子浓度比较小。矿化过程可分为成核阶段(在 SBF 溶液浸泡)和生长阶段(在浸泡 1.5 或 3 倍 SBF 溶液)两个阶段。缺点是矿化时间比较长，一般需要 7 d 左右。

6. 原位沉析法制备 CS/HA 复合材料

胡巧玲等[65]采用原位沉析法制备高强度的三维壳聚糖材料。在此基础上 Li[66]等利用原位沉析法制备了一种以壳聚糖为基体，羟基磷灰石为填料的新颖复合材料，并系统研究了羟基磷灰石的含量对复合材料的力学性能和吸水率的影响。具体方法是取少量 CS/HA 混合液注入圆柱形模具中形成一层内膜,把多余的 CS/HA 混合液倒出,再用 NaOH 溶液中浸泡,取出模具。用 CS/HA 混合液将模具注满,然后把注满 CS/HA 混合液浸入 NaOH 溶液中并取下模具,4 h 后将生成 CS/HA 凝胶。传统制备 CS/HA 方法只是简单地使 CS/HA 无规、快速地沉积;而原位沉析法使混合物有缓慢、逐层地沉积在预先沉积的壳聚糖模板上。研究表明,用原位沉析法制备 CS/HA 材料的力学性能比人的松质骨力学性能高 3 倍左右。原位沉析的优点是一步完成材料的制备和成型加工,缺点是 HA 加入会导致力学性能下降。

7. 仿生法制备 CS/HA 复合材料

生物体内的生物矿化过程通常受到各种生物分子及其有序聚集体的精巧控制,从而生成形貌、大小及结构受到完好调控的矿物,性能大大优于相应人工合成材料的各种生物矿物。受生物矿化过程的启发,基于有机模板的仿生材料合成已发展成为当前材料科学中一个非常活跃的研究领域[67]。

化学法制备羟基磷灰石与生物法制备羟基磷灰石的其中一个主要区别是沉积的速度不同。通过化学反应,沉积发生速度太快,而生物法通常需要几天、几周甚至几个月。模拟生物反应过程合适的方法是在有机添加剂或者生物大分子存在情况下控制生成 HA 速度。具体过程是用隔膜或者固体介质作为扩散屏障把钙离子和磷酸根离子分开,让离子通过扩散进行反应。为了进一步模仿生物过程,可将隔膜改性使其带有活性的官能团,则该膜又可作为诱导羟基磷灰石成核生长的模板。Falini 等[68]用甲壳素膜将 0.007 3 mol/L 的乙酸钙(pH = 6.8)和 0.007 3 mol/L 磷酸钾溶液分开,2 d 后在甲壳素支架上制备具有层状结构 HA 沉淀(图 5.15)。

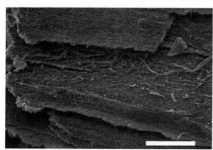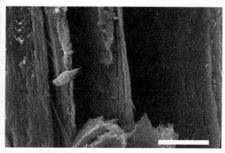

图 5.15 仿生矿化法在甲壳素膜表面沉积层状结构的羟基磷灰石的 SEM 显微形貌

生物体内骨的矿化过程为预先排列呈螺旋结构胶原分子提供了钙离子和磷酸根离子结合的空间,胶原分子侧链氨基、羧基可以与磷酸根和钙离子结合(图 5.16),作为羟基磷灰石晶体生长核。随着羟基磷灰石晶体在胶原分子周围生长,在胶原分子影响下,晶体生长只能在胶原提供的空间内生长[67]。

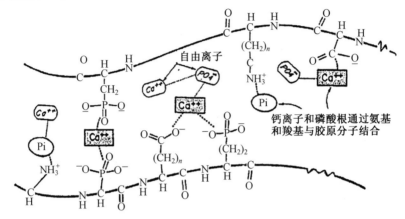

图 5.16　骨的矿化过程,胶原基质为无机矿物的生长提供空间和成核位点

目前在承重部位进行骨修复或者假体置换材料仍旧是金属材料和无机陶瓷的领地。为了促进骨组织能够与植入体之间形成良好的结合,对金属植入体表面的仿生化改性制备生物活性金属[69],他们认为先在金属表面处理形成活性表面,其表面的羟基容易和 SBF 中钙离子形成复合物,进而再结合磷酸根离子,形成羟基磷灰石晶核(图 5.17)。将处理过的钛金属植入兔子胫骨部位,从图 5.18 可以明显看出在钛金属和新生骨组织之间形成一层类骨磷灰石(Apatite)。

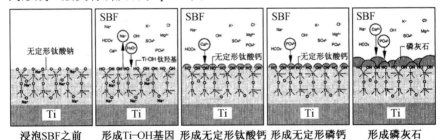

图 5.17　通过 SBF 矿化法制备类骨磷灰石涂层示意图

5.1.7　壳聚糖/羟基磷灰石复合材料发展的趋势

采用仿生的策略制备具有多级结构的仿生骨材料,如仿贝壳结构的骨

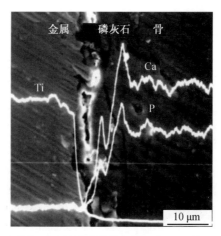

图 5.18 羟基磷灰石改性钛种植体与骨组织界面的 SEM-EDX 形貌

材料或仿自然骨结构的骨材料。Liao 等[70] 将 CaCl$_2$ 和 H$_3$PO$_4$ 分别滴加到胶原的溶液中生成羟基磷灰石/胶原复合材料,其中 $n(\text{Ca})/n(\text{P}) = 1.66$。聚乳酸溶于二氧六环,再加入羟基磷灰石/胶原粉末,超声分散,最后冷冻干燥得到具有类似松质骨结构的纳米羟基磷灰石/胶原/聚乳酸复合支架材料。细胞培养试验证明从老鼠颅骨部位新生骨中分离出造骨细胞,而且造骨细胞在几周内在支架材料上黏附、铺展和分化增殖。仿生骨材料的研究主要集中具有松质骨结构的生物材料,这是因为松质骨本身具有多孔结构(图 5.19),而作为组织再生材料一般要求有多孔结构以便于细胞在支架材料上黏附、分化和增殖;松质骨力学性能较低,具有多孔高分子支架材料容易满足其力学性能,但其力学性能与密质骨强度相比,仍有较大的差距。

具有对应力(或外场)响应的智能骨材料,如磁性仿生骨材料[71]。试验证明外加的恒定磁场[72]、脉冲磁场或交变磁场[73] 能够刺激骨组织修复,改善局部血液循环和促进钙盐沉积,形成类骨磷灰石[74]。Yan 等[75] 通过研究在体外静磁场作用下磁性植入物对兔子股骨影响,发现有磁性植入物周围的骨密度和钙含量都高于非磁性植入物,并与正常骨组织的保持一致,因此外加磁场可以作为磁性植入物术后防止骨质疏松的治疗手段。

具有治疗效果的骨材料,如骨材料/药物分子的杂化材料和骨材料/生长因子的杂化材料[76,77],如骨形态发生蛋白(Bone morphogenetic protein, BMP)。Stigter 等[39] 采用仿生矿化的方法制备了含有防止骨科手术术后组织感染的抗生素-托普霉素的 HA 涂层。方法是先将基板材料放入 5 倍浓度的 SBF 溶液中,形成无定型的磷酸钙,再浸入含有抗生素的过饱和的磷

265

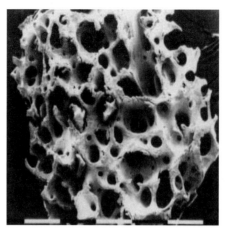

图 5.19　具有高孔隙率和连通孔结构的煅烧骨

酸钙溶液中,最后得到厚度约为 40 μm 含有抗生素的 HA 涂层。Sivakumar 等[78]采用将 CS/HA 混合溶液分散到 PMMA 溶液中,再用戊二醛交联 CS 制备出 CS/HA 微球,接着把微球浸入到含有庆大霉素的生理盐水中,最终得到粒径为 18 μm 载药的 CS/HA 微球。Matsuda 等[79]将壳聚糖侧链上的氨基与 4-硫醇丁内酯反应得到含有 1.24 mmol/g 硫醇基团,通过硫醇基团与合成昆布氨酸多肽反应制备具有生物特异性识别能力 CS 材料。Liao 等[70]将制备纳米 HA/胶原/聚乳酸骨材料与 rhBMP-2(recombinant human bone morphogenetic protein 2)复合用于修复直径为 15 mm 的兔子骨缺损,12 周后发现缺损部位修复完整,部分支架材料被新生骨组织替代。

　　最理想的是具有生命的骨材料,如骨材料/骨细胞的杂化材料和骨材料/骨组织的杂化材料。把细胞种植在甲壳素/HA 复合材料支架上形成骨材料/细胞杂化材料,体外培养一周,植入兔子体内修复股骨缺损。2 个月后组织学检测发现在甲壳素/HA 复合材料周围出现骨再生,造骨细胞在支架材料上分化和增殖[48]。

5.1.8　壳聚糖/羟基磷灰石复合材料的挑战与对策

　　壳聚糖/磷灰石复合材料作为骨修复材料具有以下优点:

　　(1)壳聚糖具有优异的生物相容性和生物可降解性,在细菌溶解酶作用下降解成氨基葡萄糖,具有生物活性,特别是促进成骨细胞在其表面黏附、分化和增殖。可降解植入材料将极大发挥羟基磷灰石的骨传导性能,因为随着壳聚糖降解,提供允许骨组织生长进入空间。

　　(2)壳聚糖分子链的有序排列,特别是当壳聚糖分子链由于分子间强烈的氢键作用形成螺旋排列结构时,材料的力学性能得到较大幅度提高。因此 CS/HA 复合材料有望用于受力部位的修复,特别是在骨修复初期的所需要的力学性能。

(3)壳聚糖分子侧链上具有氨基,便于化学改性和连接其他生物活性分子,更重要的是氨基的质子化与去质子化可使壳聚糖能够根据环境 pH 变化以固体或溶液状态存在。

(4)生物相容性、骨传导性和骨诱导性,骨性结合,降解后释放的钙离子和磷酸根离子参与体内钙磷代谢,并会被重新沉积到骨组织中,加速骨组织矿化。

壳聚糖/羟基磷灰石复合材料既具有壳聚糖的柔性和韧性,又具有羟基磷灰石的强度和硬度,更能把二者的生物活性综合起来,更适合作为骨组织工程支架材料或骨组织替代物。理想的可吸收 CS/HA 复合材料应具有以下特点:

(1)力学性能好,强度大且易成型(材料方面的要求)。

(2)生物相容性好,在体内可降解且有与骨组织生长相适应的降解速度(生物方面的要求)。

(3)在保证力学性能的同时必须有合适多孔结构,便于组织长入(生物材料多孔的要求)。

(4)生物活性的表面,使其具有骨传导性和诱导性并能与骨组织发生直接骨性结合(生物活性的要求)。

力学性能方面目前报道制备 CS/HA 复合材料弯曲强度为 5 ~ 20 MPa,低于或略高于松质骨强度,但远低于密质骨弯曲强度,这严重限制了 CS/HA 复合材料的应用范围,特别是作为可吸收骨折固定材料。因此,如何提高 CS/HA 复合材料力学性能仍是一个难题。骨可被看作是纳米羟基磷灰石填充高分子基质的复合材料,因此目前 CS/HA 复合材料研究主要集中在制备纳米羟基磷灰石均匀分散在高分子基质,而没有考虑羟基磷灰石在高分子基质中呈梯度分布或有序分布。骨中的纳米羟基磷灰石并不是均匀或无规分布的,而是呈现高度取向并以一定的梯度分布在胶原基质中,在需要承重部位羟基磷灰石含量高,在受力小的部位羟基磷灰石含量小。另外,外层具有较多羟基磷灰石含量的 CS/HA 复合材料可以更好地发挥羟基磷灰石的生物活性,以利于细胞黏附、分化和增殖。因此获得不但从组成和结构上模拟骨的 CS/HA 复合材料,而且羟基磷灰石在基质中以取向或梯度分布,这对材料学提出更大的挑战。

采用不同的复合方法获得 CS/HA 仿生骨材料,研究 CS/HA 复合材料的结构与力学性能的规律,最后阐明以壳聚糖基复合材料形成仿木年轮结构的机制。壳聚糖材料是一种优异的生物可降解材料。但是作为植入骨材料,它缺乏骨生长诱导性和引导性,因此有必要将壳聚糖与羟基磷灰石复合。从骨的组成与结构仿生观点出发,采用不同的方法制备 CS/HA 仿生骨材料。首先为了赋予 CS 材料具有骨组织生长活性,采用原位沉析法制备 CS/HA 复合材料,同时为了模仿骨中纳米 HA 均匀分散在胶原基质中结构,提出当 HA(或无机物)前驱体与壳聚糖溶液共存时,采用原位杂化法制备 CS/HA(或无机物)纳米复合材料。外场(如电场、磁场和梯度场)是材料制备过程中一个重要的影响因素,因此在 CS/HA 体系里引入具有磁响应性的磁性纳米颗粒。原位沉析法制备的壳聚糖复合材料具有仿木年轮结构,为此展开以壳聚糖为模型研究原位沉析法制备壳聚糖水凝胶的结构以及形成机理。最后采用交替沉积法矿化 CS 思想制备具有梯度分布的 CS/HA 复合材料。

5.2　原位沉析法制备壳聚糖/磷酸三钙仿生骨材料

壳聚糖材料以微球[80,81]和膜[28,82]形式在生物医学领域有广泛的应用。但由于壳聚糖分子间强烈的氢键相互作用导致壳聚糖加热不熔、高温碳化;在水或大部分的有机溶剂中不溶解,采用传统高分子材料加工方法难以制备三维壳聚糖材料。胡巧玲等[83]根据壳聚糖可在乙酸的稀溶液中溶解、在碱溶液中沉析的特点创新地采用原位沉析法制备出壳聚糖三维材料。

作为可吸收的骨折修复材料除了满足生物材料的生物相容性、可降解性外,还要具有与骨组织相近的力学性能和骨传导性与骨诱导性。磷酸钙盐化学组成与骨组织中无机成分相近,具有良好的生物相容性,无变异性,不会引起炎症,材料植入骨内可直接与宿主骨组织直接键合[84]。钙离子和磷离子的释放和沉积使新生的骨晶体直接沉积于类骨磷灰石表面上,释放的类骨磷灰石微晶可促使骨细胞分化、增殖。磷酸钙比羟基磷灰石的溶解度大,容易转为类骨磷灰石,可自固化。缺点是遇到体液容易破碎,固化过程放热,也容易洗脱。因此,通常加入生物相容性的高分子壳聚糖及其衍生物[45]和纤维素衍生物[85]作为磷酸钙骨水泥的赋形剂[86],并提高固化时间。Takechi 等[87-89]研究结果表明,经过壳聚糖改性的骨水泥克服了传统骨水泥的容易被洗脱、遇水破裂的缺点。Wang 等[90]也用磷酸化壳聚糖改性的骨水泥修复兔子的胫骨缺损,通过组织学和组织生态学研究得出其具有骨诱导性。

目前壳聚糖/磷酸钙复合材料主要应用于组织支架材料[91, 92]、药物或活性因子载体微球[93]等,未见有壳聚糖/磷酸钙复合材料应用于骨折固定。究其原因主要是目前制备壳聚糖/磷酸钙复合材料力学性能无法满足骨折固定的需要。力学性能不足严重限制了壳聚糖/磷酸钙复合材料在骨折固定上的应用。利用壳聚糖对环境 pH 的敏感性,通过原位沉析方法制备壳聚糖/磷酸钙棒材($\varPhi = 4.0 \sim 4.5$ mm,$L = 70 \sim 90$ mm),并研究磷酸钙含量、戊二醛交联剂对材料性能的影响以及壳聚糖/磷酸钙复合材料在水环境中的膨胀行为。

5.2.1 TCP 含量对 CS/TCP 复合材料力学性能的影响

图 5.20 所示为 TCP 含量对 CS/TCP 复合材料弯曲强度和模量的影响。加入 TCP 使复合材料弯曲强度有所下降,当加入 2 g TCP 时,复合材料弯曲强度为 74 MPa,与 CS 强度相比下降了 21%。当 TCP 含量增加到 3 g 或 4 g 时,其强度都在 70 MPa 左右,保留了 CS 弯曲强度的 75%。TCP 与 CS 复合明显使复合材料弯曲模量增加,当 TCP 含量为 2 g 时,模量提高了 50%,其余模量也提高了 18% 左右。

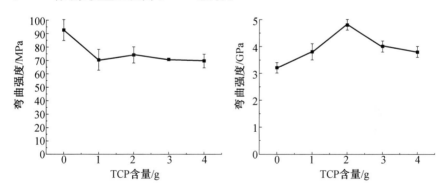

图 5.20 TCP 含量对 CS/TCP 复合材料弯曲强度与模量的影响

图 5.21 所示为 TCP 含量对 CS/TCP 复合材料压缩强度与模量的影响。当把 TCP 引入 CS 基质中,TCP 含量对压缩强度和模量的影响趋势一致,呈现"W"形状。其中在 TCP 含量为 2 g 时,与 CS 强度相比复合材料的压缩强度提高 13%,而压缩模量下降 17%。

图 5.22 所示为 TCP 含量对 CS/TCP 复合材料剪切强度与模量的影响。随着 TCP 含量增加,CS/TCP 复合材料剪切强度有所下降,但剪切模

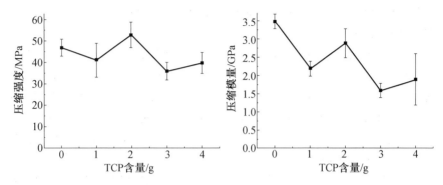

图 5.21　TCP 含量对 CS/TCP 复合材料压缩强度与模量的影响

量均有所上升。其中当 TCP 含量 2 g 时,与 CS 强度相比复合材料的剪切强度下降了 13% ,而剪切模量提高了 71% 。

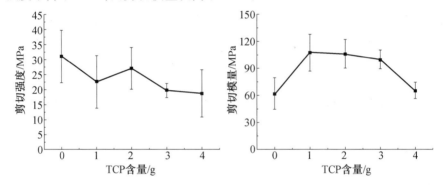

图 5.22　TCP 含量对 CS/TCP 复合材料剪切强度与模量的影响

　　通过研究 TCP 含量对复合材料力学性能的影响得出,当 $m(CS)/m(TCP) = 20/2$ 时,复合材料的综合力学性能最好。更重要的是,通过上述试验建立了一套评价壳聚糖/无机物复合材料力学性能的测试方法。

5.2.2　戊二醛交联对壳聚糖材料性能的影响

　　戊二醛是壳聚糖的高效交联剂[94, 95],戊二醛中—CHO 与壳聚糖中的—NH_2在室温下就可以发生交联反应。戊二醛加入量是根据壳聚糖中氨基摩尔含量而定,一般作为交联剂的量为氨基摩尔数的 1% ~ 3% 。质量分数为 4% 的壳聚糖溶液加入质量分数为 1% 的戊二醛会导致壳聚糖溶液黏度增大,壳聚糖溶液变成胶状物,流动困难,无法用原位沉析法制备样品。质量分数为 3% 的壳聚糖溶液加入氨基质量分数为 1% 的戊二醛仍能保持其流动性,能够用原位沉析法制备样品。

材料的载荷-位移曲线不仅表示材料能承受的最大载荷,而且反映了材料的韧性。图5.23所示为弯曲测试时CS和交联CS的载荷-位移曲线。从图5.23中得出,CS材料的位移随载荷增大而增加,基本呈线性变化;当载荷增至最大值后,材料发生断裂,说明CS材料表现出脆性断裂。在戊二醛交联CS载荷-位移曲线上,当位移为0.5~2.5 mm时,位移随载荷增大而增加线性增大,当位移大于2.5 mm时,曲线出现只有位移增大而载荷几乎不变的屈服平台。说明交联改性CS材料具有优异的韧性,那么交联CS材料的强度如何呢?

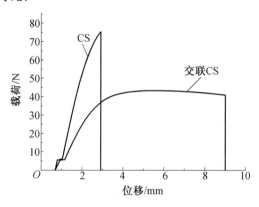

图5.23 CS与交联CS的载荷-位移曲线

CS与交联CS的力学性能见表5.4。戊二醛交联改性CS后剪切强度下降了29%,但几乎不影响其弯曲强度,韧性得到很大的提高,CS棒材从原来的脆性断裂转变为韧性断裂。与纯CS比较平坦断面(图5.24(a))明显不同,戊二醛交联CS的断面中CS被交联形成一体,断裂处呈层状剥离表现出韧性断裂的形态(图5.24(b)),因此交联改性是一种提高壳聚糖棒材的韧性强度的有效手段。

表5.4 CS与交联CS的力学性能

样品	剪切强度/MPa	弯曲强度/ MPa
壳聚糖	31 ±9	92.4 ±9
交联壳聚糖	22 ±4	92.2 ±8

5.2.3 戊二醛交联和TCP填充协同增强CS

用戊二醛交联改性CS可以明显增加CS韧性,几乎对弯曲强度没有影响。将TCP与CS复合时,弯曲强度有所降低。图5.25所示为交联改性的

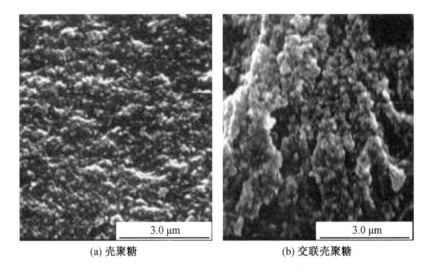

(a) 壳聚糖   (b) 交联壳聚糖

图 5.24   CS 与交联 CS 弯曲断面 SEM 显微形貌

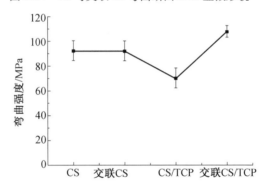

图 5.25   交联改性的 CS 与 CS/TCP 的弯曲强度

CS 与 CS/TCP 的弯曲强度。当同时采用戊二醛交联-TCP 填充复合技术时,从图 5.25 中发现,与 CS/HA 强度相比,使复合材料强度提高 54%,强度达到 108 MPa。可见戊二醛交联-TCP 填充可以达到协同增强材料性能的作用。原因可能是:当只加入 TCP 时,TCP 颗粒分布在 CS 基质中,二者之间以及 CS 分子之间仅仅靠吸附、氢键等弱相互作用导致界面黏结力较弱;同时采用 CS 本体交联与 TCP 复合协同增强技术时,CS 在戊二醛交联下形成网状结构,TCP 颗粒则分布在网状 CS 基质中,TCP 颗粒表面吸附CS 分子后也可以与 CS 基质发生交联,提高了 TCP 粒子与 CS 基质之间界面作用力。

5.2.4 CS/TCP 复合材料吸水率

作为骨折修复的 CS/TCP 材料,在植入体内后所处的环境是以水为主的体液环境。因此研究 CS/TCP 复合材料在水中的行为对了解材料在体内的情况非常必要。图 5.26 所示为不同 TCP 含量的 CS/TCP 复合材料的吸水率。从图 5.26 中得出,戊二醛交联和 TCP 填充都可以降低 CS 材料的吸水率。交联和填充 TCP 1 ~ 2 g 时,吸水率下降相近,约 5%;填充 TCP 3 ~ 4 g 时,吸水率下降相近约为 10%。TCP 的加入可以降低复合材料吸水率,但改善幅度不大。

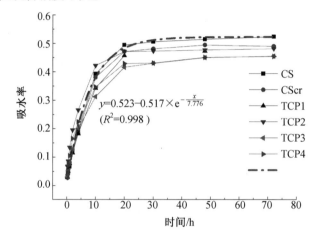

图 5.26 不同 TCP 含量的 CS/TCP 复合材料的吸水率

利用壳聚糖对 pH 的敏感性,采用原位沉析法制备 CS/TCP 复合材料。随着复合材料中 TCP 含量增加,其弯曲、剪切强度降低,相应模量有所升高,复合材料吸水率也降低。采用戊二醛交联–TCP 填充协同增强技术可有效地提高复合材料弯曲强度(108 MPa),与 CS/TCP 复合材料强度相比提高 54%;建立了一套适合于评价 CS/无机复合物力学性能和湿态膨胀率的方法。

5.3 原位沉析法制备壳聚糖/羟基磷灰石仿生骨材料

壳聚糖材料在医学上有广泛的生物医学用途如术后防粘连膜[96]、药物控制释放载体[80]、毒物吸附分离剂[97]、骨科修复支架[21]等。但是有关 CS 三维棒材、板材研究很少。张建湘等[98]制备了壳聚糖接骨钉,其抗张强度为 43.3 MPa,剪切强度为 46 MPa,而其他力学性能没有进一步报道。羟基磷灰石(Hydroxyapatite, HA)是人体自然骨的主要成分(质量分数为 65%),具有优异的生物相容性和骨组织生长的传导性和诱导性。在 CS 基体中加入 HA 能提高 CS/HA 材料与骨组织之间形成直接的骨性结合[43, 45, 99]。CS/HA 复合物作为骨组织修复的材料已经有比较多的研究[86, 100, 101]。但是这些研究主要是以 HA 为基体,质量分数为 60% ~ 90%。在 HA 体系中引入 CS 的主要目的是解决 HA 颗粒成型困难问题。在 HA 颗粒中加入壳聚糖溶液,将 HA 颗粒调制成糊状物或膏状物,这样 HA 就可以按需成型。在这个体系中壳聚糖只是起黏合剂或者赋形剂作用。最终材料仍表现出生物陶瓷性能,即脆性大、弯曲强度低。传统方法制备的 CS/HA 复合材料力学性能较差[101]。为了获得不但力学性能好,又对骨组织生长有促进作用和与骨组织有良好结合能力的骨组织修复材料,采用原位沉析法制备以 CS 为基体,HA 为填料的复合材料,并研究了 HA 含量和交联-填充协同增强技术对复合材料力学性能的影响。

5.3.1　原位沉析法制备 CS/HA 的机理

CS(用 $CS-NH_2$ 表示)在质量分数为 2% 乙酸溶液中发生 CS 质子化反应。当将注满 CS/HA 混合液的模具放入凝固液中,预先沉积在模具内的 CS/HA 凝胶膜是半透性的,它可以让小分子通过,而 CS 和 HA 却不能通过。故当脱去模具后,该膜将膜内的 CS/HA 混合物与膜外的 NaOH 凝固液隔开,由于膜外的 OH^- 浓度大于膜内的 OH^- 浓度,所以 OH^- 就向膜内渗透,遇到质子化的壳聚糖发生酸碱中和。与此同时,CH_3COO^- 也向膜外渗透,Na^+ 向膜内渗透,直到膜内外的离子浓度相等。

壳聚糖分子对 pH 变化很敏感。当环境 pH>6.5 时,壳聚糖分子就沉积出来。用原位沉析方法制备棒材时,壳聚糖分子的沉积并不是无规的。膜外的凝固液中的 OH^- 在向膜内渗透时,聚集在膜外的 OH^- 给膜充上负电荷;乙酸溶液中的壳聚糖上的氨基被质子化后带有正电荷,带有正电荷的壳聚糖在遇到 OH^- 沉积时,在电荷吸引的作用下壳聚糖分子应按照与负电荷有最大接触概率的原则排列,即壳聚糖的分子链应倾向平铺地沉积模板上(图 5.27)。膜内的 CS/HA 混合物在负电荷的影响下也逐渐地向膜上靠近,这样就形成了第一层。分散在壳聚糖溶液中的 HA 在壳聚糖被沉积下来的同时也被掩埋在壳聚糖凝胶中。随着 CS/HA 被 NaOH 沉积,出现了第二层、第三层等。在干燥过程中,凝胶棒材是从最外层(first layer)开始干燥且壳聚糖棒材干燥时体积收缩率高达95%左右,最外层首先收缩会给内层的部分施加一定的收缩力。该力使棒材在干燥过程中在径向上有自增强效果。

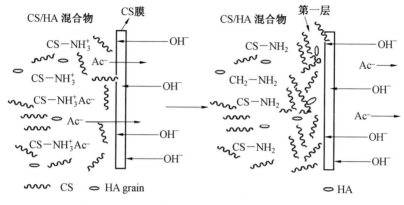

图 5.27 原位沉析法制备 CS/HA 复合材料示意图

5.3.2 HA 物相

采用 XRD 表征 CS/HA 复合材料中磷酸钙盐的物相,图 5.28 曲线 a 和 b 中在 $2\theta = 20.2°$ 处的衍射峰为 CS 的特征峰,由于 CS 是非晶态,故为弥散的宽峰。曲线 a 中在 $2\theta = 25.9°$,$32.0°$ 出现衍射峰与 HA 的衍射图谱(曲线 c)中 $2\theta = 25.9°$,$31.9°$ 一致。因此得出原位沉析法制备 CS/HA 复合材料过程中 HA 组成成分没有变化,这对保持其生物活性很重要。

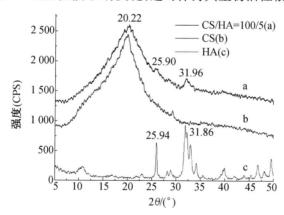

图 5.28 不同样品的 XRD 图谱
(a) CS/HA;(b) CS;(c) HA

5.3.3　HA 含量与粒径对力学性能的影响

随着 HA 含量增加，$m(CS)/m(HA)$ 弯曲强度呈现下降趋势，而弯曲模量呈现相反的变化趋势（图 5.29）。随着 HA 含量增加，复合材料的弯曲强度从 $m(CS)/m(HA)=100/0$ 的 92 MPa 降低到 $m(CS)/m(HA)=100/15$ 的 59 MPa，降低幅度为 36%，同时其模量却从 3.2 GPa 增加到 4.4 GPa，增加幅度为 37%。其中当 $m(CS)/m(HA)=100/5$ 时，复合材料的力学性能是松质骨 2~3 倍。Spence 等[101] 曾报道采用直接将 $m(CS)/m(HA)$ 复合物浸入质量分数为 5% 的 NaOH 甲醇溶液制备的 $m(CS)/m(HA)$ 复合物材料用于骨组织修复，其力学性能见表 5.5。两种材料的力学性能之间的差异主要原因在于制备样品方法上的不同。参照图 5.29 可以得出满足复合材料的力学性能需要 $m(CS)/m(HA)$ 的比例。

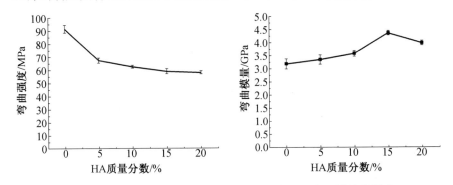

图 5.29　不同 HA 含量对 CS/HA 复合材料弯曲强度和模量的影响

表 5.5　CS/HA 复合材料和松质骨的力学性能

样品	弯曲强度/MPa	弯曲模量/GPa	剪切强度/MPa	压缩强度/MPa
松质骨	22	1.4	8	17.0
$m(CS)/m(HA)=$ 30/70[101]	19	1.0	14.4	—
$m(CS)/m(HA)=$ 100/5	68	3.3	21.2	47.82

粒径分析结果显示 HA 的粒径分布宽，粒径比较大，平均粒径为 26 μm；HA_{lab} 的粒径分布较窄，粒径较小，平均粒径仅为 7.5 μm。从表 5.6 得出，当 HA 颗粒粒径比较小时，对提高材料力学性能有益，当 HA 粒径为

7.5 μm 时,$m(CS)/m(HA)$ 弯曲强度和剪切强度比 HA 粒径为 26 μm 的 CS/HA 的提高了 49% 和 72%,而弯曲模量略有提高。这可能是因为粒径越小,其比表面积越大,表面能越高,导致 HA 与 CS 之间的界面结合越紧密。

HA 加入到 CS 体系中使 CS/HA 复合材料剪切强度急速减小,降低幅度高达 42%(图 5.30),但是剪切强度仍比松质骨的高 1.6 倍(表 5.6),特别是 HA 粒径为 7.5 μm 时,CS/HA 复合材料的剪切强度比自然骨高了 3.6 倍。

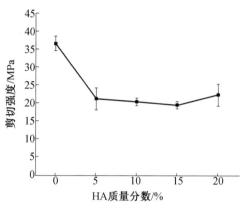

图 5.30　HA 含量对 CS/HA 复合材料剪切强度的影响

表 5.6　HA 粒径对 CS/HA 复合材料力学性能的影响

HA 粒径/μm	弯曲强度/MPa	弯曲模量/GPa	压缩强度/MPa
26	68	3.3	21.2
7.5	101	3.5	36.5

HA 加入到 CS 基体中增加了 CS/HA 复合材料的弯曲模量,却使弯曲强度和剪切强度都下降。这是由于 HA 的加入导致在弯曲断面上有许多小的应力裂纹,特别是在 HA 填料中间有小的裂缝(图 5.31),即 CS 基体与 HA 颗粒之间的界面黏结力较弱,材料的破坏首先发生在 HA 颗粒周围。

5.3.4　戊二醛交联和 HA 填充协同改性 CS

戊二醛交联改性 CS 明显增加复合材料的韧性,但对弯曲强度却几乎没有影响。当将 TCP/CS 复合时,由于二者之间弱界面作用导致其弯曲强

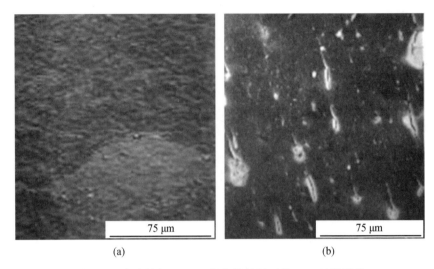

(a)　　　　　　　　　　　　　　　(b)

图 5.31　壳聚糖与 CS/HA 复合材料断面的 SEM 显微形貌

度降低。当同时采用戊二醛交联/TCP 填充复合协同增强技术可使复合材料弯曲强度提高到 108 MPa,与 CS/TCP 弯曲强度相比提高了 54%,是兔子新鲜股骨强度的 79%。戊二醛交联/TCP 填充复合协同增强技术可以起到协同增强材料性能的作用。当将 TCP 换成 HA 或 $HA_{7.5\ \mu m}$ 时,交联的 CS/HA 弯曲强度比未交联 CS/HA 强度分别提高了 38% 和 6%(图 5.32),其中交联改性的 $CS/HA_{7.5\ \mu m}$ 弯曲强度达到 105 MPa,是兔子新鲜股骨强度的 77%。原位沉析法制备的 CS 材料与 CS/无机物复合材料力学强度都高于兔子干态股骨强度(54 MPa)。

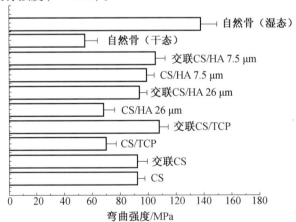

图 5.32　壳聚糖、壳聚糖/磷酸钙复合材料和骨的弯曲强度

采用原位沉析法制备 CS/HA 复合材料是经过缓慢地凝固过程从而实现了壳聚糖分子在模板上逐层、有序的沉积;原位沉析法制备的 CS/HA 复合材料的力学性能比松质骨强度高 2～3 倍,而且高于目前所报道的 CS/HA 复合材料的力学性能数据;HA 粒径小对提高复合材料的弯曲强度、剪切强度有利;采用戊二醛交联–无机颗粒填充协同增强技术可提高复合材料的弯曲性能。

5.4 原位杂化制备壳聚糖/羟基磷灰石纳米仿生骨材料

杂化材料就是从分子水平上将两种或两种以上的材料复合化,从而综合各种材料的优点以获得新型材料。无机材料具有高强度、高刚性、高硬度等优点,但无机材料也存在韧性差、加工成型困难的问题。与无机材料相比,高分子材料的主要优点是具有较好的韧性,易成型加工。高分子/无机杂化材料实现了有机高分子材料和无机材料分子级复合,兼具两类材料的特点,取长补短,从而获得优异的性能和功能。自然骨是由胶原与纳米羟基磷灰石(HA)在分子水平实现复合的杂化材料。壳聚糖(CS)与其他生物活性物质复合,如羟基磷灰石,可以赋予壳聚糖骨组织生长诱导性,提高骨结合能力,促进类骨磷灰石在材料表面形成,加速骨缺损的修复[45]。羟基磷灰石的质量分数在 60%～90% 的羟基磷灰石/壳聚糖(CS/HA)复合材料被用来作为填充骨缺损的快速硬化浆糊[102],组织工程支架材料[33, 99]或控制释放药物载体[103]。研究发现随着 HA 含量增加,复合材料表现为脆性。CS 在复合体系中主要起黏合剂作用[86],用来改善 HA 的塑性加工和颗粒在植入后迁移问题。目前制备 CS/HA 复合材料最常用的方法是将 HA 直接分散在 CS 溶液中,再浇铸成型,干燥或冷冻干燥,最后用 NaOH 处理得到致密或多孔的材料[104]。该方法简单,容易操作,但存在 HA 分散不均匀,导致材料在外观上不透明,呈现白色;CS 与 HA 二者界面结合力弱,故加入 HA 会导致材料在力学性能方面下降。胡巧玲等报道用原位沉析法制备高性能的透明的三维壳聚糖和白色不透明的 CS/HA 复合材料[66]。结果发现与 CS 弯曲强度相比,复合材料的弯曲强度下降约 20 MPa,且随着 HA 含量增加而减小,其原因是 HA 颗粒分散不均匀以及 HA 与 CS 基体界面之间弱相互作用。高分子/无机复合材料中无机粒子(特别是纳米粒子)均匀分散以及二者之间良好的界面作用力一直都是最值得追求的目标,也是研究的热点问题。通过原位杂化法制备 CS 为基体,以均匀分散的纳米 HA 为填料的复合材料,保证了材料的力学性能,解决了纳米 HA 在 CS 中均匀分散的问题。

5.4.1　原位杂化法制备 CS/HA 复合材料

按表 5.7 称取 $Ca(NO_3)_2 \cdot 4H_2O$ 和 KH_2PO_4 加入到体积分数为 2% 的 125 mL 的乙酸溶液中,调节 HA 前驱体溶液 pH 为 4.0。向此溶液中加入一定量的 CS 并使之质量分数为 4%。取少量 CS 溶液注入模具中先形成一层凝固的 CS 膜,再用 CS/HA 前驱体溶液注满模具,然后放入凝固液中并取下模具。将 CS/HA 凝胶棒漂洗至中性,在 60 ℃烘箱内烘干得到 $\Phi =$ 4.5 ~ 4.8 mm,$L = 70$ ~ 90 mm,微黄色、透明的 CS/HA 复合材料。

表 5.7　壳聚糖溶液中 HA 前驱体含量

$m(CS)/m(HA)$	CS/g	HA/g	$Ca(NO_3)_2 \cdot 4H_2O$ /g	KH_2PO_4/g
100/5	5	0.25	0.625	0.215
100/10	5	0.50	1.25	0.43
100/15	5	0.75	1.875	0.645
100/20	5	1.00	2.5	0.86

5.4.2　原位杂化制备 CS/HA 复合材料的机理

CS 分子侧链上含有大量—NH_2,在乙酸溶液中被质子化形成—NH_3^+。壳聚糖侧链上的氨基存在孤对电子与 Ca^{2+} 的 4 s 空轨道形成配合物[105]。CS 盐酸溶液在 200 nm 处有较强的紫外吸收峰,在 303 nm 处有微弱吸收峰。$n(CS)/n(Ca^{2+}) = 1/1$ 复合溶液的紫外吸收光谱显示:CS 原来在 200 nm 的特征吸收峰红移至 215 nm 且吸收峰峰强度增加 5 倍;在 303 nm 处的吸收峰位置不变,吸收峰强度却增加 3 陪(见表 5.8)。这说明 CS 与 Ca^{2+} 之间存在强烈的相互作用。在有 Ca^{2+} 存在下,CS 沉淀的 pH 可以达到 6.7[101]。HA 前驱体在 pH>10 的环境中转化为 HA。混合体系中 Ca^{2+} 和 $H_2PO_4^-$ 达到一定浓度后,在不同 pH 条件下与 H^+、OH^- 和 H_2O 结合就形成下列类型的磷酸盐(表 5.9)。这些不同的磷酸盐形成后可以相互转化。从热力学上看,HA 的 K_{sp} 最小,最稳定。从动力学上看,如果一个溶液对几种盐都过饱和,首先析出的应是结晶形成最快的。当 pH 升高时,从溶液中首先形成二水磷酸一氢钙或无定型磷酸钙,后转化成磷酸八钙,最后基本上转变为热力学上最稳定的 HA(见表 5.9),这与含有羟基磷灰石前驱体的壳聚糖溶液中含有磷酸一氢钙的现象一致。

表 5.8 壳聚糖与壳聚糖–钙离子复合物的紫外吸收峰

样品	吸收峰/nm	吸收峰强度	吸收峰/nm	吸收峰强度
壳聚糖–钙离子	215	3.245	302	0.076
壳聚糖	200	0.654	303	0.022

表 5.9 磷酸钙盐分子式与 K_{sp} 值

化合物	分子式	pK_{sp}
羟基磷灰石(hydroxyapatite)	$Ca_{10}(PO_4)_6(OH)_2$	117.2
无定形磷酸钙(amorphous calcium phosphate)	$Ca_3(PO_4)_2 \cdot nH_2O$	81.7
磷酸八钙(octacalcium phosphate)	$Ca_8(HPO_4)_2(PO_4)_4 \cdot 5H_2O$	68.8
二水磷酸一氢钙(dicalcium phosphate dihydrate)	$CaHPO_4 \cdot 2H_2O$	6.59
水合磷酸二氢钙(monocalcium phosphate monohydrate)	$Ca(H_2PO_4)_2 \cdot H_2O$	1.14

在壳聚糖/羟基磷灰石前驱体溶液中如果 $m(CS)/m(HA) > 100/20$,静止脱泡后会在底部发现少许白色沉淀物。用 XRD 测试结果表明白色沉淀物为磷酸一氢钙。当 CS/HA 比例过大时溶液体系中 Ca^{2+} 和 $H_2PO_4^-$ 浓度增大,导致反应平衡向右移动,产生的 H^+ 与壳聚糖中的氨基反应,也促使平衡向右移动,即在含有 HA 前驱体的壳聚糖溶液中存在磷酸一氢钙。

与通常采用快速共沉淀方法[55]制备壳聚糖/羟基磷灰石不同,采用预先在模具中沉积壳聚糖膜,通过该膜把 NaOH 的凝固液与含有羟基磷灰石前驱体的壳聚糖溶液隔开。离子通过膜的输送分为被动输送和主动输送两种。溶质(分子或离子)由高浓度区通过细胞膜向低浓度区扩散是自发地,这种顺着浓度梯度进行的扩散被称为被动输送。预沉积的壳聚糖凝胶膜只允许小分子(OH^-,Na^+ 和 H_2O)从凝固液向壳聚糖溶液扩散;壳聚糖溶液中的离子(H^+,Ca^{2+},$H_2PO_4^-$)因处在黏度较大壳聚糖溶液中导致扩散困难;壳聚糖分子则根本不能透过该膜。

预沉积的 CS 凝胶膜同时控制 CS 的沉积和前驱体转化为 HA 两个反应同时进行,而且使反应过程缓慢且有序。聚集在 CS 膜右侧的 OH^- 形成负电层,与此同时聚集在 CS 膜左侧的 H^+ 和 $CS-NH_3^+$ 形成正电层(图 5.33)。膜两侧带有双电层能诱导质子化的 CS 分子沉积时按照与负电层有最大接触概率的原则排列,即 CS 的分子链应倾向平铺地沉积在 CS 膜上,故 CS 分子在双电层作用下可以有序地沉积并形成层状结构;与此同时,HA 前驱体在渗透进来的 OH^- 作用下原位生成磷酸钙盐,经过陈化后转化

为 HA,因而保证 HA 以纳米尺寸均匀分散在 CS 基体中。在第一层形成
后,双电层的位置有所改变(图5.34),同样的机理形成第二层、第三层等,
最终形成具有层状结构复合材料。预先沉积 CS 膜在原位复合过程中有两
个作用,其一控制 OH⁻ 渗透速度,从而实现 CS 分子沉积和前驱体转化为
HA 的过程缓慢、有序地进行;其二是双电层形成的模板,也为 CS 分子在
双电层诱导下有序沉积提供模板。

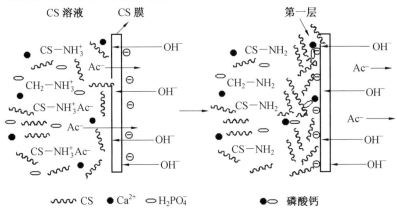

图5.33　原位杂化法构建 CS/HA 复合材料的示意图

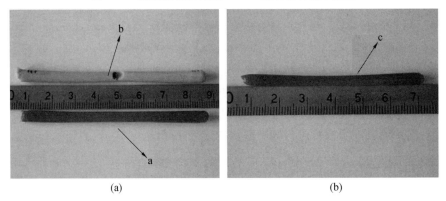

(a)　　　　　　　　　　　　(b)

图5.34　壳聚糖/磷灰石复合材料与壳聚糖棒材的外观

　　原位杂化制备的水凝胶在干燥过程中因收缩应力作用达到自增强的
效果。含水量为96%(质量分数)的 CS/HA 水凝胶在干燥中经历一个大
量失水和体积收缩过程。水凝胶的外层首先失水发生收缩,外层收缩对内
层的材料施加收缩应力。随着干燥过程由外向内进行,材料不断地在收缩
应力下被压缩得比较致密。

　　原位杂化法制备的 CS/HA 棒材($\Phi=4.5\sim4.8$ mm,$L=70\sim90$ mm)呈

暗黄色,透明(图5.34(a))与 CS 棒材外观一样(图5.34(c))。而用共混法制备的 CS/HA 白色,不透明(图5.34(b))。原位杂化法制备的 CS/HA 透明说明 HA 在 CS 中分散均匀。

5.4.3　CS/HA 复合材料的 XRD 分析

图5.35 所示为 CS/HA(质量比为100/10)和 HA 的 XRD 图谱。在 $2\theta=20.3°$ 的峰是壳聚糖基质的衍射峰。由于壳聚糖基质是非晶态,故其峰是弥散的宽峰。图5.35(a)上在25.7°,31.9°的峰与图5.35(b)上羟基磷灰石在25.7°,31.7°特征衍射峰位置一致,形状类似。故用原位杂化法制备 CS/HA 复合材料中磷酸钙盐的成分为 HA,但生成的 HA 颗粒在 CS 中结晶较差。随着 HA 在复合材料中含量增加,HA 的特征峰变强,而 CS 的特征峰变弱,变宽(图5.36),说明 HA 含量增大使 CS 中非晶态成分增加。

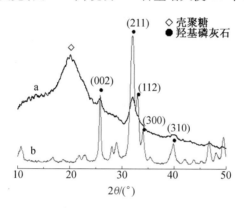

图5.35　原位杂化法合成 CS/HA 复合材料(100/10)和羟基磷灰石的 XRD 图谱

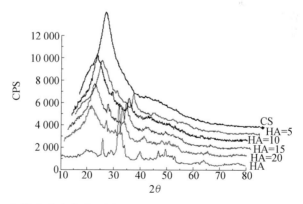

图5.36　原位杂化法合成不同 HA 含量的 CS/HA 复合材料的 XRD 图谱

5.4.4　CS/HA 复合材料微结构分析

图 5.37 为原位杂化法合成 CS/HA 复合材料(质量比为 100/5)的照片和 SEM 显微形貌。图 5.37(a)中 A 区有明显的弧形条纹,这说明断裂应力首先在层内传播,一旦最外层在应力下破裂,应力才发展到相邻层。断裂应力发展方向不是直线,而是在层状结构间有所偏转。从图 5.37(b)得出,用原位杂化法制备 CS/HA 复合材料具有层状结构,与贝壳的层状结构类似,层间距为 5 ~ 10 μm,这种层状结构对提高材料的弯曲强度非常有意义,也更加确证了层-层组装的复合机理。

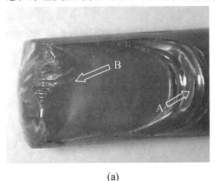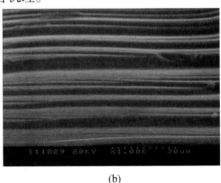

(a)　　　　　　　　　　　　　　　(b)

图 5.37　原位杂化法合成 CS/HA 复合材料(质量比为 100/5)的照片和 SEM 显微形貌

图 5.38(a)为 CS 的 TEM 照片。从图 5.38(b)中得出用原位杂化法制备 CS/HA 复合材料中羟基磷灰石颗粒是纳米尺寸宽为 30 ~ 50 nm,长 100 nm,颗粒呈细条状,且纳米 HA 颗粒与 CS 基质之间界面模糊,说明界面结合良好。与共混法制备的复合材料相比[66],HA 在 CS 基质中分散均匀,几乎没有团聚。故用原位杂化法制备纳米 HA 分布非常均匀的 CS/HA 复合材料。

5.4.5　CS/HA 复合材料的力学性能

表 5.10 为几种 CS/HA 复合材料与其他材料弯曲强度和模量。从表 5.10可以得出,用原位杂化法制备 CS/HA 材料弯曲强度和模量比 Spence 等[101]报道的高 3 ~ 4 倍,是 PMMA 的 2 倍多;其弯曲强度比用共混方法制备的材料高 12 MPa,模量相近,是兔子新鲜股骨弯曲强度的 63% 。通常向 CS 中加入 HA 会使材料的弯曲强度降低,而用原位杂化的方法则可以保持材料弯曲强度基本不变。

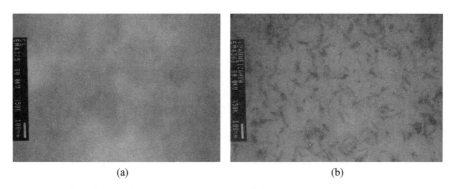

(a)   (b)

图 5.38   壳聚糖与原位杂化法合成 CS/HA 复合材料(质量比为 100/5)的 TEM 照片

表 5.10   CS/HA 复合材料与其他材料弯曲强度和模量

样品	弯曲强度/MPa	弯曲模量/GPa
PMMA[101]	41.5	2.21
CS/HA(质量比为 70/30)[101]	19	1.0
骨水泥[101]	36.54	1.31
兔子股骨	137±24	7.3±0.4
CS/HA(质量比为 100/5)[a]	68±2	3.2±0.2
CS/HA(质量比为 100/5)[a]交联	94±5	3.8±0.3
CS/HA(质量比为 100/5)[b]	86±7	3.4±0.1
CS/HA(质量比为 100/5)[b]交联	102±7	4.0±0.2

注:a 为共混法;b 为原位杂化法

　　戊二醛交联–纳米 HA 填充协同增强技术可使复合材料弯曲强度达到 102 MPa,比未交联的提高了 19%,比原位沉析法制备 CS/HA 的弯曲强度提高了 50%,是兔子新鲜股骨弯曲强度 75%。这又一次证明交联–无机粒子填充协同增强技术有助于提高复合材料弯曲性能。

　　图 5.39 为不同 HA 含量对 CS/HA 复合材料弯曲强度的影响。用原位杂化法制备纳米复合材料的力学性能优于共混法制备样品的力学性能,平均高 10~20 MPa。用原位杂化法制备的 CS/HA(质量比为 100/5)材料的弯曲强度与模量分别为 86 MPa,3.4 GPa,比松质骨高 3~4 倍(22 MPa,1.4 GPa)[66],是密质骨的一半(134 MPa,7.3 GPa)。随着复合材料中 HA 含量增加,材料的弯曲强度都下降,但用原位杂化方法制备材料弯曲强度下降缓慢,且强度都为 86~66 MPa,而共混方法制备材料的弯曲强度为 68~59 MPa。

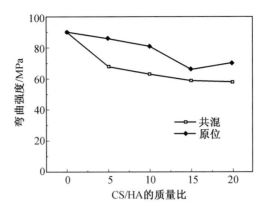

图 5.39　不同 HA 含量对 CS/HA 复合材料弯曲强度的影响

5.4.6　CS/HA 复合材料吸水率

由于 CS 是一种高吸水性高分子材料,含水率对 CS 制品的力学性能影响很大。提高 CS 制品的疏水能力正在成为研究的热点和难点。在 CS 基体中加入 HA,分散在壳聚糖中的 HA 可以形成阻止水进入内层的物理屏障。不同 HA 含量的 CS/HA 复合材料吸水率曲线如图 5.40 所示。CS 的吸水率在 24 h 后达到饱和,约为 58%。将图 5.40 中的数据拟合,得到饱和吸水率与浸泡时间的关系式,即

$$W_a = W_s + A\exp\left(\frac{-t}{t_1}\right) \quad (当\ t \geqslant 0.25\ 时)$$

其中,W_a 为时间 t 时的吸水率,%;W_s 为饱和吸水率,%;A 和 t_1 分别是饱和吸水率的偏移因子(%)和时间常数(h)。

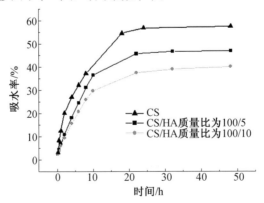

图 5.40　不同 HA 含量的 CS/HA 复合材料吸水率曲线

与方程有关的数据见表5.11,拟合方程的相关系数都在0.99以上。随着 HA 质量分数从5%增加到10%,复合材料饱和吸水率分别下降了10%和18%。根据拟合得到的方程也可以估算出达到特定吸水率时所需的时间。材料达到30%的吸水率时实际所需要的时间和与根据拟合方程计算的理论时间基本吻合。

表5.11 不同 HA 含量的 CS/HA 复合材料吸水率与时间的曲线拟合参数

HA 质量分数1%	W_s/%	A/%	t_1/h	R^2	t_m/h	t_c/h
0	58.43 ±1.71	−53.71 ±1.97	7.74 ±0.81	0.990 96	5.02	4.93
5	47.75 ±0.75	−46.87 ±0.92	7.86 ±0.41	0.996 97	7.62	7.63
10	40.12 ±0.41	−38.79 ±0.50	8.14 ±0.28	0.99 87	10.76	10.93

注:t_m 为测量获得的样品吸水率为30%的时间;t_c 为拟合计算获得样品吸水率为30%的时间

随着水分被吸收到 CS/HA 内部,其体积逐渐膨胀。复合材料的吸水率降低就意味着 CS/HA 复合材料在湿态环境下的膨胀度减小。通过添加不同含量的 HA 可以调控膨胀度。植入材料适度膨胀可使骨折内固定物和钻孔之间结合非常紧密,产生的膨胀力对受损的骨组织有应力刺激作用,从而促进骨组织迅速自发修复缺损处;而非膨胀体系的骨折内固定物和钻孔之间的结合就不是很紧密。该植入物与骨钻孔之间的结合不紧密的界面就形成应力集中区。因此 HA 与 CS 复合后可以通过形成临时的疏水屏障降低材料吸水率,延缓 CS/HA 复合材料的力学强度在湿态环境下的衰减,也可以控制材料在湿态环境下的膨胀度。

通过原位杂化法制备了 CS/HA 复合材料,并研究了原位杂化条件的选择、CS/HA 材料微观形貌和 HA 含量和交联作用对 CS/HA 复合材料的力学性能的影响。在详细分析 CS 乙酸溶液和 HA 前驱体各物质的 pH 基础上提出采用 KH_2PO_4 和 $Ca(NO_3)_2 \cdot 4H_2O$ 作为 HA 前驱体,这保证了壳聚糖、钙离子和磷酸根离子均可在乙酸溶液中以离子状态共存。采用预先沉积在模具内的壳聚糖凝胶膜将含有羟基磷灰石前驱体的壳聚糖溶液与凝固液隔离。此膜同时控制壳聚糖沉积与羟基磷灰石前驱体转化为羟基磷灰石的过程缓慢且有序地进行。当 pH 改变时,壳聚糖分子在负电层诱导下有序沉积并形成层状结构与羟基磷灰石原位生成,保证了羟基磷灰石以纳米尺寸均匀分散在壳聚糖基体中。原位生成的磷酸盐是羟基磷灰石和 HA 颗粒尺寸长为 100 nm,宽为 30～50 nm,且 HA 在壳聚糖基质中分散均匀,几乎没有团聚。SEM 结果表明,用原位杂化方法制备的复合材料具有层状结构,这证实了原位杂化法层-层组装的复合机理。用原位杂化法制备的 CS/HA(质量比为 100/5)纳米复合材料弯曲强度高达 86 MPa,交联后强度增加到 102 MPa,而用原位沉析法制备的弯曲强度 68 MPa。原位杂化法制备复合材料不但在实现了 CS 与 HA 分子级复合的基础上保持了必要材料的力学性能,使该材料有望用于可承重部位的骨修复;而且原位杂化制备材料的方法是在温和(常温、常压)的条件下进行。

5.5 原位杂化法制备壳聚糖/四氧化三铁纳米复合材料

磁性氧化铁颗粒(包括四氧化三铁和三氧化二铁)与生物高分子复合形成磁性生物材料在磁性细胞分离[106]、靶向药物释放系统[107]、磁共振成像[108]和诊断[109]等生物医学领域有广泛应用,这引起了材料界和医学界的共同关注。生物高分子改性的磁性氧化铁颗粒可以提高氧化铁的生物相容性和生物活性。目前与四氧化三铁复合的高分子基质主要有聚苯乙烯(PS)及其共聚物[110],特别是一些水溶性高分子如聚乙烯醇[111]、聚乙二醇[112]、聚丙烯酸[113]和生物活性大分子如 DNA[114]、蛋白质[115]和多糖[106]。临床应用的磁性氧化铁颗粒要求其粒径尺寸为 20 nm 左右,并且具有较窄的粒径分布和超顺磁性[116]。

由于四氧化三铁具有磁响应性,外加磁场可以调控其取向和分布。自然界中生物已经在地磁场作用下进行了类似的工作。研究者发现生物体中的四氧化铁颗粒是有序排列[117]的,如磁性细菌体内的四氧化三铁颗粒排列成纳米线[118]。根据磁性颗粒对外加磁场的响应性,通过调控外加磁场的强度和方向控制其有序分布和按照一定的方式组装,从而模拟生物体内有序分布的四氧化三铁。Lee 等[118]通过微型电磁场把磁性细菌按照一定规律排列,再用酶把磁性细菌消化掉,最后把剩下的四氧化三铁颗粒组装成链状和圆环。在外磁场诱导下,Sinha 等[119]将高分子改性的磁性颗粒排列成链状或取向结构。由于当粒径尺寸小于 30 nm 时,四氧化三铁颗粒具有超顺磁性,所以当撤去外加磁场时,取向的四氧化三铁又重新回到无规分布状态。

一般湿法制备高分子/四氧化三铁复合材料是用 NaOH 或氨水直接、快速沉淀分散在高分子基质中定摩尔比($n(Fe^{2+})/n(Fe^{3+}) = 1/2$)的 Fe^{2+}

和 Fe^{3+},没有考虑将外加磁场作为在制备复合材料过程中的影响因素。高分子/无机物纳米复合材料中的无机纳米颗粒在高分子基质中团聚和无规分布是材料科学中关键问题,却一直没有很好的解决方法。我们通过一步杂化法在外磁场诱导下制备壳聚糖/四氧化三铁纳米复合材料,不但实现了四氧化三铁纳米颗粒均匀分布在壳聚糖基质中,而且在外加磁场作用下把四氧化三铁颗粒组装成纳米线。更重要的是四氧化三铁纳米线被壳聚糖凝胶固定下来,当撤去外加磁场后,四氧化三铁纳米线仍保持取向状态,而不会回复到无规状态。

5.5.1 原位杂化制备壳聚糖/四氧化三铁复合材料

含有 0.582 g 四氧化三铁前驱体的混合溶液,前驱体溶液中 $n(Fe^{2+})/n(Fe^{3+})=1/2$。匀速搅拌直到壳聚糖完全溶解,配制成含有四氧化三铁前驱体的质量分数为 5%、均一亮黄的 CS 溶液,密封静置脱泡 12 h。

取少量 CS 溶液注入圆柱形模具中形成一层内膜,把多余的壳聚糖溶液倒出,再用质量分数为 5% 的 NaOH 溶液中浸泡 2 h,取出模具。用质量分数为 5% 的含有四氧化三铁前驱体的壳聚糖溶液将模具注满,然后把注满壳聚糖溶液的模具放入质量分数为 5% 的 NaOH 凝固液中并取下模具,同时把样品固定到磁场发生装置内,在外加磁场作用下生成的四氧化三铁会沿着磁力线取向排列。12 h 后将生成的外表红褐色、内部黑色的凝胶棒放入蒸馏水中漂洗至中性,放入 60 ℃ 烘箱内烘干,得到直径约为 4.5 mm、长 30 mm 的黑色壳聚糖/四氧化三铁(质量比为 94.5/5.5)复合材料。

5.5.2 原位杂化法制备四氧化三铁/壳聚糖复合材料的机理分析

采用原位杂化法制备出纳米羟基磷灰石颗粒在壳聚糖基质中均匀分散的 CS/HA 复合材料[65, 120]。对适合用原位杂化法制备壳聚糖/四氧化三铁复合材料所必须的条件总结如下:

(1)壳聚糖乙酸溶液和四氧化三铁前驱体溶液能够以离子状态共存,不出现沉淀(共存性,保证分散)。

(2)壳聚糖乙酸溶液和四氧化三铁前驱体溶液都能够与通过隔膜扩散进来的离子(如 OH^-)反应生成目标产物(反应条件重合性)。

(3)用预先沉积壳聚糖凝胶膜把壳聚糖/四氧化三铁前驱体混合溶液与凝固液隔离开(反应由膜扩散控制,保证过程缓慢且有序)。

(4)原位杂化法的关键是预先沉积壳聚糖凝胶膜不但可以控制壳聚

糖缓慢、有序地沉积,也同时控制四氧化三铁前驱体逐步转化为四氧化三铁(反应高效性,即两个反应在一步内完成)。

　　壳聚糖分子侧链上氨基是使壳聚糖在不同 pH 下以固体或溶液状态存在的本质因素。壳聚糖在质量分数为 2% 的乙酸溶液中因氨基被质子化破坏了壳聚糖中的氢键而溶解,而当 pH>6.5 时因氨基去质子化而重新沉析出来。壳聚糖是一种良好的金属离子络合剂,可以通过自由的氨基络合或者吸附 Fe^{2+} 和 Fe^{3+}[121]。因此壳聚糖在一定程度上可以避免四氧化三铁前驱体中 Fe^{2+} 在脱泡过程中被氧化[122]。研究表明,在 pH=2～5 的范围内,壳聚糖吸附 Fe^{2+} 和 Fe^{3+} 量随 pH 增大而增加。原因是在 pH 升高时,质子化的氨基转化为自由的氨基,从而吸附更多的金属离子。当 pH>6.5 时,壳聚糖本身会沉析出来,金属离子也会生成相应的氢氧化物沉淀,因此壳聚糖吸附金属离子的量也不会增大。壳聚糖络合和吸附金属离子最适合 pH=4 左右,而质量分数为 4% 壳聚糖乙酸溶液 pH 也为 4。

　　在制备壳聚糖/四氧化三铁水凝胶的过程中,类似于胶囊的圆柱形壳聚糖膜将含有四氧化三铁前驱体的壳聚糖溶液和质量分数为 5% 的 NaOH 凝固液隔开(图 5.41)。由于膜外的 OH^- 浓度大于膜内的 OH^- 浓度,所以 OH^- 就向膜内渗透遇到质子化壳聚糖就发生酸碱中和。与此同时,CH_3COO^- 也向膜外渗透,Na^+ 向膜内渗透,直到膜内外的离子浓度相等。由于壳聚糖凝胶膜只允许小分子(H^+,CH_3COO^-,OH^-,Na^+ 和 H_2O)凝固液与壳聚糖/四氧化三铁前驱体溶液之间通过预先沉积壳聚糖凝胶膜扩散,而与壳聚糖发生络合作用的离子(Fe^{2+},Fe^{3+})由于处在黏度较大壳聚糖溶液中导致扩散困难,壳聚糖分子则根本不能透过该膜,其中 OH^- 因梯度大和 H^+ 因离子半径小,它们扩散速度比其他离子快。预先沉积壳聚凝胶糖膜控制壳聚糖的沉积与前驱体转化为四氧化三铁同时进行,而且使该过程缓慢且有序。在 CS 沉析的同时,四氧化三铁前驱体与渗透进来的 OH^- 作用下原位生成四氧化三铁,因而保证四氧化三铁以纳米尺寸均匀分散在壳聚糖基体中,实现壳聚糖与四氧化三铁分子级的复合。新生成的四氧化三铁颗粒在外加磁场作用下会沿着磁力线方向取向(图 5.41)。取向后的四氧化三铁颗粒被同时沉析壳聚糖凝胶所固定,在撤去外加磁场时仍能保持取向,而不会回复到无规状态。

　　一般制备壳聚糖/四氧化三铁复合材料方法是将 NaOH 或氨水直接加入到含有四氧化三铁前驱体的壳聚糖溶液中,使壳聚糖快速、无序沉积和生成的四氧化三铁也以无规状态分布在壳聚糖基质中。在制备壳聚糖/四

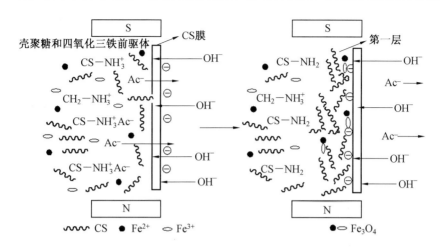

图 5.41　磁场诱导下合成壳聚糖/四氧化三铁复合材料

氧化三铁复合材料时也没有考虑外加磁场对复合材料的影响,或者是不便于施加外加磁场。原位杂化法制备壳聚糖/四氧化三铁复合材料过程是被一层预先沉积的壳聚糖膜控制。质子化的壳聚糖在遇到通过浓度梯度扩散进来的 OH^- 时缓慢、有序沉析在预先沉积的壳聚糖膜上。OH^- 的扩散速度受 OH^- 梯度和生成的壳聚糖凝胶膜厚度的影响。由于合成的四氧化三铁具有磁响应性,外加磁场可以调控原位生成的四氧化三铁颗粒的取向。

5.5.3　壳聚糖/四氧化三铁复合材料的物相与形貌

用 X-射线衍射测试来测定分散在壳聚糖中氧化铁的物相。图 5.42 分别为壳聚糖/四氧化三铁复合材料(a)和壳聚糖(b)的 X-射线衍射。在

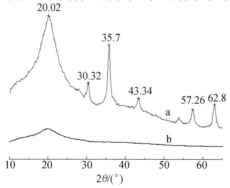

图 5.42　壳聚糖/四氧化三铁复合材料和壳聚糖的 XRD 图谱
a—壳聚糖/四氧化三铁复合材料;b—壳聚糖

谱线(a)和(b)中 $2\theta = 20°$ 出现的是壳聚糖的衍射峰。谱线(a)中 $2\theta =$ 30.3°,35.7°,43.3°,57.6°,62.8°处出现尖锐的衍射峰是四氧化三铁的特征峰。因此得出用原位杂化法制备氧化铁/壳聚糖复合材料中的氧化铁的确是四氧化三铁。可计算出四氧化三铁晶粒的平均尺寸为 11 nm。

采用 TEM 研究壳聚糖基质中四氧化三铁颗粒的尺寸及分布状态。图 5.43 为壳聚糖和在磁场诱导下合成壳聚糖/四氧化三铁复合材料的 TEM 形貌。对比图 5.43(a)和(b)可以得出,图 5.43(b)中的黑色小点为四氧化三铁的颗粒,尺寸为 10~20 nm,而且四氧化三铁颗粒均匀地分散在壳

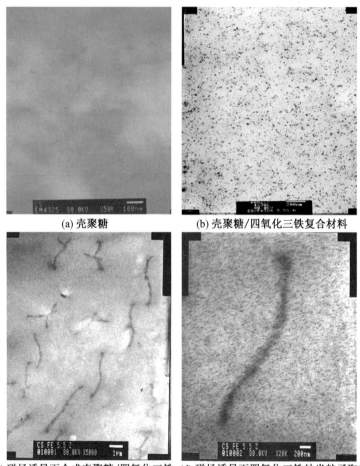

(a) 壳聚糖 　(b) 壳聚糖/四氧化三铁复合材料

(c) 磁场诱导下合成壳聚糖/四氧化三铁　(d) 磁场诱导下四氧化三铁纳米粒子取向排列
　　复合材料　　　　　　　　　　　　　　　　复合材料

图 5.43　壳聚糖和在磁场诱导下合成壳聚糖/四氧化三铁复合材料的 TEM 形貌

聚糖基质中,没有发生团聚现象。与外加磁场垂直方向的四氧化三铁几乎不受外磁场影响,仍保持无规均匀地分散在壳聚糖基质中。与外加磁场平行方向的情况则截然不同(图 5.43(c)(d))。四氧化三铁纳米颗粒在外加磁场作用下聚集并被组装成纳米线,这种纳米线与磁性细菌体内的纳米线类似。特别指出,四氧化三铁纳米线被壳聚糖凝胶固定,即使是样品干燥和撤去外加磁场后仍能保存下来。结果表明,壳聚糖中四氧化三铁纳米线的产生是由外加磁场引起的,与磁性细菌体内四氧化三铁纳米线在地球磁场作用形成的机理相似。外加磁场不但可以根据不同方向控制四氧化三铁颗粒的形状,还能控制其取向,甚至形成特殊结构,如线状(图 5.43(d))或环状。

5.5.4 壳聚糖/四氧化三铁复合材料磁性能

当四氧化三铁颗粒尺寸小于 30 nm 时具有超顺磁性。理想超顺磁性特点是其磁滞回线上零剩磁和零矫顽力。图 5.44 为壳聚糖/四氧化三铁复合材料的磁滞回线。从图 5.44 可以得到复合材料的饱和磁化强度为 50.54 emu/g;复合材料的磁滞回线是零剩磁和零矫顽力。壳聚糖中四氧化三铁的饱和磁化强度是块体四氧化三铁磁化强度(92 emu/g)的 54%。当把图 5.44 局部放大,可以看出复合材料是具有很小的剩磁和矫顽力,剩磁为 0.22 emu/g(以四氧化三铁计),矫顽力为 14.8 Oe。从图 5.44 中磁化曲线的斜率可计算出复合材料的磁化系数为 4.26×10^{-3} emu/g。因此得出分散在壳聚糖基质中的纳米四氧化三铁具有超顺磁性且颗粒尺寸小于 30 nm,与从透射电镜图片得到尺寸范围相符,这说明原位杂化法制备的四氧化三铁颗粒生成后,由于壳聚糖的限制作用,没有进一步地长大,以单畴结构存在。

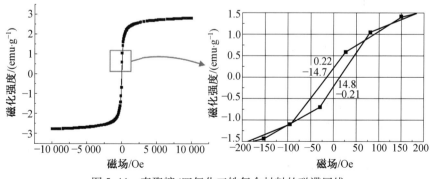

图 5.44　壳聚糖/四氧化三铁复合材料的磁滞回线

293

在外加磁场作用下通过原位杂化法制备了壳聚糖/四氧化三铁纳米复合材料。原位杂化法的关键是预先沉积壳聚糖凝胶膜在控制壳聚糖沉析的同时也控制了四氧化三铁前驱体在外加磁场作用转化为四氧化三铁。更重要是,在一步过程内完成了壳聚糖沉析、纳米四氧化三铁颗粒制备并实现复合材料的成型加工。XRD 测试结果表明分散在壳聚糖中的氧化铁为四氧化三铁。TEM 结果证实尺寸大小为 10~20 nm 的四氧化三铁颗粒均匀地分散壳聚糖中,几乎没有团聚;与磁场垂直的方向维持四氧化三铁颗粒的原始分散状态,与磁场平行方向的四氧化三铁颗粒被外加磁场组装成纳米线。磁性测试表明磁性壳聚糖中的四氧化三铁具有超顺磁性,与 TEM 获得颗粒尺寸相符。

5.6　原位杂化法制备四氧化三铁/羟基磷灰石/壳聚糖纳米仿生骨材料

磁性生物材料已经被广泛应用在生物医学的众多方面,如磁共振成像,磁共振造影,在磁场诱导下的特定部位的药物输送,癌症细胞的热疗等[123-126]。研究证明,外加的恒定磁场、脉冲磁场或交变磁场能够刺激骨组织修复[127]、改善局部血液循环和促进钙盐沉积形成类骨磷灰石[128]。在组织长入材料过程中,应力刺激或电磁刺激能够产生促进组织长入材料[11, 129, 130]。磁性纳米颗粒最显著的性能是具有磁响应性,外加磁场可通过磁响应物质把磁力转化为应力或热能,而应力刺激有利于骨组织生长。外加磁场能刺激原始细胞分化和促进骨细胞生长,加速骨缺损愈合,缩短疗程,但不能完成较大骨缺损连接的特性。羟基磷灰石可以填充较大骨缺损,具有骨组织生长引导性和诱导性,但无刺激新骨形成的能力。徐晓红等[74]采用烧结的方法制备出了磁性磷酸钙骨修复材料,动物体试验结果表明磁性生物陶瓷对外加磁场产生的响应确实能对新骨的形成起促进作用,且没有产生毒副作用,但材料的弯曲强度为 23.4 MPa,与骨修复材料的要求强度还有差距。

骨中的纳米羟基磷灰石颗粒呈取向分布,而原位杂化法制备的CS/HA复合材料中,纳米羟基磷灰石呈无规分布。因此在 CS/HA 复合材料中实现羟基磷灰石纳米颗粒的取向分布是仿骨材料的一个重要问题。因此在现有的具有良好力学性能的 CS/HA 骨修复材料中引入具有磁响应的磁性材料,则可制备出既能激发新骨形成并具有骨组织生长诱导性的骨缺损修复材料,又可利用外加磁场调控磁性粒子取向分布。本章在成功制备了两组分复合材料如壳聚糖/羟基磷灰石,壳聚糖/四氧化三铁复合材料的基础上,进一步研究原位杂化法制备三组分四氧化三铁/羟基磷灰石/壳聚糖复合材料,并在试图实现外加磁场作用下采用四氧化三铁诱导羟基磷灰石取向。

5.6.1 含有四氧化三铁、羟基磷灰石前驱体的壳聚糖溶液

按表 5.12 所述的将 $Ca(NO_3)_2 \cdot 4H_2O$ 和 KH_2PO_4 加入到体积分数为 2% 的醋酸溶液。将 CS 加入到质量分数为 2% 的醋酸溶液中,再慢慢加入 HA 前驱体溶液,最后快速加入 $FeCl_2$ 溶液和 $FeCl_3$ 溶液(pH<1),获得形成含有 HA 和 Fe_3O_4 前驱体的均一的 CS 溶液。然后将含有四氧化三铁、羟基磷灰石前驱体的壳聚糖溶液慢慢注入预先沉积壳聚糖凝胶膜的模具,然后浸入在磁场环境中的凝固液中,将形成四氧化三铁/羟基磷灰石/壳聚糖凝胶棒在凝固液中浸泡 24 h,获得四氧化三铁/羟基磷灰石/壳聚糖棒材。

表 5.12　壳聚糖溶液中四氧化三铁质量分数和羟基磷灰石前驱体质量

四氧化三铁质量分数/%	壳聚糖/g	$FeCl_3 \cdot 6H_2O$/g	$FeCl_2 \cdot 4H_2O$/g	$Ca(NO_3)_2 \cdot 4H_2O$/g	KH_2PO_4/g
4.97	25	1.689 4	1.242 6	7.346 1	2.539 9
7.28	25	2.703 0	1.988 2	11.753 7	4.063 7

5.6.2 原位杂化法制备四氧化三铁/羟基磷灰石/壳聚糖复合材料的机理

采用原位杂化法制备壳聚糖/羟基磷灰石和壳聚糖/四氧化三铁纳米复合材料,因此对于原位杂化法制备壳聚糖/无机粒子复合材料必须满足以下条件。

(1)共存性:壳聚糖乙酸溶液(高分子溶液)和无机物前驱体(如羟基磷灰石或四氧化三铁前驱体)能够以离子状态共存,不出现沉淀(共存性,保证分散)。

(2)重合性:壳聚糖乙酸溶液(高分子溶液)和无机物前驱体(如羟基磷灰石或四氧化三铁前驱体)都能够与通过隔膜扩散进来的离子(如 OH^-)反应生成目标产物(反应条件的重合性)。

(3)同步性:壳聚糖(高分子)的沉析反应和无机物前驱体转化为无机物的生成反应具有同步性(保证二者原位杂化)。

(4)控制性:用预先沉积壳聚糖凝胶膜(隔膜)把壳聚糖(高分子)/无机物前驱体混合溶液与凝固液隔离开(反应由膜扩散控制,保证过程缓慢

且有序)。

(5)高效性:原位杂化法的关键是预先沉积壳聚糖凝胶膜(隔膜)不但可以控制壳聚糖(高分子)缓慢、有序地沉积,也同时控制无机物前驱体逐步转化为无机物,还能同时实现复合材料的成型(高效性,即两个反应与材料成型在一步内完成)。

根据原位杂化法制备壳聚糖/羟基磷灰石和壳聚糖/四氧化三铁纳米复合材料试验得出羟基磷灰石前驱体可选择 KH_2PO_4 和 $Ca(NO_3)_2 \cdot H_2O$,四氧化三铁前驱体可选择 $FeCl_3 \cdot 6H_2O$ 和 $FeCl_2 \cdot 4H_2O$。与制备二组分壳聚糖/无机纳米复合材料不同,在制备三组分复合材料时,由于在含有四氧化三铁前驱体和羟基磷灰石前驱体的壳聚糖溶液中涉及多种离子,而且几种离子间会发生沉淀反应,因此要达到多种离子的共存性有一定困难。特别是 Fe^{3+} 可以与 CH_3COO^-,$H_2PO_4^-$,HPO_4^{2-} 产生 $FePO_4$ 或 $Fe(CH_3COO)_3$ 沉淀,反应式如下:

$$Fe^{3+}+3CH_3COO^- \Longleftrightarrow Fe(CH_3COO)_3 \downarrow \tag{5.7}$$

$$Fe^{3+}+HPO_4^{2-}+CH_3COO^- \Longleftrightarrow FePO_4 \downarrow +CH_3COOH \tag{5.8}$$

$$Fe^{3+}+H_2PO_4^-+2CH_3COO^- \Longleftrightarrow FePO_4 \downarrow +2CH_3COOH \tag{5.9}$$

$$[Fe(H_2O)_6]^{3+}+H_2O \Longleftrightarrow [Fe(OH)(H_2O)_5]^{2+}+H_3O^+ \tag{5.10}$$

$$(水解常数 K_1 = 10^{-3.5})$$

碱金属的乙酸盐与 Fe^{3+} 可以形成红色的乙酸铁沉淀。磷酸根与 Fe^{3+} 生成磷酸铁沉淀。磷酸铁沉淀能溶于稀的无机酸,但不溶于乙酸。因此在加入 Fe^{3+} 前把该溶液的 pH 调节到 1 左右,然后再加入可以避免各离子间产生沉淀,保证了壳聚糖与各种离子的共存性。因此调节 pH 不但能避免多种离子共存时产生沉淀,而且可以阻止 Fe^{3+} 的水解。

壳聚糖乙酸溶液的 pH 为 4.2,小于壳聚糖的 pK_a 值[16],根据 Lewis 酸碱平衡理论在乙酸溶液中壳聚糖分子链上氨基主要以—NH_3^+形式存在,同时由于氨基中的氮原子有孤电子对,具有良好的络合能力,能与含有 Ca^{2+} 和 Fe^{3+} 形成络合物[97, 131-134],特别是壳聚糖可以与 Fe^{2+} 形成复合物,防止 Fe^{2+} 在脱泡过程被氧化,起到稳定化离子作用。Bhatia 等[122]采用 Mossbauer 谱研究壳聚糖与亚铁离子相互作用,证明了壳聚糖可以部分稳定亚铁离子,并根据复合物中壳聚糖中氨基、水以及亚铁离子含量得出 2 mol 的氨基和 4 mol 的氧与 1 mol 的 Fe(II)配位,进而得到可能的结构是 $[Fe(H_2O)_{4-x}(Glu)_2Cl_x]Cl_{3-x} \cdot xH_2O$,所以可以得出壳聚糖-Fe(II)复合物可能以五或者六配位,一分子的水提供氧,两个糖单元提供氮和氧。另外壳聚糖分子侧链上的氨基或羟基与金属离子配位,可以作为纳米颗粒生成位点,这类似于生物体中的化学反应有机基质界面的活性官能团的活性位点从组成、结构、形态决定了无机物质的有规律地成核,它的存在决定了无机颗粒的空间取向和结构。

预先沉积壳聚糖凝胶膜将含有四氧化三铁、羟基磷灰石前驱体的壳聚糖溶液与凝固液隔开(图5.45)。壳聚糖凝胶膜只允许小分子(Na^+,OH^-,CH_3COO^-,Cl^-)在浓度梯度的驱动下扩散,而与壳聚糖分子形成络合物的离子(Ca^{2+},Fe^{2+},Fe^{3+})扩散会受到限制,壳聚糖分子则根本不能通过。聚集在壳聚糖凝胶膜右侧 OH^- 形成负电层,与此同时聚在壳聚糖膜左侧 H^+ 和 $CS-NH_3^+$ 形成正电层(图5.45)。膜两侧带有双电层能诱导质子化壳聚糖分子沉积时按照与负电层有最大接触概率的原则排列,即壳聚糖分子链应倾向平铺地沉积在壳聚糖膜上,故壳聚糖分子在双电层作用下可以有序沉积。引起壳聚糖分子的沉积,原理可由以下的方程式表达:

$$CS-NH_2+HAc \longrightarrow CS-NH_3^++CH_3COO^- \tag{5.11}$$

$$CS-NH_3^++OH^- \longrightarrow CS-NH_2+H_2O \tag{5.12}$$

$$Fe^{2+}+2Fe^{3+}+8OH^- \longrightarrow Fe_3O_4\downarrow+4H_2O \tag{5.13}$$

$$10Ca^{2+}+6H_2PO_4^-+14OH^- \longrightarrow Ca_{10}(PO_4)_6(OH)_2\downarrow+12H_2O \tag{5.14}$$

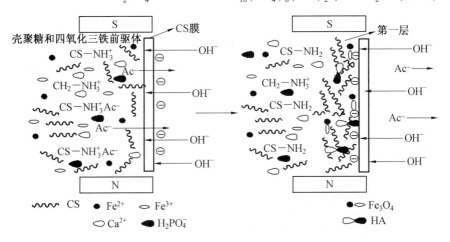

图5.45　原位杂化法合成四氧化三铁/羟基磷灰石/壳聚糖复合材料

与此同时,四氧化三铁前驱体和羟基磷灰石前驱体与渗透进来的 OH^- 作用下原位生成四氧化三铁和羟基磷灰石,因而保证无机物粒子以纳米尺寸均匀分散在壳聚糖基体中,实现四氧化三铁、羟基磷灰石与壳聚糖形成分子级的复合。新生成的磁性颗粒在外加磁场作用下会沿着磁力线方向取向。取向后的磁性颗粒被同时沉析壳聚糖凝胶所固定,在撤去外加磁场时仍能保持取向,而不会回复到无规状态。

采用原位沉析法制备了 CS/HA 复合材料,其弯曲强度为 68 MPa;采用原位杂化法制备了 CS/HA 复合材料,其弯曲强度为 86 MPa。两种复合材料中 HA 都是呈无规分布的,其中原位沉析法制备的复合材料中存在 HA 颗粒分散不均匀和 HA 与 CS 基质之间界面作用力小,而原位杂化法实现了纳米 HA 均匀分散在壳聚糖中而不团聚,使复合材料力学性能提高了26%。当在外加磁场作用下,采用原位杂化法制备的四氧化三铁/羟基磷灰石/壳聚糖复合材料使磁性 HA 颗粒取向后,其弯曲强度为 105 MPa,是新鲜兔子股骨强度的77%,比无规分布的 CS/HA 复合材料的强度分别提高了54%和22%(表5.13)。这说明取向作用也可以使复合材料弯曲强度提高。

表5.13 壳聚糖/无机矿物复合材料弯曲强度及粒子分布状态

样品	弯曲强度/MPa	粒子分布状态
共混法 CS/HA	68±6	微米尺度且呈无规分布的 HA 颗粒
原位杂化法 CS/HA	86±7	纳米尺度且呈无规分布的 HA 颗粒
原位杂化法 CS/HA/Fe_3O_4	105±5	纳米尺度且呈取向分布的 HA 颗粒
兔子股骨	137±24	纳米尺度且呈取向分布的 HA 颗粒

图5.46 所示为四氧化三铁/羟基磷灰石/壳聚糖复合材料 XRD 谱图。$2\theta = 20.0°$处的峰是壳聚糖的特征衍射峰,由于壳聚糖基质的结晶性能较差,故其峰是弥散的宽峰。图5.46 中在 $2\theta = 30.3°,35.6°,43.3°$和$62.8°$处的峰为 Fe_3O_4 的特征衍射峰,而在 $2\theta = 26°,32.3°$和$39.9°$处的峰为 HA 特征衍射峰。

5.6.3 四氧化三铁/羟基磷灰石/壳聚糖复合材料的磁性能

当磁性颗粒的尺寸小于 30 nm 时就可以被看作磁性单畴,而相邻晶粒的磁化是由晶粒的各向异性和晶粒间的磁相互作用来控制的,壳聚糖的存在对四氧化三铁晶粒间的距离影响是很大的。从表5.14 可以得出,材料的饱和磁化强度随着 Fe_3O_4 含量的增加而增大。图5.47 是不同四氧化三铁含量的 Fe_3O_4/HA/CS 复合材料的磁滞回线,可以看出材料的剩磁几乎为零,是典型的超顺磁性材料,而且随着 Fe_3O_4 含量增加,磁性材料的矫顽力减小,这说明 Fe_3O_4 颗粒尺寸在变小,更加接近单磁畴。

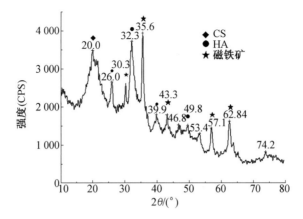

图 5.46 四氧化三铁/羟基磷灰石/壳聚糖复合材料 XRD 图谱

表 5.14 不同四氧化三铁含量的 Fe_3O_4/HA/CS 复合材料的磁性能

四氧化三铁质量分数/%	饱和磁化强度/(emu·g^{-1})	饱和磁化强度理论值/%
4.97	35.80	39
7.28	46.84	51

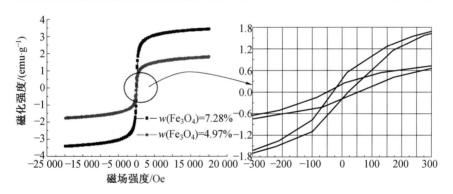

图 5.47 不同四氧化三铁含量的 Fe_3O_4/HA/CS 复合材料的磁滞回线

5.6.4 无机矿物粒子在壳聚糖基质中的形貌与分布

采用原位杂化法制备了 CS/HA 和 CS/Fe_3O_4 纳米复合材料,尽管二者在壳聚糖基质中含量一样,但无机粒子形貌完全不同。HA 颗粒呈条状或叶片状(图 5.48(a)、(b)),长为 100 nm,宽为 20~50 nm,而四氧化三铁颗粒几乎呈球状,直径为 15~20 nm(图 5.48(c)(d))。

采用原位杂化法制备 Fe_3O_4/HA/CS(质量比为 2.5/2.5/95)的纳米复

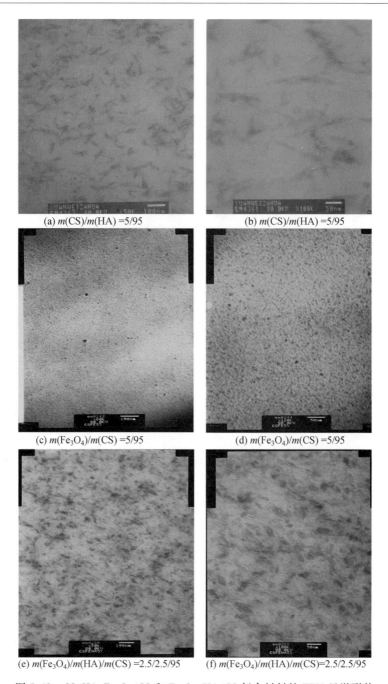

(a) $m(CS)/m(HA) = 5/95$　　　　　　(b) $m(CS)/m(HA) = 5/95$

(c) $m(Fe_3O_4)/m(CS) = 5/95$　　　　　　(d) $m(Fe_3O_4)/m(CS) = 5/95$

(e) $m(Fe_3O_4)/m(HA)/m(CS) = 2.5/2.5/95$　　(f) $m(Fe_3O_4)/m(HA)/m(CS) = 2.5/2.5/95$

图 5.48　CS／HA，Fe_3O_4／CS 和 Fe_3O_4／HA／CS 复合材料的 TEM 显微形貌

合材料。复合材料的微观形貌更加复杂,既存在叶片的 HA,也存在颗粒状的四氧化三铁,且二者非常均匀地混合在一起。但由于 HA 颗粒与四氧化三铁颗粒形貌有明显的差异,再加上根据原位杂化法制备 Fe_3O_4/HA/CS 复合材料具有超顺磁性,即四氧化三铁颗粒肯定小于 30 nm。根据无机粒子的形貌和尺寸区分 HA 和四氧化三铁,因此从图5.48(e)和(f)中可以得出四氧化三铁颗粒与 HA 是共生存在。

5.6.5 四氧化三铁/羟基磷灰石/壳聚糖复合材料微观结构

从图5.49看出,分散在壳聚糖基质中的长条状无机颗粒的尺寸长为 100~150 nm,宽为 50 nm,且分散均匀,没有明显的团聚现象出现。无机粒子与壳聚糖基质之间的界面模糊,说明二者之间界面黏结性能良好。骨中的羟基磷灰石晶体是沿着胶原纤维的长轴方向有序排列,这使得骨具有优异的力学性能。在外加磁场的作用下,具有磁响应性的 Fe_3O_4 颗粒会沿着磁力线取向,有规律地排布在壳聚糖基质中。原位杂化法实现了纳米四氧化三铁颗粒与羟基磷灰石的纳米颗粒的共生,当有外加磁场时,含有四氧化三铁的 HA 颗粒在磁场作用下可以取向。从图5.49 中还可以得出,无机颗粒沿着箭头方向具有明显的取向性,这是由于生成的磁性羟基磷灰石在外加磁场作用下取向的结果。

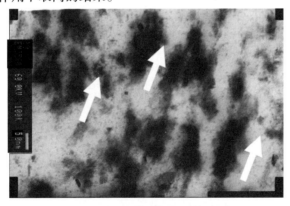

图5.49　磁场诱导下合成 Fe_3O_4/HA/CS 复合材料的 TEM 显微形貌

在原位杂化法制备二组分壳聚糖/无机物纳米复合材料基础上,进一步对该方法进行拓展,通过调整前驱体 pH 的手段实现了壳聚糖溶液与羟基磷灰石前驱体、四氧化三铁前驱体共存的条件,最终实现了采用原位杂化的方法制备了四氧化三铁/羟基磷灰石/壳聚糖三组分的纳米复合材料。XRD 和 TEM 结构证实无机物颗粒以纳米尺寸分布在壳聚糖基质中,且存在四氧化三铁和羟基磷灰石共生的情况,并在外加磁场下无机颗粒有一定的取向。磁性测试表明该复合材料中的四氧化三铁具有超顺磁性。在外加磁场环境中原位杂化法制备四氧化三铁/羟基磷灰石/壳聚糖纳米复合材料的弯曲强度高达 105 MPa,比原位杂化法和原位沉析法制备 CS/HA 复合材料的强度分别提高了 22% 和 54%。原位杂化法实现了在温和条件下一步内制备四氧化三铁/羟基磷灰石/壳聚糖纳米复合材料,使该复合材料不但具有羟基磷灰石的骨组织生诱导性和引导性,而且具有磁响应性,更重要的是在骨缺损修复中可引入外加磁场因素,使复合材料具有刺激组织修复功能。

5.7 原位沉析法制备的壳聚糖水凝胶结构的机制

高分子聚集态结构是指高分子链之间的排列和堆砌结构。高分子材料的使用性能直接决定于在加工成型过程中形成的聚集态结构。原位沉析法制备的壳聚糖材料弯曲强度高达 92 MPa,是松质骨材料的 4 ~ 7 倍,是密质骨的 60%。原位杂化法制备壳聚糖/羟基磷灰石弯曲强度高达 86 MPa,壳聚糖/四氧化三铁/羟基磷灰石材料弯曲强度甚至高达105 MPa。原位沉析法制备的壳聚糖水凝胶的聚集态结构是研究壳聚糖基复合材料中的核心科学问题之一。

激光共聚焦显微镜(laser scanning confocal microscopy,LSCM)是在荧光显微镜成像基础上加装了激光扫描装置,经过计算机图像处理,使用紫外或可见光激发荧光探针,从而得到细胞或组织内部微细结构的荧光图像。由于壳聚糖本身不含有荧光基团,无法在 LSCM 下观察其微结构。因此若将荧光基团引入壳聚糖后,LSCM 将是用来研究壳聚糖水凝胶微结构的强有力工具[135-137]。荧光物质,如异硫氰酸荧光素(图 5.50)、荧光素、罗丹明 B 等,在免疫组织化学中通过特异抗原、抗体反应标记细胞或组织上原位抗原或抗体成分,可利用 LSCM 进行原位定性或定量测定其微结构。壳聚糖用荧光颜料异硫氰酸荧光素(fluorescein isothiocyanate,FITC)标记不但能够扩展研究壳聚糖在氢氧根梯度场下组装壳聚糖水凝胶的有序结构的手段,而且也为跟踪壳聚糖植入材料降解过程以及降解产物在体内组织器官中的分布提供了方便[138]。FITC 是黄色粉末,溶于水,呈黄绿色荧光,具有较高的量子产率,最大吸收波长为 490 ~ 495 nm,荧光最大发射波长为 510 ~ 520 nm。

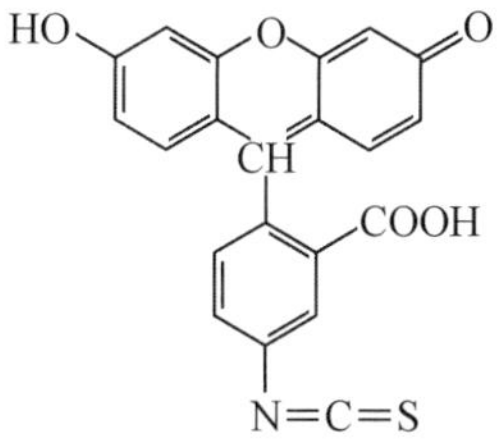

图 5.50 异硫氰酸荧光素的分子结构式

5.7.1 FITC 标记壳聚糖

在 FITC 中(以 R—N=C=S 表示)荧光素为荧光基团,异硫氰酸酯是高反应活性基团,可以与壳聚糖侧链上氨基反应。将 0.022 g FITC(标记量为壳聚糖中氨基摩尔数的 0.5%)溶于乙醇,缓慢加入质量分数为 2% 的壳聚糖乙酸溶液,避光反应 45 h,得到黄色的 FITC 标记壳聚糖。用 NaOH 溶液沉淀 FITC 标记壳聚糖,用透析装置(截留相对分子质量为 1 500)在蒸馏水中透析 1 周,以分离未反应的 FTIC。用紫外-可见分光光度计(UV-vis,UV-2401PC)检测透析液中不出现 FTIC 的特征吸收峰,冷冻干燥获得 FITC 标记壳聚糖。用荧光光谱仪(F-4500 FL Spectrophotometer)测试激发光谱(Excitation,EX,扫描范围为 200~518 nm)和发射光谱(Emission,EM,扫描范围为 455~700 nm)。

$$R—N{=}C{=}S + CS—NH_2 \longrightarrow R—NH—\overset{\overset{\displaystyle S}{\|}}{C}—NH—CS \quad (5.15)$$

图 5.51 为不同浓度 FITC 标记壳聚糖的荧光发射光谱,其最大荧光发射波长为 519 nm 左右。图 5.52 所示为 FITC 标记壳聚糖浓度与在 519 nm 的荧光强度关系。FITC 标记壳聚糖的吸收峰强度在一定浓度范围(0.08~0.6 mg/mL)内随浓度增大而增大,在 1.2 mg/mL 时明显偏离线性范围。随着壳聚糖浓度增大,由于壳聚糖分子链之间距离缩短,分子间的氢键作用导致壳聚糖分子链构象从舒展链到卷曲的线团,导致部分荧光淬灭,强度下降,这也说明在高浓度的壳聚糖溶液中存在分相行为[139]。随着 FITC 标记壳聚糖浓度增加,其最大发射波长也增大(见表 5.15),这可能随着 FITC 标记壳聚糖浓度增加由于壳聚糖分子间形成氢键作用。因此从 FITC 标记壳聚糖的外观,壳聚糖/FITC 标记壳聚糖复合水凝胶 LSCM 图像,荧光光谱结果证明了 FITC 被标记在壳聚糖分子上。

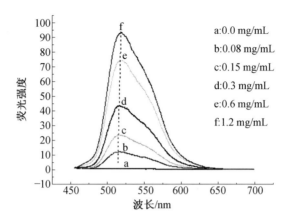

图 5.51　不同浓度 FITC 标记壳聚糖的荧光发射光谱

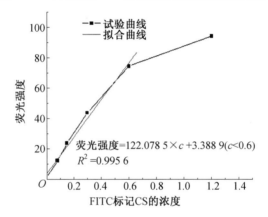

图 5.52　FITC 标记壳聚糖浓度与在 519 nm 的荧光强度关系

表 5.15　不同浓度 FITC 标记壳聚糖的荧光发射波长

FITC 标记壳聚糖质量浓度/(mg·mL^{-1})	发射波长/nm
0.08	516
0.15	516.8
0.3	517
0.6	518.6
1.2	519.4

5.7.2　原位沉析法制备壳聚糖/FITC 标记壳聚糖复合水凝胶

不同含量 FITC 标记壳聚糖的壳聚糖(质量分数为 3%,0.5%,

0.05%)在 CLSM 下观察,FITC 标记壳聚糖凝胶呈现明亮色(图 5.53)。在 CLSM 下观察发现合适的观测浓度 c 为 $0.05\% < c < 0.5\%$,试验中选择 0.5% 为研究浓度。

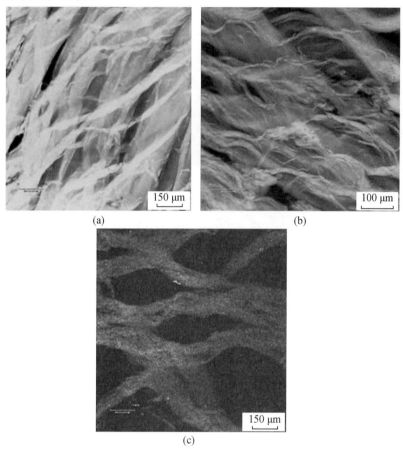

(a)   (b)

(c)

图 5.53　不同 FITC 标记壳聚糖含量的壳聚糖水凝胶荧光显微镜照片

5.7.3　有序结构的壳聚糖水凝胶

原位沉析法制备的同心层状壳聚糖水凝胶棒材($\Phi = 16\text{ mm}, L = 180\text{ mm}$),其横截面和纵剖面照片如图 5.54 所示。图 5.54 显示原位沉析法制备的壳聚糖水凝胶具有类树木年轮既获得了同心层状结构壳聚糖水凝胶。环状结构厚度为 0.5 mm,呈现周期变化。树木年轮记录了树木的年龄,更重要的是记录了树木生长过程中四季变化、环境变化和气候变化等诸多信息。与记录树木生长环境信息的树木年轮结构一样,原位沉析法制备的壳聚糖水凝胶具有类似树木年轮的结构——仿木年轮结构,也记录了原位沉析法制备壳聚糖过程中,与质子化壳聚糖反应的 OH⁻浓度非线性和周期性变化的信息。将壳聚糖水凝胶的仿木年轮结构抽象化(图5.54(c))。

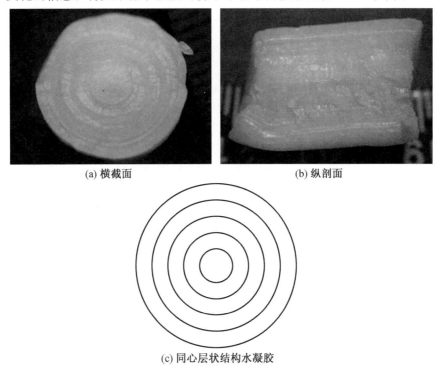

(a) 横截面　　　　　　　　　(b) 纵剖面

(c) 同心层状结构水凝胶

图5.54　原位沉析法制备的同心层状壳聚糖水凝胶棒材横截面与
纵剖面照片及同心层状结构水凝胶示意图

从壳聚糖凝胶的从断面上可以看到原位沉析法制备的壳聚糖水凝胶的结构是有序的,即在 OH⁻梯度诱导下形成壳聚糖纤维组装辐条状有序沉积在预先沉积的壳聚糖凝胶模板上(图5.55(a))。FITC 标记壳聚糖凝胶在 CLSM 下观察,FITC 标记壳聚糖凝胶呈现亮白色,壳聚糖纤维呈现树枝状分叉(图5.55(b))。

图5.56 为冷冻干燥壳聚糖水凝胶横截面和纵剖面 SEM 显微形貌,图5.56 中箭头所指为 OH⁻浓度梯度方向,从 NaOH 溶液侧指向壳聚糖溶液侧。图5.56(a)中壳聚糖纤维沿着 OH⁻渗透方向朝中心汇聚,说明浓度梯度对壳聚糖纤维有组装作用。而且采用壳聚糖水凝胶中的水作为致孔剂,制备可具有适合细胞生长的大孔结构支架材料(图5.56(b))。从纵剖面(图5.56(c))更清楚地看到壳聚糖纤维在 OH⁻浓度梯度诱导下沿着 OH⁻

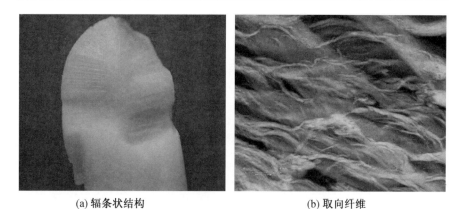

(a) 辐条状结构 　　　　　　　　　　(b) 取向纤维

图 5.55　FITC 标记壳聚糖水凝胶中呈现的辐条状结构和取向纤维

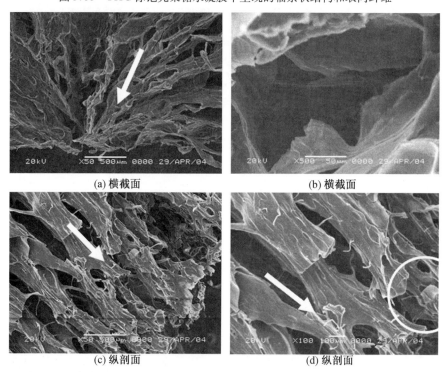

(a) 横截面 　　　　　　　　　　　(b) 横截面

(c) 纵剖面 　　　　　　　　　　　(d) 纵剖面

图 5.56　冷冻干燥壳聚糖水凝胶横截面和纵剖面 SEM 显微形貌
（箭头所示为 OH⁻浓度梯度方向）

渗透方向有序排列。更重要的是壳聚糖纤维是中空的(图 5.56(d))，而且纤维之间也存在连接点，这对提高材料力学性能有很大帮助，也可使应力发生转向。原位沉析方法制备壳聚糖水凝胶材料是通过 OH^- 浓度梯度场诱导下组装成具有类似车轮辐条的有序结构。壳聚糖水凝胶的车轮辐条状结构如图 5.57 所示。

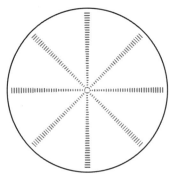

图 5.57 原位沉析法壳聚糖水凝胶中车轮辐条状结构示意图

为了更清楚地阐述原位沉析方法制备壳聚糖水凝胶中 OH⁻浓度梯度诱导下对壳聚糖纤维的有序组装现象,采用原位沉析法制备 FITC 标记壳聚糖/壳聚糖复合水凝胶,复合水凝胶在 LSCM 下显示亮白色荧光。图 5.58所示为 FIFC 标记壳聚糖水凝胶中呈螺旋纤维排列形貌。FITC 标记壳聚糖在复合水凝胶中质量分数仅为壳聚糖 0.5%。图 5.58 中复合水凝胶中壳聚糖纤维状按照 OH⁻浓度梯度方向排列,而且发现壳聚糖纤维之间是呈现螺旋排列结构,这是因为壳聚糖分子间能够形成强烈地氢键作用[12, 140]。

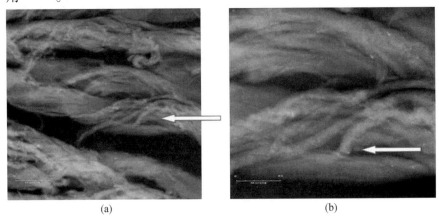

(a)   (b)

图 5.58 FITC 标记壳聚糖水凝胶中呈螺旋纤维排列形貌(箭头所示为 OH⁻浓度梯度方向)

因此原位沉析法制备壳聚糖水凝胶既具有仿木年轮结构,又具有壳聚糖纤维形成的辐条结构的复杂多级结构(图 5.59)。

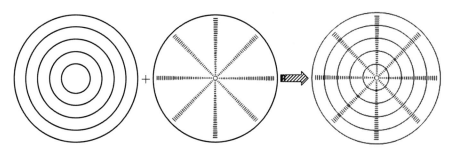

图 5.59 原位沉析法获得具有同心层状和辐条状结构壳聚糖水凝胶

5.7.4 原位沉析法制备壳聚糖水凝胶形成层状结构的机理

Schatz 等[16]发现在壳聚糖具有高脱乙酰度(>80%)和氨基完全质子化时,壳聚糖分子表现出聚电解质行为,壳聚糖分子链具有高电荷密度和舒展的链构象。当环境 pH 小于临界 pH(即壳聚糖沉析反应发生时 pH = 6.15)时,壳聚糖分子的 z 均旋转半径几乎不变,说明壳聚糖分子链尺寸几乎不受 pH 改变的影响。当环境 pH 等于或大于临界 pH(6.15)时,壳聚糖分子的 z 均旋转半径突然迅速升高,说明壳聚糖分子链聚集形成胶体颗粒(图 5.60)。在临界 pH 时,壳聚糖溶液会在溶胶/凝胶转变过程中形成稳定的胶体颗粒,用磷钨酸染色处理临界 pH 状态的壳聚糖胶体证明了在沉析反应时存在壳聚糖纳米聚集体颗粒。由于壳聚糖分子链存在临界 pH 附近有溶胶/凝胶转变的突变性,所以壳聚糖沉析过程也具有突变性,而不是渐变。原位沉析法扩大了壳聚糖沉析过程的突变性。

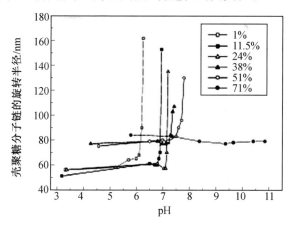

图 5.60 不同脱乙酰度壳聚糖的分子链旋转半径与 pH 之间的关系

1. 壳聚糖水凝胶的仿年轮结构与 Liesegang 现象

原位沉析法制备壳聚糖水凝胶的过程中是如何形成年轮结构的呢？自然界中存在许多具有与壳聚糖水凝胶的年轮结构类似年轮结构的物质，如生物体内发生异常钙化时出现的结石，珍珠或贝壳的坚硬的外壳，地球科学中地质构造[141]等。自然界中存在的年轮结构与 Liesegang 现象中出现环状结构类似。

无机化学中的沉淀反应通常具有下列特点：①沉淀反应是在溶液中进行，且大多数情况为水溶液体系；②将一种溶液加入（或滴加）到另外溶液中或将两种溶液混合，引起沉淀反应；③形成沉淀的外观由于反应方式不同而呈现乳状、絮状或连续的沉淀形式。显然沉淀的形成及其外观是产生在①②操作之后。特点①表明反应介质是什么；特点②反映了两种电解质相遇的方式；特点③反映了沉淀的外观状态。问题是沉淀外观与反应介质、溶液的混合方式有关吗？ Liesegang 在 1896 年发现了该现象[142]。具体方法：在一玻璃片上先涂敷含有重铬酸钾稀溶液明胶层，将硝酸银晶体放在明胶界面上过一段时间后会有什么现象发生呢？出现了由重铬酸银组成的环绕晶体的同心环，其他体系如生成碘化铅沉淀的体系，在一定的条件下也形成同心环（图5.61）[143]。当沉淀反应在试管中进行时，则形成了与扩散前沿平行的一系列沉淀带（图5.61），这一现象称为 Liesegang Ring（bands）或 Liesegang 现象[144]。在试管或圆盘中发生的化学反应，当两种电解质在胶介质中相对扩散且相互作用生成一种难溶盐，在一定条件下，沉淀将以周期图案的形式析出。常用的胶介质有琼脂、硅胶和明胶等。在凝胶体系中进行的化学反应，由于没有对流（导致局部浓度过浓），而受

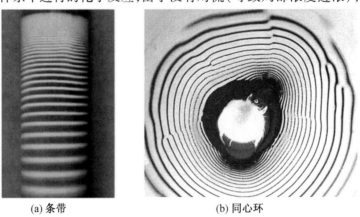

(a) 条带　　　　　　　　　(b) 同心环

图5.61　传统 Liesegang Ring 现象中的图案化周期性沉淀

扩散控制所生成的沉淀呈现出一定的规律性。凝胶中的周期性沉淀现象是一种远离平衡的宏观体系中自发产生时空有序结构的现象。

无机沉淀反应中形成 Liesegang Ring 的条件包括两种反应离子能够生成沉淀,其中一种沉淀物离子分散在胶质中,和两种反应离子通过胶质由扩散控制而相遇[145]。此外,沉淀反应的 Liesegang Ring 现象必须考虑如下因素:反应介质(胶介质、凝胶)、反应电解质的相遇方式(扩散控制,由浓度梯度引起)及反应沉淀的外观(有序化沉淀或周期性环(或带)结构)。

3. 经典 Liesegang Ring 与壳聚糖体系中 Liesegang Ring 比较

在胶介质中进行无机盐的沉淀反应,当沉淀物离子之间通过扩散相遇时生成的沉淀有 Liesegang Ring 现象发生,那么质量分数为 4% 壳聚糖乙酸溶液与 NaOH 溶液之间的沉淀反应是否也具有 Liesegang Ring 现象? 图5.62证明在质量分数为 4% 壳聚糖乙酸溶液与 NaOH 溶液之间的沉淀反应具有 Liesegang Ring 现象。图 5.62(a) 为在一维方向形成的 Liesegang 有序带,图 5.62(b) 为在二维方向形成的 Liesegang 环。壳聚糖体系中的一维和二维的 Liesegang Ring 现象抽象化表示为图 5.63 和图 5.64。

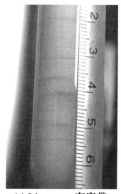 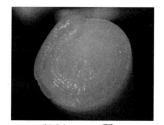

(a) Liesegang 有序带　　　　(b) Liesegang 环

图 5.62　原位沉法制备的壳聚糖水凝胶中出现的 Liesegang bands 和 Liesegang Rings 图案

将经典的 Liesegang Ring 与壳聚糖体系中 Liesegang Ring 比较(见表5.16),得出壳聚糖体系中浓度较大的壳聚糖乙酸溶液相当于胶介质;壳聚糖乙酸溶液中质子化壳聚糖作为沉淀反应阳离子,相当于分散在胶介质中的阳离子;OH^- 是依赖浓度梯度扩散通过壳聚糖凝胶膜与质子化的壳聚糖相遇并发生沉淀反应。可见壳聚糖体系中的沉淀反应与产生经典的 Liesegang Ring 的沉淀反应几乎是一样的。因此原位沉析法制备的壳聚糖水凝胶是具有 Liesegang Ring 结构的,即仿木年轮结构。

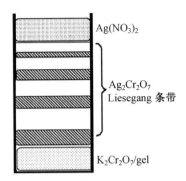

图 5.63　传统的 $Ag_2Cr_2O_7$ Liesegang 条带和壳聚糖水凝胶的 Liesegang 条带结构

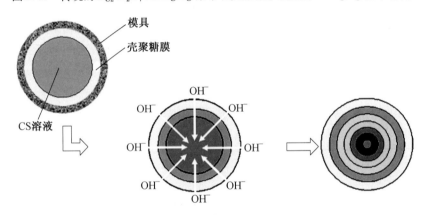

图 5.64　原位沉析法制备具有周期性 Liesegang 带结构的水凝胶示意图

$$2Ag^+ + CrO_7^{2-} \Longrightarrow Ag_2Cr_2O_7 \downarrow \tag{5.6}$$

表 5.16　传统 Liesegang Ring 与壳聚糖体系中 Liesegang Ring 比较

项目	传统 Liesegang Ring	壳聚糖体系中 Liesegang Ring
反应类型	无机沉淀反应	高分子的沉淀反应
凝胶反应介质	明胶	黏稠壳聚糖溶液
阴离子	$Cr_2O_7^{2-}$ 或 I^-	OH^-
阳离子	Ag^+ 或 Pb^{2+}	$CS-NH_3^+$
相遇方式	明胶凝胶控制反应扩散	壳聚糖水凝胶控制的反应扩散
外观	周期性的环带	周期性的环带

在硝酸银扩散进入到含铬酸钾的胶介质后,反应(5.6)并不立即产生沉淀,而是产生的铬酸银形成了过饱和溶液[146]。当铬酸银在距扩散前沿

一定距离之后沉淀下来,溶液中的硝酸银即向沉淀核扩散[147]。这种扩散的结果是形成了一个清晰的空白区。在下一个环形成时,硝酸银必须扩散通过该区域。随着扩散的进行,硝酸银浓度越来越小,导致后期形成的环间距越来越大。因此壳聚糖形成的年轮结构也是因为同样的道理。当通过预先沉积的壳聚糖凝胶膜扩散进来的 OH⁻ 遇到质子化的壳聚糖,并不马上出现沉淀,而是有一个突变。当达到了壳聚糖沉析反应的临界 pH (6.15)时,壳聚糖在距离扩散前沿一定距离之后沉淀下来,溶液中壳聚糖分子即向沉淀核扩散,形成小聚集态。扩散结果是形成了清晰的空白区,在下一个环形成时,OH⁻ 必须扩散通过该区域。

在原位沉析法制备壳聚糖水凝胶的沉淀反应中首次发现了存在 Liesegang Ring 现象,更重要的是巧妙地利用这种现象制备了具有仿树木年轮结构的高性能壳聚糖材料。通过 SEM,CLSM 等手段表征壳聚糖水凝胶的微结构,得出原位沉析法制备的壳聚糖水凝胶既具有仿木年轮结构,还具有辐条结构的复杂多级结构。通过原位沉析法实现了壳聚糖沉淀的有序化,而用一般的方法制备壳聚糖沉淀的却是无序或者无规的。

5.7.5 壳聚糖水凝胶干燥过程中的自增强效应

在壳聚糖水凝胶干燥过程中,壳聚糖材料要经历一个大量失水(96%)和体积明显收缩的过程。壳聚糖凝胶材料的失水过程控制对壳聚糖材料使用有重要影响。凝胶过度脱水,会导致材料易碎。凝胶失水较少,壳聚糖材料因含水量过大而强度变差,而韧性较好。原位沉析法制备的壳聚糖材料具有优异的力学性能,原因有:

(1)具有同心层状的叠加结构。

(2)OH⁻ 梯度场和双电层电场的诱导组装成有序结构。

(3)壳聚糖水凝胶在干燥时由于产生自外向内的收缩应力造成的自增强效应(图 5.65 和图 5.66)。

原位沉析法制备的壳聚糖水凝胶都具有(1)和(2)所述的结构。图 5.67所示为不同壳聚糖/羟基磷灰石和不同壳聚糖材料的弯曲强度。当改变最外层结构的组成成分,如对壳聚糖水凝胶表面引入羟基磷灰石,改变外层壳聚糖的收缩系数以减小外层收缩时,材料力学性能明显下降;而当使壳聚糖材料的收缩程度增大时,如制备空心的壳聚糖材料(图 5.67),其力学性能增加。这表明在壳聚糖材料结构相同的情况下,收缩应力引起的自增强效应起重要作用。

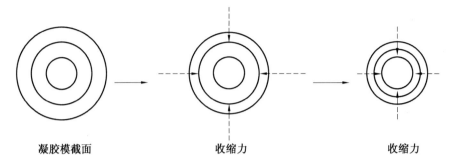

图 5.65 壳聚糖水凝胶干燥过程中收缩自增强效应

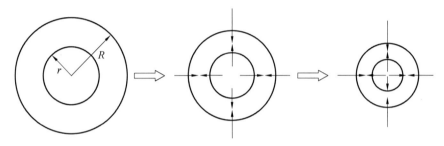

图 5.66 空心壳聚糖水凝胶干燥过程中收缩自增强效应

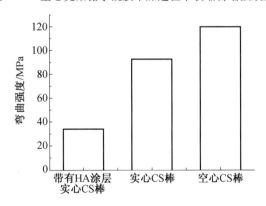

图 5.67 壳聚糖/羟基磷灰石和不同壳聚糖材料的弯曲强度

5.7.6 壳聚糖水凝胶中水的状态

在干燥过程中壳聚糖水凝胶不断失水,其失水过程可以通过失水率(W_L)表示。失水率根据下式计算,即

$$W_L = \frac{W_0 - W_t}{W_0} \qquad (5.17)$$

式中,W_0为初始($t=0$)时壳聚糖凝胶质量;W_t为时间 t 壳聚糖棒材的质量。

图 5.68 为壳聚糖干燥过程中质量损失与干燥时间的曲线。在起始 5 h失水速度最快,这主要是外层凝胶失水。5 ~ 10 h 速度明显减慢,这是因为外层已经干燥完全,而内部干燥时里面水分蒸发要通过已经干燥的外层散发出去,所以速度比外层慢。10 ~ 80 h 失水基本结束,凝胶棒已经被干燥。

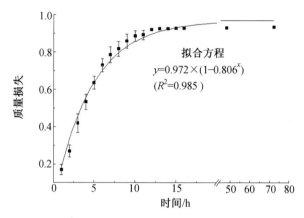

图 5.68 壳聚糖干燥过程中质量损失与干燥时间的曲线

图 5.69 为不同含水量壳聚糖材料的热失重曲线。从图 5.69 可得出壳聚糖材料中的水有两种状态,分别为游离水和结合水。在 100 ℃ 之前,质量损失是由壳聚糖材料失去游离水引起的,而且该段曲线(b,c)斜率较

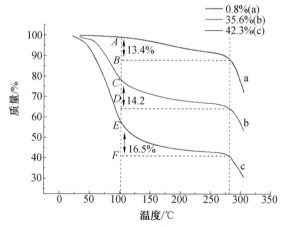

图 5.69 不同含水量壳聚糖材料的热失重曲线
(a)0.8% ;(b)35.6% ;(d)42.3%

大,显示失水速度较快,这更加说明此阶段的水为游离水。在 100~279 ℃ 之间发生的质量变化是由于失去结合水,同时该段曲线的斜率明显变小。从图 5.69 中得出壳聚糖中的结合水含量约为 15%(质量分数)。在高于 279 ℃ 时,壳聚糖材料开始分解,质量损失又变快。自由水的作用是使壳聚糖材料柔性性增加,类似"增塑剂",而结合水是影响壳聚糖材料力学性能的重要因素。当结合水弯曲失去时,壳聚糖材料则发生龟裂,导致力学性能变差。

结合水与壳聚糖结合形成水合的壳聚糖通过 O_3—O_5 之间氢键作用形成二重叠螺旋对称结构,这种结构是通过 β-(1,4)连接多糖的典型结构。两条以反平行的方式沿 b 轴排列的壳聚糖分子链之间没有直接相互作用,只有通过结合水形成的氢键。当温度高于 100 ℃ 时水合壳聚糖就失去结合水生成无水壳聚糖。沿 a 轴堆砌壳相邻的聚糖分子链会因二者间的氢键断裂失去结合水,并发生分子链平移(图 5.70)。宏观表现为壳聚糖材料力学性能变差,容易裂开[12, 148]。

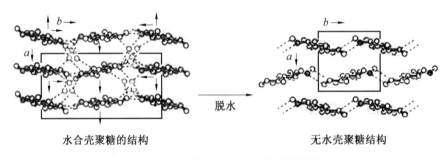

水合壳聚糖的结构　　　　　　　　　　　　　脱水　　　　　　　　　无水壳聚糖结构

图 5.70　壳聚糖失水过程中分子结构转变

在合成 FITC 标记壳聚糖的基础上分别用荧光光谱和激光共聚焦显微镜证明 FITC 被成功标记在壳聚糖上,这使壳聚糖具有荧光可见性,也有利于监控壳聚糖植入材料在生物体内降解过程和分布情况。在温和条件下通过原位沉析法制备了具有仿生多级结构壳聚糖/ FITC 标记壳聚糖水凝胶。原位沉析法的关键是预先沉积壳聚糖凝胶膜控制且在 OH⁻ 浓度梯度驱动下的壳聚糖沉积反应缓慢、有序和间歇地进行。壳聚糖水凝胶的仿生结构分别用扫描电镜和激光共聚焦显微镜表征。结果表明,壳聚糖水凝胶的结构是类似与树木年轮的系列同心圆层状叠加而成,而在每一层中壳聚糖以纤维状沿着 OH⁻ 浓度梯度方向呈辐条状排列,更重要的是首次在激光共聚焦显微镜下观察到壳聚糖纤维之间以螺旋结构存在。在原位沉析法壳聚糖水凝胶中发现存在 Liesegang Ring 现象,并阐明仿树木年轮结构主要是由于原位沉析法制备壳聚糖水凝胶的沉析反应中的 Liesegang Ring 现象造成的。壳聚糖水凝胶中螺旋结构主要归咎于壳聚糖分子链之间以及壳聚糖分子链与壳聚糖结合水之间形成强烈的氢键作用。

参考文献

［1］SCHMOEKEL H G, WEBER F E, HURTER K, et al. Enhancement of bone healing using non－glycosylated rhBMP-2 released from a fibrin matrix in dogs and cats［J］. Journal of Small Animal Practice, 2005, 46(1): 17-21.

［2］PENG H R, USAS A, GEARHART B, et al. VEGF enhances bone formation and bone healing elicited by transduced muscle-derived stem cells expressing human BMP2［J］. Molecular Therapy, 2004, 9:337.

［3］WANG X D, BANK R A, TEKOPPELE J M, et al. The role of collagen in determining bone mechanical properties ［J］. Journal of Orthopaedic Research, 2001, 19(6): 1021-1026.

［4］DOBLARE M, GARCIA J M, GOMEZ M J. Modelling bone tissue fracture and healing: a review［J］. Engineering Fracture Mechanics, 2004, 71 (13-14): 1809-1840.

［5］JIANG Y B, ZHAO J, ROSEN C, et al. Perspectives on bone mechanical properties and adaptive response to mechanical challenge［J］. Journal of Clinical Densitometry, 1999, 2(4): 423-433.

［6］LAMOTHE J M, ZERNICKE R F. Mechanical loading rate and strain gradients positively relate to periosteal bone formation rate［J］. Faseb Journal, 2004, 18(5): 782-782.

［7］TEZUK K, WADA Y, TAKAHASHI A, et al. A stress-adaptive bone remodeling model based on reaction-diffusion system［J］. Bone, 2003, 32 (5): 197-197.

［8］CURREY J D. Tensile yield in compact bone is determined by strain, post-yield behaviour by mineral content ［J］. Journal of Biomechanics, 2004, 37(4): 549-556.

［9］DOBSON C A, SISIAS G, LANGTON C M, et al. Adaptive strain remodelling in a stochastic simulation of cancellous bone resorption［J］. Osteoporosis International, 2000, 11.

[10] DRAENERT K D, DRAENERT Y L, KRAUSPE R, et al. Strain adaptive bone remodelling in total joint replacement[J]. Clinical Orthopaedics and Related Research, 2005(430): 12-27.

[11] STANFORD C M, BRAND R A. Toward an understanding of implant occlusion and strain adaptive bone modeling and remodeling[J]. Journal of Prosthetic Dentistry, 1999, 81(5): 553-561.

[12] XIN M H, LI M C, YAO K D. H-bond in chitosan-based hydrogels[J]. Macromolecular Symposia, 2003, 200:191-197.

[13] VANDEVELDE K, KIEKENS P. Structure analysis and degree of substitution of chitin, chitosan and dibutyrylchitin by FT-IR spectroscopy and solid state C-13 NMR[J]. Carbohydrate Polymers, 2004, 58(4): 409-416.

[14] LAVERTU M, XIA Z, SERREQI A N, et al. A validated H-1 NMR method for the determination of the degree of deacetylation of chitosan [J]. Journal of Pharmaceutical and Biomedical Analysis, 2003, 32(6): 1149-1158.

[15] SORLIER P, VITON C, DOMARD A. Relation between solution properties and degree of acetylation of chitosan: yole of aging[J]. Biomacromolecules, 2002, 3(6): 1336-1342.

[16] SCHATZ C, VITON C, DELAIR T, et al. Typical physicochemical behaviors of chitosan in aqueous solution[J]. Biomacromolecules, 2003, 4 (3): 641-648.

[17] KNAUL J Z, KASAAI M R, BUI V T, et al. Characterization of deacetylated chitosan and chitosan molecular weight review[J]. Canadian Journal of Chemistry-Revue Canadienne De Chimie, 1998, 76(11): 1699-1706.

[18] KURITA K. Chemistry and application of chitin and chitosan[J]. Polymer Degradation and Stability, 1998, 59(1-3): 117-120.

[19] STRUSZCZYK M H. Chitin and chitosan-part III. some aspects of biodegradation and bioactivity[J]. Polimery, 2002, 47(9): 619-629.

[20] VANDEVORD P J, MATTHEW H W T, DESILVA S P, et al. Evaluation of the biocompatibility of a chitosan scaffold in mice[J]. Journal of Biomedical Materials Research, 2002, 59(3): 585-590.

[21] SENKOYLU A, SIMSEK A, SAHIN F I, et al. Interaction of cultured

chondrocytes with chitosan scaffold[J]. Journal of Bioactive and Compatible Polymers, 2001, 16(2): 136-144.

[22] BONINA P, PETROVA T, MANOLOVA N, et al. PH-sensitive hydrogels composed of chitosan and polyacrylamide: enzymatic degradation [J]. Journal of Bioactive and Compatible Polymers, 2004, 19(3): 197-208.

[23] TACHABOONYAKIAT W, SERIZAWA T, AKASHI M. Inorganic-organic polymer hybrid scaffold for tissue engineering - II: partial enzymatic degradation of hydroxyapatite-chitosan hybrid[J]. Journal of Biomaterials Science-Polymer Edition, 2002, 13(9): 1021-1032.

[24] ZHANG H, NEAU S H. In vitro degradation of chitosan by bacterial enzymes from rat cecal and colonic contents[J]. Biomaterials, 2002, 23 (13): 2761-2766.

[25] ZHANG H, NEAU S H. In vitro degradation of chitosan by a commercial enzyme preparation: effect of molecular weight and degree of deacetylation[J]. Biomaterials, 2001, 22(12): 1653-1658.

[26] LU Y H, WEI G S, PENG J. Radiation degradation of chitosan in the presence of H_2O_2 [J]. Chinese Journal of Polymer Science, 2004, 22 (5): 439-444.

[27] CHANG K L B, TAI M C, CHENG F H. Kinetics and products of the degradation of chitosan by hydrogen peroxide[J]. Journal of Agricultural and Food Chemistry, 2001, 49(10): 4845-4851.

[28] AZAD A K, SERMSINTHAM N, CHANDRKRACHANG S, et al. Chitosan membrane as a wound-healing dressing: characterization and clinical application[J]. Journal of Biomedical Materials Research Part B-Applied Biomaterials, 2004, 69(2): 216-222.

[29] AKBUGA J, BERGISADI N. Effect of formulation variables on cis-platin loaded chitosan microsphere properties[J]. Journal of Microencapsulation, 1999, 16(6): 697-703.

[30] DHIMAN H K, RAY A R and PANDA A K. Three-dimensional chitosan scaffold-based MCF-7 cell culture for the determination of the cytotoxicity of tamoxifen[J]. Biomaterials, 2005, 26(9): 979-986.

[31] YEO Y J, JEON D W, KIM C S, et al. Effects of chitosan nonwoven membrane on periodontal healing of surgically created one-wall intrabony

defects in beagle dogs[J]. Journal of Biomedical Materials Research Part B-Applied Biomaterials, 2005, 72(1): 86-93.

[32] MURUGAN R, RAMAKRISHNA S. Bioresorbable composite bone paste using polysaccharide based nano hydroxyapatite[J]. Biomaterials, 2004, 25(17): 3829-3835.

[33] ZHANG G, WANG D, MHWALD H. Decoration of microspheres with gold nanodots—giving colloidal spheres valences [J]. Angewandte Chemie International Edition, 2005, 44(47): 7767-7770.

[34] DOROZHKIN S V, EPPLE M. Biological and medical significance of calcium phosphates[J]. Angewandte Chemie-International Edition, 2002, 41(17): 3130-3146.

[35] ONG J L, CHAN D C N. Hydroxyapatite and their use as coatings in dental implants: a review[J]. Critical Reviews in Biomedical Engineering, 2000, 28(5-6): 667-707.

[36] ITOH S, KIKUCHI M, TAKAKUDA K, et al. The biocompatibility and osteoconductive activity of a novel hydroxyapatite/collagen composite biomaterial, and its function as a carrier of rhBMP-2[J]. Journal of Biomedical Materials Research, 2001, 54(3): 445-453.

[37] RIGO E C S, BOSCHI A O, YOSHIMOTO M, et al. Evaluation in vitro and in vivo of biomimetic hydroxyapatite coated on titanium dental implants[J]. Materials Science & Engineering C-Biomimetic and Supramolecular Systems, 2004, 24(5): 647-651.

[38] BIGI A, BOANINI E, BRACCI B, et al. Nanocrystalline hydroxyapatite coatings on titanium: a new fast biomimetic method[J]. Biomaterials, 2005, 26(19): 4085-4089.

[39] STIGTER M, DE GROOT K, LAYROLLE P. Incorporation of tobramycin into biomimetic hydroxyapatite coating on titanium[J]. Biomaterials, 2002, 23(20): 4143-4153.

[40] HABIBOVIC P, BARRERE F, VAN BLITTERSWIJK C A, et al. Biomimetic hydroxyapatite coating on metal implants[J]. Journal of the American Ceramic Society, 2002, 85(3): 517-522.

[41] COSTANTINI A, LUCIANI G, BRANDA F, et al. Hydroxyapatite coating of titanium by biomimetic method[J]. Journal of Materials Science-Materials in Medicine, 2002, 13(9): 891-894.

[42] DAI HONGLIAN, LI SHIPU, YAN YUHUA, et al. Study on the metabolic process of porous tricalcium phosphate ceramics in vivo[J]. Jounal of the Chinese Ceramic Society, 2003, 31(12): 1161-1165.

[43] MUKHERJEE D P, TUNKLE A S, ROBERTS R A, et al. An animal evaluation of a paste of chitosan glutamate and hydroxyapatite as a synthetic bone graft material[J]. Journal of Biomedical Materials Research Part B-Applied Biomaterials, 2003, 67(1): 603-609.

[44] ITO M, HIDAKA Y, NAKAJIMA M, et al. Effect of hydroxyapatite content on physical properties and connective tissue reactions to a chitosan-hydroxyapatite composite membrane[J]. Journal of Biomedical Materials Research, 1999, 45(3): 204-208.

[45] MUZZARELLI R A A, RAMOS V, STANIC V, et al. Osteogenesis promoted by calcium phosphate N, N-dicarboxymethyl chitosan[J]. Carbohydrate Polymers, 1998, 36(4): 267-276.

[46] ZHAO F, YIN Y J, LU W W, et al. Preparation and histological evaluation of biomimetic three-dimensional hydroxyapatite/chitosan-gelatin network composite scaffolds[J]. Biomaterials, 2002, 23(15): 3227-3234.

[47] YIN Y J, ZHAO F, SONG X F, et al. Preparation and characterization of hydroxyapatite/chitosan-gelatin network composite [J]. Journal of Applied Polymer Science, 2000, 77(13): 2929-2938.

[48] GE Z G, BAGUENARD S, LIM L Y, et al. Hydroxyapatite-chitin materials as potential tissue engineered bone substitutes[J]. Biomaterials, 2004, 25(6): 1049-1058.

[49] ITOH S, YAMAGUCHI I, SUZUKI M, et al. Hydroxyapatite-coated tendon chitosan tubes with adsorbed laminin peptides facilitate nerve regeneration in vivo[J]. Brain Research, 2003, 993(1-2): 111-123.

[50] XU H H K, QUINN J B, TAKAGI S, et al. Synergistic reinforcement of in situ hardening calcium phosphate composite scaffold for bone tissue engineering[J]. Biomaterials, 2004, 25(6): 1029-1037.

[51] HUANG L Y, XU K W, LU J. A study of the process and kinetics of electrochemical deposition and the hydrothermal synthesis of hydroxyapatite coatings [J]. Journal of Materials Science-Materials in Medicine, 2000, 11(11): 667-673.

[52] HU H B, LIN C J, LUI P P Y, et al. Electrochemical deposition of

hydroxyapatite with vinyl acetate on titanium implants[J]. Journal of Biomedical Materials Research Part A, 2003, 65(1): 24-29.

[53] JIANG T, CHENG X R, WANG Y N. Preparation of chitosan/calcium phosphate composite coatings on titanium by a biomimetic method[J]. Journal of Dental Research, 2003, 82:332.

[54] REDEPENNING J, VENKATARAMAN G, CHEN J, et al. Electrochemical preparation of chitosan/hydroxyapatite composite coatings on titanium substrates[J]. Journal of Biomedical Materials Research Part A, 2003, 66A(2): 411-416.

[55] YAMAGUCHI I, TOKUCHI K, FUKUZAKI H, et al. Preparation and microstructure analysis of chitosan/hydroxyapatite nanocomposites[J]. Journal of Biomedical Materials Research, 2001, 55(1): 20-27.

[56] YAMAGUCHI I, IIZUKA S, OSAKA A, et al. The effect of citric acid addition on chitosan/hydroxyapatite composites[J]. Colloids and Surfaces A-Physicochemical and Engineering Aspects, 2003, 214(1-3): 111-118.

[57] CHEN F, WANG Z C, LIN C J. Preparation and characterization of nano-sized hydroxyapatite particles and hydroxyapatite/chitosan nanocomposite for use in biomedical materials[J]. Materials Letters, 2002, 57(4): 858-861.

[58] TAGUCHI T, MURAOKA Y, MATSUYAMA H, et al. Apatite coating on hydrophilic polymer-grafted poly(ethylene) films using an alternate soaking process[J]. Biomaterials, 2001, 22(1): 53-58.

[59] TAGUCHI T, KISHIDA A, AKASHI M. Hydroxyapatite formation on/in poly(vinyl alcohol) hydrogel matrices using a novel alternate soaking process[J]. Chemistry Letters, 1998(8): 711-712.

[60] TAGUCHI T, KISHIDA A, AKASHI M. Apatite formation on/in hydrogel matrices using an alternate soaking process (III): effect of physicochemical factors on apatite formation on/in poly(vinyl alcohol) hydrogel matrices[J]. Journal of Biomaterials Science-Polymer Edition, 1999, 10(8): 795-804.

[61] TAGUCHI T, KISHIDA A, AKASHI M. Apatite formation on/in hydrogel matrices using an alternate soaking process: II. Effect of swelling ratios of poly(vinyl alcohol) hydrogel matrices on apatite formation[J].

Journal of Biomaterials Science-Polymer Edition, 1999, 10(3): 331-339.

[62] TACHABOONYAKIAT W, SERIZAWA T, AKASHI M. Hydroxyapatite formation on/in biodegradable chitosan hydrogels by an alternate soaking process[J]. Polymer Journal, 2001, 33(2): 177-181.

[63] BEPPU M M, SANTANA C C. Direction of in vitro calcified chitosan membranes for technological applications [J]. Chemical Engineering Communications, 2004, 191(9): 1147-1157.

[64] BEPPU M M, SANTANA C C. PAA influence on chitosan membrane calcification[J]. Materials Science & Engineering C-Biomimetic and Supramolecular Systems, 2003, 23(5): 651-658.

[65] LI B Q, HU Q L, WANG M, et al. Preparation of chitosan/hydroxyapatite nanocomposite with layered structure via in-situ compositing [J]. Chemical Journal of Chinese Universities-Chinese, 2004, 25(10): 1949-1952.

[66] LI B Q, HU Q L, QIAN X Z, et al. Bioabsorbable chitosan/hydroxyapatite composite rod prepared by in-situ precipitation for internal fixation of bone fracture[J]. Acta Polymerica Sinica, 2002(6): 828-833.

[67] AHMAD Z, MARK J E. Biomimetic materials: recent developments in organic-inorganic hybrids[J]. Materials Science & Engineering C-Biomimetic and Supramolecular Systems, 1998, 6(2-3): 183-196.

[68] FALINI C, FERMANI S, RIPAMONTI A. Oriented crystallization of octacalcium phosphate into beta-chitin scaffold[J]. Journal of Inorganic Biochemistry, 2001, 84(3-4): 255-258.

[69] KOKUBO T, KIM H M, KAWASHITA M, et al. Bioactive metals: preparation and properties[J]. Journal of Materials Science-Materials in Medicine, 2004, 15(2): 99-107.

[70] LIAO S S, CUI F Z, ZHANG W, et al. Hierarchically biomimetic bone scaffold materials: nano-HA/collagen/PLA composite [J]. Journal of Biomedical Materials Research Part B-Applied Biomaterials, 2004, 69(2): 158-165.

[71] TORRICELLI P, FINI M, GIAVARESI G, et al. Biomimetic PMMA-based bone substitutes: a comparative in vitro evaluation of the effects of pulsed electromagnetic field exposure[J]. Journal of Biomedical Materi-

als Research Part A, 2003, 64(1): 182-188.

[72] KOTANI H, KAWAGUCHI H, SHIMOAKA T, et al. Strong static magnetic field stimulates bone formation to a definite orientation in vitro and in vivo[J]. Journal of Bone and Mineral Research, 2002, 17(10): 1814-1821.

[73] BESSMELTSEV S S, GONCHAR V A, BALASHOVA V A, et al. In vitro effects of alternative magnetic field on immunocompetent blood cells and colony-forming ability of bone marrow cells[J]. Gematologiya I Transfuziologiya, 1998, 43(2): 12-15.

[74] SUN SHUZHEN, XU XIAOHONG, PENG CHANGQI, et al. Study and preparation of magnetic ceramic artifical bone material to stimulate the formation of new bone[J]. Journal of Wuhan University and Technology, 1994, 16(3): 99-103.

[75] YAN Q C, TOMITA N, IKADA Y. Effects of static magnetic field on bone formation of rat femurs[J]. Medical Engineering & Physics, 1998, 20(6): 397-402.

[76] LIU Y L, HUNZIKER E B, LAYROLLE P, et al. Bone morphogenetic protein 2 incorporated into biomimetic coatings retains its biological activity[J]. Tissue Engineering, 2004, 10(1-2): 101-108.

[77] YANG X B, TARE R S, PARTRIDGE K A, et al. Induction of human osteoprogenitor chemotaxis, proliferation, differentiation, and bone formation by osteoblast stimulating factor-1/pleiotrophin: osteoconductive biomimetic scaffolds for tissue engineering[J]. Journal of Bone and Mineral Research, 2003, 18(1): 47-57.

[78] SIVAKUMAR M, MANJUBALA I, RAO K P. Preparation, characterization and in-vitro release of gentamicin from coralline hydroxyapatite-chitosan composite microspheres[J]. Carbohydrate Polymers, 2002, 49(3): 281-288.

[79] MATSUDA A, KOBAYASHI H, ITOH S, et al. Immobilization of laminin peptide in molecularly aligned chitosan by covalent bonding[J]. Biomaterials, 2005, 26(15): 2273-2279.

[80] SONG H J M, NACAMULI R P, FANG T D, et al. The bone regenerative effect of chitosan microsphere encapsulated growth hormone, chitosan microsphere on consolidation in mandibular distraction osteogenesis

of a dog model. discussion[J]. Journal of Craniofacial Surgery, 2004, 15 (2): 312-313.

[81] DE C A M, SANCHEZ A, ALONSO M J. Chitosan nanoparticles: a new vehicle for the improvement of the delivery of drugs to the ocular surface. Application to cyclosporin A[J]. International Journal of Pharmaceutics, 2001, 224(1-2): 159-168.

[82] MI F L, TAN Y C, LIANG H C, et al. In vitro evaluation of a chitosan membrane cross-linked with genipin[J]. Journal of Biomaterials Science-Polymer Edition, 2001, 12(8): 835-850.

[83] HU QIAOLING, QIAN XIUZHEN, LI BAOQIANG, et al. Study of chitosan rod prepared by in situ precipitation [J]. Chemical Journal of Chinese Universities-Chinese, 2003, 24(3): 528-531.

[84] KHOR E, LIM L Y. Implantable applications of chitin and chitosan[J]. Biomaterials, 2003, 24(13): 2339-2349.

[85] CHERNG A, TAKAGI S, CHOW L C. Effects of hydroxypropyl methylcellulose and other gelling agents on the handling properties of calcium phosphate cement[J]. Journal of Biomedical Materials Research, 1997, 35(3): 273-277.

[86] KHAIROUN I, DRIESSENS F C M, BOLTONG M G, et al. Addition of cohesion promoters to calcium phosphate cements [J]. Biomaterials, 1999, 20(4): 393-398.

[87] TAKECHI M, ISHIKAWA K, MIYAMOTO Y, et al. Tissue responses to anti-washout apatite cement using chitosan when implanted in the rat tibia [J]. Journal of Materials Science-Materials in Medicine, 2001, 12(7): 597-602.

[88] TAKECHI M, MIYAMOTO Y, ISHIKAWA K, et al. Initial histological evaluation of anti-washout type fast-setting calcium phosphate cement following subcutaneous implantation [J]. Biomaterials, 1998, 19 (22): 2057-2063.

[89] TAKECHI M, MIYAMOTO Y, MOMOTA Y, et al. The in vitro antibiotic release from anti-washout apatite cement using chitosan[J]. Journal of Materials Science-Materials in Medicine, 2002, 13(10): 973-978.

[90] WANG X H, MA J B, WANG Y N, et al. Bone repair in radii and tibias of rabbits with phosphorylated chitosan reinforced calcium phosphate

cements[J]. Biomaterials, 2002, 23(21): 4167-4176.

[91] ZHANG Y and ZHANG M Q. Three-dimensional macroporous calcium phosphate bioceramics with nested chitosan sponges for load-bearing bone implants[J]. Journal of Biomedical Materials Research, 2002, 61(1): 1-8.

[92] ZHANG Y, ZHANG M Q. Calcium phosphate/chitosan composite scaffolds for controlled in vitro antibiotic drug release[J]. Journal of Biomedical Materials Research, 2002, 62(3): 378-386.

[93] LEONG K W, MAO H Q, TRUONG-LE V L, et al. DNA-polycation nanospheres as non-viral gene delivery vehicles[J]. Journal of Controlled Release, 1998, 53(1-3): 183-193.

[94] CHEN X, SHAO Z Z, HUANG Y F, et al. Influence of crosslinking agent content on structure and properties of glutaraldehyde crosslinked chitosan membranes[J]. Acta Chimica Sinica, 2000, 58(12): 1654-1659.

[95] CRESCENZI V, FRANCESCANGELI A, TAGLIENTI A, et al. Synthesis and partial characterization of hydrogels obtained via glutaraldehyde crosslinking of acetylated chitosan and of hyaluronan derivatives[J]. Biomacromolecules, 2003, 4(4): 1045-1054.

[96] MI F L, SHYU S S, WU Y B, et al. Fabrication and characterization of a sponge-like asymmetric chitosan membrane as a wound dressing[J]. Biomaterials, 2001, 22(2): 165-173.

[97] KULAK Z, NIEKRASZEWICZ A, STRUSZCZYK H. Application of chitosan as sorbent of heavy metal ions[J]. Polimery, 2001, 46(1): 48-52.

[98] ZHANG JIANXIANG, TANG JIAN, XU BIN, et al. Journal of Biomedical Engineering, 1998, 15(2): 179-182.

[99] ZHANG Y, NI M, ZHANG M Q, et al. Calcium phosphate-chitosan composite scaffolds for bone tissue engineering[J]. Tissue Engineering, 2003, 9(2): 337-345.

[100] ITO M, HIDAKA Y, YAGASAKI H, et al. Effect of hydroxyapatite content on physical properties of a chitosan-hydroxyapatite composite membrane[J]. Journal of Dental Research, 1997, 76:2530.

[101] SPENCE M L, MCCORD M G. A novel composite for bone replacement

[J]. Proceeding of the 1997 16th Southern Biomedical Engineering Conference, 1997, 257-259.

[102] XU H H K, SIMON C G. Fast setting calcium phosphate-chitosan scaffold: mechanical properties and biocompatibility [J]. Biomaterials, 2005, 26(12): 1337-1348.

[103] SIVAKUMAR M, RAO K P. Preparation, characterization, and in vitro release of gentamicin from coralline hydroxyapatite-alginate composite microspheres[J]. Journal of Biomedical Materials Research Part A, 2003, 65A(2): 222-228.

[104] ZHANG Y, ZHANG M Q. Cell growth and function on calcium phosphate reinforced chitosan scaffolds[J]. Journal of Materials Science-Materials in Medicine, 2004, 15(3): 255-260.

[105] KAMINSKI W, MODRZEJEWSKA Z. Application of chitosan membranes in separation of heavy metal ions[J]. Separation Science and Technology, 1997, 32(16): 2659-2668.

[106] HONDA H, KAWABE A, SHINKAI A, et al. Development of chitosan-conjugated magnetite for magnetic cell separation[J]. Journal of Fermentation and Bioengineering, 1998, 86(2): 191-196.

[107] SARAVANAN M, BHASKAR K, MAHARAJAN G, et al. Ultrasonically controlled release and targeted delivery of diclofenac sodium via gelatin magnetic microspheres[J]. International Journal of Pharmaceutics, 2004, 283(1-2): 71-82.

[108] KIM D K, MIKHAYLOVA M, WANG F H, et al. Starch-coated superparamagnetic nanoparticles as MR contrast agents[J]. Chemistry of Materials, 2003, 15(23): 4343-4351.

[109] SHIMOMURA M, TOGASHI R, OSHIMA K, et al. Immobilization of glucose oxidase on magnetite particles modified by grafting acrylic acid-acrylamide copolymer-effect of pH on activity of immobilized glucose oxidase[J]. Kobunshi Ronbunshu, 2004, 61(2): 133-138.

[110] HUANG Z B, TANG F Q. Preparation, structure, and magnetic properties of polystyrene coated by Fe_3O_4 nanoparticles[J]. Journal of Colloid and Interface Science, 2004, 275(1): 142-147.

[111] SINHA A, CHAKRABORTY J, JOY P A, et al. Magnetic field-induced biomimetic synthesis of superparamagnetic poly (vinyl alcohol)-maghe-

mite composite [J]. Journal of Materials Research, 2004, 19 (6): 1676-1681.

[112] KOHLER N, FRYXELL G E, ZHANG M Q. A bifunctional poly(ethylene glycol) silane immobilized on metallic oxide-based nanoparticles for conjugation with cell targeting agents [J]. Journal of the American Chemical Society, 2004, 126(23): 7206-7211.

[113] SPANOVA A, HORAK D, SOUDKOVA E, et al. Magnetic hydrophilic methacrylate-based polymer microspheres designed for polymerase chain reactions applications [J]. Journal of Chromatography B-Analytical Technologies in the Biomedical and Life Sciences, 2004, 800(1-2): 27-32.

[114] MORNET S, VEKRIS A, BONNET J, et al. DNA-magnetite nanocomposite materials[J]. Materials Letters, 2000, 42(3): 183-188.

[115] PAN B F, GAO F, GU H C. Dendrimer modified magnetite nanoparticles for protein immobilization[J]. Journal of Colloid and Interface Science, 2005, 284(1): 1-6.

[116] CHENG F Y, SU C H, YANG Y S, et al. Characterization of aqueous dispersions of Fe_3O_4 nanoparticles and their biomedical applications [J]. Biomaterials, 2005, 26(7): 729-738.

[117] MCCARTNEY M R, LINS U, FARINA M, et al. Magnetic microstructure of bacterial magnetite by electron holography[J]. European Journal of Mineralogy, 2001, 13(4): 685-689.

[118] LEE H, PURDON A M, CHU V, et al. Controlled assembly of magnetic nanoparticles from magnetotactic bacteria using microelectromagnets arrays[J]. Nano Letters, 2004, 4(5): 995-998.

[119] SINHA A, CHAKRABORTY J, DAS S K, et al. Oriented arrays of nanocrystalline magnetite in polymer matrix produced by biomimetic synthesis[J]. Materials Transactions, 2001, 42(8): 1672-1675.

[120] HU Q L, LI B Q, WANG M, et al. Preparation and characterization of biodegradable chitosan/hydroxyapatite nanocomposite rods via in situ hybridization: a potential material as internal fixation of bone fracture [J]. Biomaterials, 2004, 25(5): 779-785.

[121] BHATIA S C, RAVI N. A magnetic study of an Fe-chitosan complex and its relevance to other biomolecules[J]. Biomacromolecules, 2000,

1(3): 413-417.

[122] BHATIA S C, RAVI N. A mossbauer study of the interaction of chitosan and D-glucosamine with iron and its relevance to other metalloenzymes [J]. Biomacromolecules, 2003, 4(3): 723-727.

[123] GUPTA A K, WELLS S. Surface-modified superparamagnetic nanoparticles for drug delivery: preparation, characterization, and cytotoxicity studies[J]. Ieee Transactions on Nanobioscience, 2004, 3(1): 66-73.

[124] LANDFESTER K, RAMIREZ L P. Encapsulated magnetite particles for biomedical application [J]. Journal of Physics-Condensed Matter, 2003, 15(15): 1345-1361.

[125] SONG L G, LIU T B, LIANG D H, et al. Coupling of optical characterization with particle and network synthesis for biomedical applications [J]. Journal of Biomedical Optics, 2002, 7(3): 498-506.

[126] LACAVA L M, GARCIA V A P, KUCKELHAUS S, et al. Long-term retention of dextran-coated magnetite nanoparticles in the liver and spleen[J]. Journal of Magnetism and Magnetic Materials, 2004, 272-76:2434-2435.

[127] HANFT J R, LANDSMAN A, SURPRENANT M S, et al. The role of combined magnetic field (CMF) bone growth stimulator as an adjunct in the treatment of neuroarthropathy Charcot joint[J]. Diabetes, 1998, 47:392.

[128] SABAN K V, JINI T, VARGHESE G. Influence of magnetic field on the growth and properties of calcium tartrate crystals [J]. Journal of Magnetism and Magnetic Materials, 2003, 265(3): 296-304.

[129] IGNATIUS A, BLESSING H, LIEDERT A, et al. Tissue engineering of bone: effects of mechanical strain on osteoblastic cells in type I collagen matrices[J]. Biomaterials, 2005, 26(3): 311-318.

[130] EINHORN T A. Stimulation of bone healing[J]. Osteoporosis International, 2004(15):2.

[131] NGAH W S W, AB GHANI S, KAMARI A. Adsorption behaviour of Fe (II) and Fe(III) ions in aqueous solution on chitosan and cross-linked chitosan beads[J]. Bioresource Technology, 2005, 96(4): 443-450.

[132] SIPOS P, BERKESI O, TOMBACZ E, et al. Formation of spherical iron (III) oxyhydroxide nanoparticles sterically stabilized by chitosan in

aqueous solutions [J]. Journal of Inorganic Biochemistry, 2003, 95 (1): 55-63.

[133] MARTINS A O, DA SILVA E L, CARASEK E, et al. Chelating resin from functionalization of chitosan with complexing agent 8-hydroxyquin-oline: application for metal ions on line preconcentration system [J]. Analytica Chimica Acta, 2004, 521(2): 157-162.

[134] BURKE A, YILMAZ E, HASIRCI N, et al. Iron(III) ion removal from solution through adsorption on chitosan[J]. Journal of Applied Polymer Science, 2002, 84(6): 1185-1192.

[135] HUANG M, KHOR E, LIM L Y. Uptake and cytotoxicity of chitosan molecules and nanoparticles: effects of molecular weight and degree of deacetylation[J]. Pharmaceutical Research, 2004, 21(2): 344-353.

[136] HUANG M, MA Z S, KHOR E, et al. Uptake of FITC-chitosan nanop-articles by A549 cells[J]. Pharmaceutical Research, 2002, 19(10): 1488-1494.

[137] MA Z S, LIM L Y. Uptake of chitosan and associated insulin in Caco-2 cell monolayers: a comparison between chitosan molecules and chitosan nanoparticles[J]. Pharmaceutical Research, 2003, 20 (11): 1812-1819.

[138] ONISHI H, MACHIDA Y. Biodegradation and distribution of water-sol-uble chitosan in mice[J]. Biomaterials, 1999, 20(2): 175-182.

[139] WANG P F, WU S K, SHI X Y, et al. The aggregation behaviour of chitosan bioelectret in aqueous solution using a fluorescence probe[J]. Journal of Materials Science, 1998, 33(7): 1753-1757.

[140] ENDO T, ZHANG F, KITAGAWA R, et al. Formation of hydrogen-bonds between particles of fine cellulose powder to yield a transparent cellulose plate[J]. Polymer Journal, 2000, 32(2): 182-185.

[141] NISHIYAMA T. New interpretations on Liesegang Ring-like structures in petrology[J]. Geochimica Et Cosmochimica Acta, 2003, 67 (18): 339.

[142] LEBEDEVA M I, VLACHOS D G, TSAPATSIS M. Pattern formation in porous media via the Liesegang Ring mechanism[J]. Industrial & Engi-neering Chemistry Research, 2004, 43(12): 3073-3084.

[143] TORAMARU A, HARADA T, OKAMURA T. Experimental pattern

transitions in a Liesegang system[J]. Physica D-Nonlinear Phenomena, 2003, 183(1-2): 133-140.

[144] STEFAN C. MULLER, SHOLCHL KAL, ROSS J. Periodic precipitation patterns in the presence of concentration gradients. I: dependence on ion product and concentration difference[J]. J. Phys. Chem. , 1982, 86:4078.

[145] SHREIF Z, AL-GHOUL M, SULTAN R. Effect of competitive complex formation on patterning and front propagation in periodic precipitation [J]. Chemphyschem, 2002, 3(7): 592-598.

[146] GEORGE J, VARGHESE G. Intermediate colloidal formation and the varying width of periodic precipitation bands in reaction-diffusion systems[J]. Journal of Colloid and Interface Science, 2005, 282(2): 397-402.

[147] CHACRON M, L'HEUREUX I. A new model or periodic precipitation incorporating nucleation, growth and ripening[J]. Physics Letters A, 1999, 263(1-2): 70-77.

[148] OKUYAMA K, NOGUCHI K, MIYAZAWA T, et al. Molecular and crystal structure of hydrated chitosan[J]. Macromolecules, 1997, 30 (19): 5849-5855.

名词索引